Von der Suchtprävention zur Gesundheitsförderung in der Schule
Der lange Weg der kleinen Schritte

T0352598

ERZIEHUNGSKONZEPTIONEN UND PRAXIS

Herausgegeben von Gerd-Bodo Reinert

Band 18

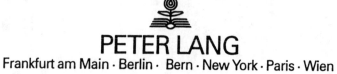

PETER LANG

Frankfurt am Main · Berlin · Bern · New York · Paris · Wien

Eva Maria Waibel

Von der Suchtprävention zur Gesundheitsförderung in der Schule

Der lange Weg der kleinen Schritte

3. Auflage

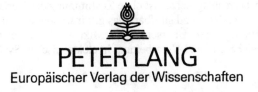

PETER LANG

Europäischer Verlag der Wissenschaften

Die Deutsche Bibliothek - CIP-Einheitsaufnahme

Waibel, Eva Maria:

Von der Suchtprävention zur Gesundheitsförderung in der
Schule : der lange Weg der kleinen Schritte / Eva Maria
Waibel. - 3. Aufl. - Frankfurt am Main ; Berlin ; Bern ; New
York ; Paris ; Wien : Lang, 1994
   (Erziehungskonzeptionen und Praxis ; Bd. 18)
   ISBN 3-631-45072-9

NE: GT

ISSN 0723-7464
ISBN 3-631-45072-9

© Peter Lang GmbH
Europäischer Verlag der Wissenschaften
Frankfurt am Main 1992
3. Auflage. 1994.
Alle Rechte vorbehalten.

Printed in Germany 1 2 3 5 6 7

Für meinen Mann
und meine Kinder

Vorwort

Obwohl die Schule niemals alle Unzulänglichkeiten ihrer Gesellschaft auffangen kann, bekommt Suchtprävention zunehmend einen eminent wichtigen Stellenwert.

Bloße Informationsweitergabe oder Krisenmanagement genügen nicht. Die Hauptaufgabe der Schule liegt in der ursachenorientierten Suchtprävention, die damit zur Gesundheitsförderung wird. Gesundheitsförderung ist der "lange Weg der kleinen Schritte" in Richtung Schulreform, in Richtung Umdenken, Veränderung und Fortschritt.

Grundlegend präventives Bemühen und damit Gesundheitsförderung zielt darauf, Schule so zu gestalten, daß junge Menschen sich darin wohlfühlen können und daß sie wichtige Impulse zur Persönlichkeitsentfaltung erhalten.

Dieser pädagogische Auftrag kann nicht von außen kommen. Jeder einzelne Lehrer/jede einzelne Lehrerin ist angesprochen, an dieser Aufgabe, die sich uns in den nächsten Jahren stellt, durch vielfältige Maßnahmen mitzuwirken.

Mögen vom vorliegenden Buch, das die jahrelange Auseinandersetzung der Schule mit diesem Thema dokumentiert, wertvolle Anregungen ausgehen.

**Landesrätin
Elisabeth Gehrer**

Vorwort

In die Suchtprophylaxe werden sehr hohe Erwartungen gesteckt, seit das in diesem Maße unerwartete, weltweite Ausufern des weltweiten Drogenproblems und das völlige Versagen von Generallösungen sichtbar wird. Der Weg der Prävention ist bisher kaum beschritten worden. Ihre Möglichkeiten wurden nur in geringem Maße erkannt und ausgeschöpft. Das Elend der Drogenszene und die individuelle Not der Süchtigen und ihrer Familie verpflichten uns, mit aller Anstrengung den Einstieg in die Drogenwelt zu verhindern, die Sucht als behandlungsbedürftiges Leiden und nicht als kriminelles Verhalten zu betrachten und den Ausstieg zu erleichtern. Da es in der Prävention ebensowenig wie in der übrigen Drogenarbeit keine Patentlösungen gibt, sind persönliches Engagement, Kreativität und Phantasie, Methodenvielfalt sowie Mut zu unkonventionellem Vorgehen erforderlich. Sinnvolle Prävention muß professionell, glaubwürdig, bescheiden und langfristig angelegt sein. Wie bei jeder Investition werden Ergebnisse erst in Jahren sichtbar.

Mag. Eva-Maria Waibel beschäftigt sich seit vielen Jahren in ihrem Beruf als Pädagogin und Psychotherapeutin mit Präventionsmethodologie, -didaktik und -ausbildung. Suchtvorbeugung bedeutet für sie eine pädagogische Aufgabe, die mit der Vermittlung informativen Wissens nie das Auslangen finden kann, sondern als Teil einer fachübergreifenden Gesundheitsförderung anzusehen ist. Umfassende Prävention erfordert deshalb einen breiten Suchtbegriff und muß weit im Vorfeld abhängigen Verhaltens einsetzen, um Bedingungen für eine sinnvolle Lebensführung zuzulassen. Im vorliegenden Buch gibt sie vor dem Hintergrund theoretischer Überlegungen mannigfache Anregungen zur partnerschaftlichen Entwicklung von gesundheitsfördernden Ideen, die letztlich in der Förderung der Persönlichkeit münden sollen. Ihre Anregungen sind sowohl für Lehrer, Erzieher und Eltern als auch für diejenigen, die die Vorbeugung ohne aktuelle Notsituation ernstnehmen, eine enorme Hilfe. Sie dienen ganz wesentlich dem eigentlichen Ziel prophylaktischer Bemühungen, nämlich viele gute Gründe zu schaffen, damit unsere Kinder keine Drogen nehmen.

Prim. Dr. Reinhard Haller
Ärztlicher Leiter des Krankenhauses Stiftung Maria Ebene
Drogenbeauftragter des Landes Vorarlberg

> Inferior doctors treat the disease of a
> patient
> Mediocre doctors treat the disease as a
> person
> Superior doctors treat the community as
> a whole
> (Huang Dee, 2600 v. Chr.)

VORBEMERKUNG

Die schlechte Nachricht zuerst:

Es ist heute mit Sicherheit anzunehmen, daß keine Schule vom illegalen Suchtmittelproblem verschont wird (vom legalen sowieso nicht). Da illegale Suchtmittelkonsumenten in der Versuchs- und Einstiegsphase jedoch bemüht sind, nicht aufzufallen, verlassen sie oft aufgrund eines suchtmittelbedingten Leistungseinbruchs vorzeitig die Schule. Aber auch der umgekehrte Weg kommt häufig vor. Nach Pernhaupt kam bei 75 % der Heroinabhängigen der Heroinmißbrauch erst **nach** dem Schulversagen (Pernhaupt 1986, S. 38).

Somit fallen sie dort selten als Abhängige auf. Daher hat die Schule nur ausnahmsweise mit fortgeschrittenen Formen des Suchtmittelkonsums zu tun.

Trotzdem experimentieren 10 - 15 % der Jugendlichen mit illegalen Drogen, ca. 50 % aller Jugendlichen werden voraussichtlich zumindestens einmal im Leben vor die Situation gestellt, ob sie illegale Drogen probieren wollen oder nicht und 75 % wissen sicher von Verwandten und Bekannten, daß sie illegale Drogen konsumieren (Pfeifer/Durig, 1987).

Dies ist aber erst die Spitze des Eisbergs. Legale Drogen sind schon beinahe zur Selbstverständlichkeit geworden.

Die gute Nachricht danach:

Gleichzeitig (und die Zahlen scheinen derzeit zu steigen) lehnen heute aber immer mehr Jugendliche Suchtmittel dezidiert ab. Dies sind nach Schweizer Untersuchungen 97 %, die sich vom Gebrauch von "harten" Drogen strikte distanzieren und immerhin noch 88 % für die dies auch bei den "weichen" Drogen gilt (Schweizerische Fachstelle für Alkoholprobleme 1991, S. 1).

In dem vorliegenden Buch geht es aber beinahe ausschließlich um das Aufgabengebiet der Suchtprophylaxe, d.h. ausdrücklich um **nicht bereits suchtmittelabhängige** Kinder und Jugendliche.

Die Überlegungen, wie ausweichendes Verhalten im weitesten Sinn in der Schule abgeschwächt oder gar verhindert werden könnte, läßt den Suchenden bis in die "Theorie der Schule" und "Theorie der Erziehung" vordringen.

Was kann Schule tun, um nicht selbst zum möglicherweise suchtauslösenden Faktor zu werden bzw. was kann Schule tun, um Kinder und Jugendliche zu befähigen, nicht in ausweichendes Verhalten zu flüchten?

Das Buch soll Lehrern (hier und in der Folge sind selbstverständlich Lehrerinnen ausdrücklich mitgemeint!) und Interessierten als Handreichung dienen. Es entstand aus der Erfahrung intensiver Auseinandersetzung von 1985 - 1991 mit dem Thema Suchtprävention in der Lehrerfortbildung und zeigt unseren gegenwärtigen Stand- und Ausgangspunkt. Da diese Überlegungen prozeßorientiert sind (und waren), werden sie in offener Planung ständig weiterentwickelt.

Diese Arbeit wäre nicht entstanden ohne die Kollegen, die in fortgesetztem Bemühen Denkanstöße und Kritik eingebracht haben. Ihnen möchte ich an dieser Stelle sehr herzlich danken.

Überschneidungen zwischen den einzelnen Kapiteln ließen sich nicht vermeiden, um beim Nachschlagen **eines** Kapitels eine möglichst geschlossene, umfassende Information zu bekommen.

Februar 1992   Eva Maria Waibel

INHALTSVERZEICHNIS

9

I.   PHÄNOMEN SUCHT

DROGENSUCHT

HABSUCHT

EIFERSUCHT

HERRSCHSUCHT

GELTUNGSSUCHT

ESSUCHT

NIKOTINSUCHT

VERGNÜGUNGSSUCHT

sehnsucht

(Kristiane Allert-Wybranietz in:

Körner 1985, S. 48)

---

1.   SUCHT

Das Wort **"Sucht"** stammt etymologisch von "siech", was soviel bedeutet wie "krank". (vgl. Schwindsucht, Wassersucht, Gelbsucht, Rotsucht ...).

Diese Begrifflichkeit ist auch beim entsprechenden englischen Wort "sick" sehr ähnlich (= krank, übel, unwohl).

Sucht wurde zuerst definiert als die Abhängigkeit eines Menschen von (in der Natur vorkommenden) pflanzlichen und tierischen Stoffen und Extrakten, die unter dem Begriff "Droge" zusammengefaßt wurden. Heute gibt es neben den natürlich vorkommenden Drogen noch eine große Anzahl von auf chemischem Weg (synthetisch) hergestellten Drogen.

Abhängigkeit in Form von Sucht ist ein psychophysischer Krankheitsprozeß. Er betrifft aber neben Psyche und Körper auch den Geist, denn Sucht ist eine gesamthafte Ausrichtung des Denkens, Fühlens und Wollens, des gesamten Lebens auf ein oder mehrere Suchtmittel oder auf ein süchtiges Verhalten.

Damit wird Sucht zum alles beherrschenden Zwang und führt in mehr oder weniger große Unfreiheit. Die Unfreiheit besteht darin, daß die Suchtmittel so sehr in den Mittelpunkt des Interesses rücken, daß eine freie Lebensgestaltung immer mehr eingeschränkt wird. Damit sind Persönlichkeits- und Sozialentfaltung wesentlich beeinträchtigt. Zukunftsperspektiven treten immer mehr in den Hintergrund. Durch das Ausweichen in eine Sucht wird also der eigene Selbstentfaltungsprozeß behindert. Probleme werden nicht mehr gesehen bzw. überdeckt. Konflikte werden zugedeckt, Beziehungen immer weniger gepflegt, sodaß sich immer mehr Ungelöstes auftürmt. "Sucht, auch in ihren harmlosen Formen, muss ernst genommen werden, weil das Suchtverhalten in den betroffenen Menschen die Kräfte lahmlegt, die sie brauchen würden, um etwas zu verändern" (Suchtpräventionsstelle der Stadt Zürich 1989, S. 9).

Obwohl die Übergänge oft fließend sind, kann Sucht folgendermaßen charakterisiert werden:

"Jedes menschliche Verhalten, das Lustgewinn bringt, kann süchtig machen(...).

Folgende Merkmale kennzeichnen süchtiges Verhalten:

- Es wird zwanghaft wiederholt und gewinnt für den Süchtigen immer mehr an Bedeutung.
- Es führt zu einer zunehmenden Einengung der sozialen Bezüge und zum Verlust an Interessen oder Selbstkontrolle.
- Es treten bei ausbleibender Befriedigung psychische, manchmal auch physische Entzugserscheinungen auf.
- Der Süchtige versucht sein Verhalten zu rechtfertigen, auch wenn gesundheitliche Folgen zu befürchten sind" (Bartsch/Knigge-Illner 1987, S. 166).

Da jedes Verhalten zur Sucht führen kann, werden Suchtmittel heute im allgemeinen nicht mehr ausschließlich substanzgebunden definiert. Unter einem weiten Suchtbegriff sind alle denkbaren Abhängigkeiten von stofflichen und nicht-stofflichen Suchtmitteln subsumiert (z.B.: Sport-, Spiel-, Genuß-, Fernseh-, Nikotin-, Kauf-, Eß-, Arbeits-, Profit-, Geltungs-, Herrschsucht u.a.).

Der breite Suchtbegriff macht es schwer, Abgrenzungen zwischen den einzelnen Suchtmitteln und -formen zu definieren.

"Ist die Faszination eines jugendlichen Rockmusik-Fans oder die des besessenen Motorrad-Fahrers schon Anzeichen beginnender Sucht oder lediglich über-schäumender Begeisterung als Ausdruck normaler jugendlicher Interessens-entwicklung?" (Bartsch/Knigge-Illner 1987, S. 16).

Suchtstrukturen finden sich bei sehr vielen Menschen, und erst durch ein multikausales Geschehen, kann sich dies beim einzelnen zu einer Sucht verdichten. Allerdings ist der gelegentliche Konsum von Suchtmitteln, sozusagen die Verhaltensausweichung ab und zu, noch keine Sucht. Sucht entsteht über den **Konsum** und dann **Mißbrauch** von Suchtmitteln und kann schließlich in **Abhängig-**

keit münden. Der Übergang vom Konsum von Suchtmitteln über die Gewöhnung zur Sucht ist verschwommen und schleichend, genauso schleichend wie die Manifestation von anderen Verhaltensausweichungen.

"Süchte sind allerdings nicht urplötzlich da, sondern entwickeln sich aus Suchthaltungen eng im Zusammenhang mit der Lebensgeschichte des Einzelnen" (Knapp 1991, S. 35).

"Wer mit seinem Rauscherlebnis und gegebenenfalls mit dem kontrollierten Gebrauch bestimmter Rauschdrogen nicht zurechtkommt, ist bereits vorher mit sich selbst und seinem Leben nicht zurechtgekommen!" (Bärsch/Bandlow u.a. 1982, S. 98).

"Und warum wird gerade Sucht zur Prüfung, zur Herausforderung für Hilfe und Helfer?

Weil Sucht eine Krankheit ist, die ihre Wurzeln in allem hat, aus dem menschliche Existenz ihre körperliche, seelische und geistige Nahrung holt.

Weil Sucht eine Krankheit ist, die zu allen drei Ebenen des Menschen und in dem, was diese drei Ebenen in ein einmaliges menschliches Sein integriert, wirksam ist.

Weil Sucht eine Krankheit ist, die in drei Dimensionen wirkt, indem sie stört, verändert und zerstört, was vor ihr bestand, was im Moment geschieht und was für die Zukunft gebraucht wird.

Weil Sucht eine Krankheit ist, die von ihrer Entstehung bis zu ihrer Überwindung alle Beziehungen des Suchtkranken zu anderen Menschen einbezieht" (Meyer, Vortrag 23.11.90, Bonn).

Deshalb kann auch die Krankheit Sucht nur mehrdimensional angegangen werden.

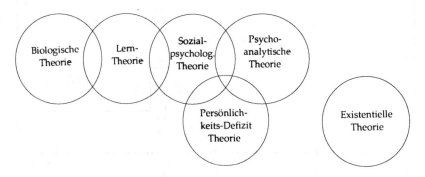

15

2. ENTSTEHUNG DER SUCHT

Es gibt viele Erklärungsmodelle zur Suchtentstehung. Sechs Ansätzen möchte ich nachgehen. Selbstverständlich existieren diese theoretischen Ansätze nicht in reiner Form, sondern überschneiden einander.

a) **Biologische (medizinische, somatische) Theorie**
Sie setzt bei körperlichen (biologischen bzw. genetischen) Ursachen an.
Der durch die Suchtmitteleinnahme künstlich erzeugte Reiz im Lustzentrum wird aufgrund des Bedürfnisses nach Lust bei Mensch und Tier immer wieder herbeigeführt.
Manche Autoren (z.B. Dole und Nyswander) sehen in der Sucht auch das Ergebnis eines unspezifischen Mangels im Stoffwechsel. Dieser bewirkt, daß die Betroffenen bei Einnahme des Suchtmittels positive Gefühle erleben, während Personen ohne Mangel eher negative Wirkungen an sich erfahren (Fröhlingsdorf 1981, S. 56). Daher nehmen sie von einer weiteren Einnahme des Suchtmittels Abstand.
Außerdem werden durch fortgesetzten Suchtmittelkonsum offenbar wichtige Schaltstellen im Nervensystem und im Gehirn falsch programmiert und können somit erst recht zur Abhängigkeit führen. Denn es entstehen Illusionen, die keinen Bezug zur Wirklichkeit haben. Wenn diese Illusionen im Gehirn gespeichert werden, können andere Erfahrungen verdrängt werden und so unser weiteres Leben beeinflussen (vgl. Film von Vester: Blick ins Gehirn).

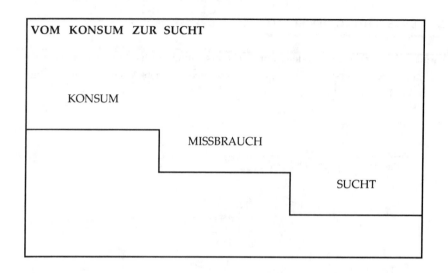

b) Lerntheorien

Jedes exzessiv betriebene ausweichende Verhalten kann zu Sucht und Abhängigkeit führen, wenn es zur Ersatzhandlung wird. Eine besondere Gefährdung besteht aus lerntheoretischer Sicht dann, wenn eine negative Verstärkung nicht oder nur untergeordnet eintritt und eine positive Verstärkung überwiegt. Damit wird ein bestimmtes Problemlöseverhalten klassisch und instrumentell konditioniert.

Dazu wurde eine 2-Faktoren-Theorie entwickelt; sie umfaßt

- "eine äußere Konditionierung durch Drogengebrauch in bestimmten Situationskonstellationen (soziale Verstärkung der peers, Verminderung von Langweile) und

- eine innere Konditionierung der Körperfunktionen in der Weise, daß Drogen ein homöostatisches Verlangen nach fortgesetztem Drogengebrauch schaffen" (Wikler, zitiert nach Fröhlingsdorf 1981, S. 62).

Somit stellt Sucht auch einen Lernprozeß für ein bestimmtes Problemlöseverhalten dar, einen Versuch der Selbstheilung mit untauglichen Mitteln.

Einen speziellen Bereich der Lerntheorien stellt das Modellernen dar.

Lernen am Modell

Obwohl in der Literatur zwischen dem Lernen am Modell und dem Lernen am Vorbild unterschieden wird, soll hier auf den Unterschied nicht näher eingegangen werden.
Jungen Menschen fehlt heute oft der Widerpart. Es fehlen Standpunkte. Nichts ist verboten, fast alles erlaubt (Hielscher 1986, S. 28 f.).

"Kein Halt suchender Heranwachsender vermag ohne Leitbilder, ohne wenigstens teilweise Identifikation, gerade in der Pubeszenz, Lebenstüchtigkeit und Handlungsfähigkeit zu erlangen" (Bärsch/ Bandlow et al. 1982, S. 1).
Dabei geht es nicht darum, in allen Lebensbereichen Vorbild für Heranwachsende zu sein.

Auch Abgrenzen, in Frage-Stellen und Auseinandersetzen können zu vorbildhaften Handlungsweisen werden.

Natürlich wäre es ideal, vielleicht aber auch für Jugendliche ein wenig entmutigend und das Selbstwertgefühl beeinträchtigend, da sie ohnedies an vielen Unzulänglichkeiten leiden, wenn sich Erwachsene in jeder Hinsicht vorbildhaft verhielten, in unserem Zusammenhang vor allem vorbildlich in bezug auf eigene Süchte.

Das heißt aber nicht, daß Erwachsene, die auf diesem Gebiet mit sich selbst zu kämpfen haben (z.B.: was ihren Nikotin- und/oder Alkoholkonsum angeht), nicht erzieherisch wirken können. Im Gegenteil. Gerade wenn sie ihre Gewohnheiten gemeinsam und ehrlich mit anderen und insbesondere jungen Menschen reflektieren und sich selbst als Lernende in diesen Prozeß einbringen, kann ihre Glaubwürdigkeit und damit ihre erzieherische Wirkung zunehmen. **Denn Jugendliche lernen dabei, die reflektierende Auseinandersetzung mit dem Thema zum Vorbild zu nehmen.** So kann der positive Einfluß größer sein als der eines "Asketen", der perfekt vorbildhaft wirkt und von einem erhöhten Podest mit Unverständnis und moralisierend agiert.

Ein Vorbild ist gekennzeichnet durch die Art und Weise wie es mit dem umgeht, was es begeistert. "Man ist Vorbild, wenn man am wenigsten darauf bedacht ist, 'Vorbild zu sein' und sich mit einer Sache ehrlich auseinandersetzt" (Schmid 1987, S. 260).

(Deshalb ist die Auseinandersetzung mit den eigenen Suchtstrukturen und Anfälligkeiten für Erzieher von eminenter Bedeutung.)

Bedeutung der Auseinandersetzung mit eigener Süchtigkeit

"Der Erzieher wird am ehesten da Vorbild, wo er eingesteht, es nicht vollkommen sein zu können und **seinen** Anspruch auf den Schüler aufgibt!" (Heitger, zitiert nach Wicki 1991, S. 276). Er kann aber auch nur dann in vollem Sinne Vorbild sein, wenn er sich selbst zu erkennen gibt, d.h., wenn seine Person für die Umgebung sichtbar wird. Vorbild kann man nur durch sein **Sosein** werden, deshalb ist die reifende Entwicklung der eigenen Person gerade für Erzieher von tragender Bedeutung. Vorbild wird man nicht dadurch, daß man sich zum Vorbild macht, sondern indem andere Menschen einem diesen Status zusprechen.

Deshalb können **alle** Erzieher, soferne sie "authentisch" sind und in Fragen der Suchtprävention und damit Erziehung engagiert, mit ihren spezifischen Bausteinen zur Persönlichkeitsentwicklung von Jugendlichen beitragen.

Modelle werden nicht im Maßstab 1:1 übernommen. "Seit den Untersuchungen von Badura zum Modellernen (Badura 1976, S. 205 ff.) ist deutlich geworden, daß Modellernen ... kein automatisch verlaufender Prozeß ist, wie man längere Zeit annahm, sondern daß hier kognitive Prozesse eine entscheidende Rolle spielen. Der Beobachter denkt sich etwas dabei - und je nachdem, was er sich dabei denkt, wird er andere Verhaltensweisen durch das Modellernen übernehmen" (König o.J., S. 60).

Gerade in der Pubertät, wenn Protesthaltungen und -handlungen für die Jugendlichen in der Auseinandersetzung mit den Wertorientierungen der Erwachsenen zunehmend an Bedeutung gewinnen, ist es genauso möglich, daß sie sich gegenüber dem Suchtmittelkonsum von Erziehern bewußt absetzen, wie, daß sie ein ähnliches Verhalten entwickeln.

Darin mag einer der Gründe liegen, daß z.B.: Kinder rauchender Eltern(teile) zwar statistisch eine deutlich erhöhte Bereitschaft zum Nikotinkonsum aufweisen, eine nicht unbeträchtliche Zahl sich hingegen auch sehr bewußt davon distanziert.

"Vom Vorbild geht aufgrund des in ihm liegenden Persongehalts ein sanfter oder mächtiger Zug aus; das Vorbild spricht an, beeindruckt und ergreift... Es geht deshalb nicht darum, das Vorbild nachzuahmen, sondern den erstrebenswerten Gehalt, der an diesem Vorbild in individueller Gestalt zutage tritt, in individueller, ureigener Form nach Massgabe der eigenen Möglichkeiten und der einzigartigen Situation zu verwirklichen. Was einen Menschen an einem Vorbild beeindruckt, muss von diesem in das eigene Leben übersetzt werden" (Wicki 1988, S. 274).

c) **Psychoanalytische Theorien**

Hier wird Suchtmittelmißbrauch als eine frühe Persönlichkeitsentwicklungsstörung gesehen, die mit einer geringen emotionalen Reife einhergeht. Es gibt viele "Schulen", die untereinander teilweise kontrovers sind bzw. sich vielschichtig überlagern.

Danach ist ein suchtkranker Mensch auf der oralen Stufe stehengeblieben, das Suchtmittel wird zum Liebesersatzobjekt (Rost 1987, S. 32), nach Rado zum "pharmazentrischen Orgasmus" (zitiert nach Nowak 1981, S. 19).

Außerdem leidet ein suchtgefährdeter oder suchtkranker Mensch an einer Ich-Schwäche und einer Störung des Über-Ich (Rost 1987, S. 58). Der Süchtige bedarf "der Wirkung der Droge, um mit Gefühlen wie Angst, Feindseligkeit, Minderwertigkeit und Depression fertigzuwerden, die tieferliegende, gewöhnlich nicht erkannte Unsicherheit, Wut oder Schuld widerspiegeln" (Nowak 1981, S. 19).

Die Suchtmitteleinnahme ist auch eine Bewältigungsstrategie für eine hochgradige Aggression (vgl. auch: Fröhlingsdorf 1981, S. 64).

d) **Sozialpsychologische Theorie**

Sucht entsteht durch soziale Rahmenbedingungen, z.B.: mangelnde Gleichberechtigung der Frau bzw. in der Folge Doppel- und Dreifach-belastung, enthumanisierte und sinnentleerte Arbeitsbedingungen, Massenmedien, die konsumorientiertes Handeln fördern (im Bereich Freizeit, Sexualität, Ernährung,...), nicht menschengerechte Stadt- und Regionalplanung (ohne Platz für Spiel, Sport, Kommunikation,...),... (vgl. auch S. 29 ff.), mangelnde gesellschaftliche und politische Konfliktbewältigungsmuster,...

Sucht entsteht daher aus

- den derzeitigen gesellschaftlichen Rahmenbedingungen;
- der geringen gesellschaftlichen Konfliktfähigkeit;
- dem Mangel an Kommunikation;
- dem übersteigerten Konsumverhalten.

e) **Persönlichkeitsdefizit-Theorie**

Gründe für Suchtmitteleinnahme, die in der Person liegen, vgl. S. 28 ff.

Suchtmitteleinnahme erfolgt nach Chein

"- als Kompensation für Gefühle der inneren Leere;
- als pharmakologischer Effekt eines Rückzuges auf sich selbst;
- als Wunsch, sich gegen die Normen zu exponieren"
(zit. nach Fröhlingsdorf 1981, S. 65).

f)   **Existentielle Theorie**

Sucht ist die verirrte Suche nach Sinn, denn wer "Drogen zum Leben braucht, dem fehlt in Wirklichkeit etwas anderes. Der Süchtige ist nicht nur ein Siechender, sondern auch ein Suchender. Es kann daher nie genügen, dem Menschen die Droge (das Suchtmittel) wegzunehmen. Wir alle müssen auch etwas geben, etwas anbieten, wofür es sich zu leben lohnt" (Funke 1991, S. 3).

Sucht kann als eine Neurose angesehen werden, die aus Lebenshaltungen entsteht, die dem Menschen nicht entsprechen (z.B.: durch ein Leben an den eigenen Werten vorbei, unbewältigte Schuldgefühle,...). Fehlgeleitete Lebenshaltungen resultieren auch aus der Orientierung an den momentanen Bedürfnissen, dem augenblicklich Angenehmen, dem konsumorientierten Denken.

Da der Mensch die Sehnsucht nach einem gelingenden Leben als eine Hoffnung auf etwas Konkretes in sich trägt, ist er im Grunde auf (s)eine Zukunft ausgerichtet.

Der Suchtgefährdete hat keine positive Erwartungshaltung an die Welt (mehr). Er erlebt sie als unerträglich und will ihr entkommen.

Ihm fehlt das **Vertrauen** in eine befriedigende Ausgestaltungsmöglichkeit seines Lebens. Oft kommt dann noch die (Lebens)**Angst** vor einer bedrohlich scheinenden Zukunft dazu. Es kann aber auch die Angst vor sich selbst sein, die Angst, den Aufgaben, die das Leben stellt, nicht gewachsen zu sein.

Diese Angst vor dem (möglichen) Scheitern beinhaltet als Kehrseite die Forderung nach einem makellosen Leben. Es ist auch die Angst vor der Freiheit, sein Leben zu gestalten, sich dem Leben mit seinen Stürmen auszusetzen.

So gesehen ist Sucht ein Verharren in einer kindlichen Position, im Mutterschoß der Geborgenheit. (Passives) Wunschdenken herrscht vor, das sich vorrangig auf die Erfüllung eigener Wünsche zentriert. Eine solche Haltung steht dem Sich-Aufmachen auf den Weg, dem Hineintreten in die Existenz (dem "Aus-sich-heraus-Treten") entgegen. Es ist die Abwendung vom Sein zum Schein, in die Welt der Illusion, von der Aktivität in die Passivität. Da aber der eigene Erlebnishunger nicht gestillt wird, wird Erleben in einer passiven Konsumhaltung über Suchtmittel zugeführt.

Außerdem will der Suchtgefährdete die Grenzen einer grenzenlos gewordenen Welt erleben - und setzt bei seinen Grenzen an, die er (über Suchtmittel) kennenlernen möchte. Über diese versucht er sich selbst zu erleben.

Gleichzeitig tragen Süchtige die Sehnsucht in sich, sich endlich selbst vergessen zu können.

Süchtige sind überhaupt sehr auf sich selbst fixiert, im besonderen auf die eigenen Stimmungen und Gefühle. Die Befriedung dieser Befindlichkeiten hat Vorrang vor der Auseinandersetzung mit der Welt. Dazu kommt, daß Suchtgefährdete eine geringe Belastbarkeit aufweisen.

Hinter jeder Sucht steckt Todessehn**sucht**. Sucht kann demnach auch als verzögerter Suizid gesehen werden.

Sucht bedeutet radikaler Freiheitsentzug, selbstverursachte Unfreiheit. Je mehr das Suchtmittel in den Mittelpunkt der eigenen Lebensinteressen rückt, desto weniger bin ich frei für andere Interessen. Das Suchtmittel, das zum Zentrum des Lebens wird, verdrängt Interessen, zu denen man stehen möchte, die man verwirklichen möchte. Das Suchtmittel nimmt eigene Möglichkeiten! In der Sucht erspart man sich, Verantwortung zu übernehmen. Wenn es soweit kommt, daß Suchtmittel Menschen von ihren eigenen Werten wegziehen, sie also nicht mehr zu ihren Werten und damit zu sich selbst stehen können, verlieren sie zunehmend an **Selbstwert**. Sucht kumuliert damit letztlich in Sinnlosigkeitsgefühlen. Selbstmord und Drogenabhängigkeit können in bis zu 100 % auf Sinnlosigkeitsgefühle zurückgeführt werden.

Sucht kann als eine Art "Selbstheilungsversuch" angesehen werden mit Mitteln, die weiter in die Sackgasse führen, aus der man herauskommen wollte.

Sucht ist immer ein Symptom für eine tieferliegende Störung.

3. DROGEN

Drogen sind Stoffe, die auf das Zentralnervensystem einwirken und veränderte Bewußtseinszustände hervorrufen (psychotrope Wirkung haben). Sie verändern Stimmung, Denken und Antrieb. Damit sind nicht nur die illegalen Drogen (wie z.B.

Haschisch, Heroin, Kokain, LSD etc.) erfaßt, sondern ebenso die legalen (Alkohol, Nikotin, bestimmte Medikamente).

Eine gute und kurze Information über Gewinnung, Aussehen, Anwendung, Wirkung, Abhängigkeit, Schädigungen und Geschichte findet sich in "Informationen über Drogen" (Jugendamt Basel-Stadt 1990) und eine mehr medizinisch orientierte Information ist in "Drogen unter uns" (Ladewig/Hobi u.a. 1983, S. 21 ff.) nachzulesen.

Mit den zunehmenden Möglichkeiten der Isolierung und Konzentrierung der Wirkstoffe von "natürlichen" Drogen und den chemischen Herstellungsmöglichkeiten von synthetischen Drogen nimmt auch deren Potenz und Gefährlichkeit zu.

4. SUCHTMITTEL

Suchtmittel steht für eine Erweiterung des klassischen Drogenbegriffs. Darunter sind stoffliche und nichtstoffliche Reizmittel zu verstehen, die unsere seelische Gestimmtheit beeinflussen und zu vielfältigen Abhängigkeiten führen können, wenn sie als Ersatzhandlung (=Ersatz für ein ursprüngliches Bedürfnis) eingesetzt werden. Beim Gefährdeten erfolgt die Einnahme von Suchtmitteln nicht hauptsächlich unter dem Gesichtspunkt des Genießens des Suchtmittels, sondern in der Herstellung dessen spezifischer Wirkung. Dies erklärt auch, warum Süchtige oft weniger genußfähige Menschen sind. Diese "Unfähigkeit zur eigenen Lustproduktion" beschrieb bereits Ferenczi (zitiert nach Rost 1987, S. 47). Gleichzeitig führt die Einnahme zu einer Belohnung und damit Verstärkung durch das Suchtmittel, wenn der gewünschte Effekt eintritt (vgl. Lerntheorie).

Obwohl die Sucht in allen Fällen die letzte gemeinsame Wegstrecke darstellt, bestehen in der gesellschaftlichen Akzeptanz der verschiedenen Suchtmittel große Unterschiede.

Während Konsumenten und Abhängige illegaler Drogen zumeist recht schnell in soziale Verelendung abgleiten und dann gesellschaftlich ausgegrenzt werden, dauert dies im Fall von Alkohol- und Medikamentenabhängigen wesentlich länger und geschieht bei vielen anderen Abhängigkeiten nur vereinzelt. Im Gegenteil: Manche Formen von Sucht (z.B.: Arbeitssucht, Konsumsucht ...) sind gesellschaftlich akzeptiert und tragen zum Bestehen und Florieren der Wirtschaft und Gesellschaft bei.

Bei den Suchtmitteln lassen sich Mittel unterscheiden, die zur Entfaltung ihrer Wirkung in irgendeiner Form eingenommen werden müssen (illegale Drogen, Alkohol, Medikamente, Nikotin ...), also **"substanzgebunden"** sind, und solche, die nicht inkorporiert werden müssen, also "nicht substanzgebunden", sondern **"handlungsbezogen"** sind (Fernsehsucht, Videosucht, Spielsucht, Sammelsucht, politischer Fanatismus, extreme Hobbies, sexuelle Süchte, Putzsucht, Extremsport, Herrschsucht, Geltungssucht, Vergnügungssucht, Stehlsucht - Kleptomanie, Eifersucht, Beziehungs- bzw. Liebessucht, bewußte, z.T. gewalttätige Verweigerung -> Punks, Geschwindigkeitssucht , Autosucht, Konsumsucht, Magersucht, Bulimie, Aussteigen in Ersatzreligionen, Arbeitssucht ,...). Viele dieser Verhaltensweisen werden erst in ihrer Übersteigerung zum Problem und nehmen sonst in der Gesellschaft eine wichtige Stelle ein. Schon von Gebsattel schrieb 1948, daß jede Richtung menschlichen Interesses süchtig entarten kann (zitiert nach Bundeszentrale für gesundheitliche Aufklärung 1984, S. 17).

Angenommen, es gäbe Suchtmittel, die gesundheitlich unbedenklich sind und keine Sucht erzeugen (solche gibt es nicht!). Auch dann wäre es nicht unproblematisch, positive Gefühle mittels Drogen zu erzeugen, um damit negative Gefühle zu verdrängen.

Man würde die Ursachen für negative Gefühle nicht suchen "und würde sich mit seinen Problemen nicht auseinandersetzen.(...).Man hätte keinen Antrieb mehr, an sich selbst zu arbeiten und sich seelisch weiter zu entwickeln - man würde langweilig, apathisch und träge" (Vontobel 1989, S. 9).

Mit psychoaktiven Substanzen kann das eigene Leben nicht zur Entfaltung gebracht werden. Je weniger Ersatzmittel ich brauche, desto flexibler kann ich den Anfragen des Lebens gegenüberstehen, desto mehr Zufriedenheit erlebe ich. Lebensglück kann nur aus dieser Stimmigkeit erwachsen, ist Effekt dieser Stimmigkeit, kann aber nicht bewußt angestrebt werden. Wenn ich Ersatzmittel nehme, entwerte ich mich, andere Personen und die Welt.

Wenn wir mit allen potentiellen Suchtmitteln konsequent verfahren würden, respektive mit allen Mitteln, die für irgendeine Person in unserer Gesellschaft gefährlich werden könnten (das sind zum Beispiel die Autos!), müßte unsere Gesellschaft total umgekrempelt werden.

Realistischerweise können wir uns daher kurzfristig nur das Ziel setzen, den Umgang mit allen vorhandenen gefährlichen "Instrumenten" zu lernen und nach Möglichkeit nicht noch mehr neue einzuführen.

Sucht wird damit zur Endstation eines breiten Spektrums von möglichen Verhaltensausweichungen. Die stoffgebundene Sucht beinhaltet große gesundheitliche

Risiken (da sie einer mehr oder weniger starken Vergiftung entspricht) und eine stärkere soziale Auffälligkeit. Daher ist auch das vermehrte öffentliche und wissenschaftliche Interesse an ihr erklärbar (Bundeszentrale für gesundheitliche Aufklärung 1980, S. 17).

5. VERHALTENSAUSWEICHUNG

Im Verhalten eines Menschen widerspiegeln sich seine Fähigkeiten und seine Schwierigkeiten.

Wenn anstelle des engeren Begriffs "Drogen" hier der weiterreichende Begriff "Suchtmittel" verwendet wird, ergibt sich ein breiter Suchtbegriff, der als **verfestigte, zwanghafte Verhaltensausweichung** definiert werden kann.

Verhaltensausweichung ist die neutralere Formulierung als Verhaltensabweichung, Verhaltensauffälligkeit oder gar Verhaltensschädigung. Verhaltensausweichung bedeutet, einem Problem aus dem Weg zu gehen (vgl. Harten, zitiert nach Gross 1987, S. 19). Ausweichendes Verhalten kann sozial auffällig oder unauffällig sein. Sucht ist aber nur **eine** Form einer möglichen Verhaltensausweichung.

Ausweichendes Verhalten kann aus einer Vielzahl von soziologischen, mikrosoziologischen, psychologischen, tiefenpsychologischen, pädagogischen und persönlichkeitsspezifischen Gründen einerseits entstehen, andererseits aber auch gerade **nicht** entstehen.

Ausweichendes Verhalten zeigt **jeder** Mensch in stärkerem oder geringerem Ausmaß.

Verfestigte, zwanghafte Verhaltensausweichungen haben umso schwerwiegendere Folgen, je jünger und weniger gereift die Person ist, die es betrifft, weil die Weiterentwicklung behindert oder gar vollständig verhindert ist.

Ausgewichen wird vor einer unbefriedigenden, belastenden, konfliktreichen und/oder sinnentleerten Lebenssituation.

"Wenn ein Mensch - aus welchen Gründen auch immer - in seiner Umwelt nicht befriedigend leben und sich entfalten kann, dann kann es für ihn durchaus sinnvoll sein, sich eine alternative, befriedigendere Umwelt zu schaffen"(Vontobel 1989-2, S. 6).

Eine aktive Form des Ausweichens ist z.B.: Auswanderung, Berufswechsel und Scheidung. Es gibt auch die "innere Emigration", "wo man sich, ohne seine bestehende Lebenswelt zu verlassen oder zu verändern, anderen alternativen Lebenszielen und -stilen zuwendet.

Problematisch und gefährlich ist es dagegen, wenn man aus einer unbefriedigenden Wirklichkeit in eine **Scheinwirklichkeit** ausweicht. Dadurch wird die aktive Auseinandersetzung des Menschen mit seinem Leben und mit seiner Umwelt **gelähmt,** und an die Stelle echter Konfliktlösung und Entwicklung treten **Scheinlösungen,** die oft mit einem **entwicklungsmäßigen Stillstand** verbunden sind" (ebd.).

Suchtmittel fördern nun diese Scheinlösungen und hemmen damit die persönliche Entfaltung.

Weitere Ausweichmöglichkeiten sind durch exzessiven aktiven und passiven Sport möglich, durch Lesen von Kitschromanen, Regenbogenpresse und Sensationsblatt, durch übermäßigen Konsum von Fernsehprogrammen und Videos, durch ständige Musikberieselung, durch Arbeitswut und Vereinsmeiertum,... (ebd.).

"Die wenigen deutschen Untersuchungen, die seit 1970 über das Auftreten von Verhaltensauffälligkeiten bei Kindern und Jugendlichen in der Bundesrepublik durchgeführt wurden, stellen eine durchschnittliche Häufigkeit zwischen 20 und 25 % Verhaltensauffälligkeiten mit mäßiger bis starker Symptombehandlung fest, die einer intensiveren Beratung und zum Teil auch einer Behandlung bedürfen. Die Zahl der Kinder, die für symptomfrei bzw. nichtverhaltensauffällig gehalten werden, schwankt zwischen 12 und 75 %" (Zimmer 1981, S. 12).

6. ERWEITERTER SUCHTBEGRIFF: SUCHE UND FLUCHT

Junge Menschen sind gefährdet, weil sie auf der Suche nach Identität risikofreudig viele Dinge ausprobieren.

Daher ist es wichtig, hier verstärkt auf die Ähnlichkeit der Worte **"Sucht und Suche"** hinzuweisen. Sucht kann auf eine Suche zurückgeführt werden, die keine Antworten fand, eine Suche nach dem Ich (mit seinen Ressourcen und Möglichkeiten), eine Suche nach dem Du, eine Suche nach dem Sinn und Übersinn.

Die Suche ist oft durch Sehn**sucht** gekennzeichnet. Dennoch ist dieses Suchen keine Sucht. Die Suche ist kennzeichnend für Menschsein.

Sucht ist ein Versuch, ein persönliches Bedürfnis nicht unmittelbar, sondern auf dem Umweg über Ersatzmittel zu befriedigen. Erst wenn sich der Mensch mit den Scheinlösungen der Suchtmittel zufriedengibt, kommt es zu Sucht. Damit ist Sucht **Flucht.** Flucht vor dem Angefragtsein durch das Leben, vor verantwortbarem Verhalten, vor dem Auftrag des Menschen zu seiner bestmöglichen Entfaltung. Das heißt: Resignation vor der Aufgabe "Leben".

Es ist der Versuch, aus (scheinbarer oder echter) Ausweglosigkeit auszubrechen (Sinnleere, Langeweile, falsche Selbsteinschätzung, Konflikte, Isolation, Angst ...), wenn die Summe der Belastungen größer als die Belastungs- und Verarbeitungsfähigkeit ist, was unbewußt als Unlustgefühl wahrgenommen wird (Assessorat für Sozial- und Gesundheitswesen 1984, S. 2).

Sucht ist auch eine Flucht vor der eigenen Veränderung.

Wenn dies alles Sucht ist, ist Sucht dann nicht ein Synonym für eine verkehrte Welt (Hielscher 1986, S. 26), für entwurzeltes Menschsein?

Sucht hat noch viele andere Gesichter. Der Psychiater Raymond Battégay teilt sie in elf, teilweise divergierende Aspekte:

1. Selbstheilungsversuch
2. Selbstmordersatz
3. Opposition gegen die Gesellschaft und Selbsthaß
4. Flucht in eine Scheinwelt
5. Unersättlichkeit
6. Wunsch nach Leistungssteigerung
7. Dauerstreben nach Lustgewinn und Unlustverhütung
8. Unfähigkeit zu spontaner Freude und Genuß
9. Das Fehlen echter Beziehungen / die Vereinsamung
10. Fehlende Vertiefung in sich selbst
11. Mangelnde Fähigkeit, die Realität so anzunehmen, wie sie ist.
    (Battégay, zitiert nach Hielscher 1986, S. 28 ff.).

Es ist dann aber nicht so, daß ein Süchtiger mit dem Leben besser zurechtkommt, sondern er kann meist dem Leben so wenig Positives abgewinnen, daß er es nur über Suchtmittel erträgt. Damit bleibt er auf einer sehr vordergründigen Entwicklung seiner Persönlichkeit und Lebensbewältigung stehen. Oft stülpt dann der Betroffene noch zusätzlich eine ihm zusagende Drogenideologie über sein Verhalten.

Resümee I:

Der Zusammenhang von **Sucht, Suche** und **Flucht** scheint offensichtlich. Um dem Anspruch eines breiten Aspektes von Prävention gerecht werden zu können, werden sowohl Suchtmittel als auch süchtiges Verhalten einbezogen und Sucht als eine mögliche **Verhaltensausweichung** angesehen.

II. URSACHEN FÜR AUSWEICHENDES VERHALTEN

> "Den nächsten Planeten bewohnte ein Säufer. Dieser Besuch
> war sehr kurz, aber er tauchte den kleinen Prinzen in eine
> tiefe Schwermut. "Was machst du da?" fragte er den Säufer,
> den er stumm vor einer Reihe leerer und einer Reihe voller
> Flaschen sitzend antraf.
> "Ich trinke", antwortete der Säufer mit düsterer Miene.
> "Um zu vergessen?" fragte der kleine Prinz.
> "Um zu vergessen", antwortete der Säufer.
> "Um was zu vergessen?" erkundigte sich der kleine Prinz, der
> ihn schon bedauerte.
> "Um zu vergessen, daß ich mich schäme", gestand der Säufer
> und senkte den Kopf.
> "Weshalb schämst du dich?" fragte der kleine Prinz, der den
> Wunsch hatte, ihm zu helfen.
> "Weil ich saufe!" endete der Säufer und verschloß sich end-
> gültig in sein Schweigen.
> Und der kleine Prinz verschwand bestürzt.
> Die großen Leute sind entschieden sehr, sehr wunderlich,
> sagte er zu sich auf seiner Reise.
>
> (Saint-Exupéry 1987, S. 35)

1. URSACHENDREIECK

Ein recht gut brauchbares, übersichtliches, anschauliches, allerdings
schematisches, Ursachenmodell ist das sogenannte **Kielholz'sche Dreieck** (nach
Dr. Kielholz), das die Hintergründe für ausweichendes Verhalten in einer
systematisierten Trias darstellt:

o   Alter
o   Geschlecht
o   Konstitution
o   anlagebedingte Persönlichkeitsfaktoren
o   frühkindlicher Erfahrungsraum
o   aktuelle Persönlichkeitsstruktur
o   aktuelle Situation

PERSÖNLICHKEIT

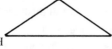

SOZIOKULTURELLER BEREICH   SUCHTMITTEL

o   **"innerer" Kreis**   o   pharmakologisches Profil
       Familie   o   Wirkungen und Neben-
       Verwandte, Freunde, Bekannte   wirkungen
                                                o   Dosis
o   **"mittlerer" Kreis**   o   Art der Applikation
       Kultur und Gesellschaft   (Einnahmeritual)
          Gesetzgebung-Legalität-Illegalität   o
          Abhängigkeitspotential
          kulturelle Rituale
          Preis
          Quantität und Qualität des Angebotes
          Bedürfnisse der Gesellschaft
          gesellschaftliche Akzeptanz
          allgemeine Zugänglichkeit
          Produktionsform
          Markt
          Wirtschaftslage
          Größe und Kaufkraft
          Ernährungslage
          gesellschaftliche Strukturen
              o   Beziehungsverlust
              o   Isolation, Vereinzelung
              o   Vermassung
              o   Materialismus und Konsum
              o   Segmentierung, Institutionalisierung und Bürokratisierung
              o   Haben oder Sein
              o   Existentielles Defizit

o   **"äußerer" Kreis**
       Natur

       Klima

(entnommen und modifiziert aus: Ladewig/Hobi et al. Basel, 1983)

Auch wenn alle drei Ursachenbündel hier der Systematik wegen getrennt aufgelistet sind, so muß doch klargestellt werden, daß die einzelnen Faktoren untereinander in vielfältigen Wechselwirkungen stehen und sich damit verstarken, aber auch abschwächen können.

Sucht ist ein multikausales Geschehen. Es gibt niemals eine einzelne Ursache dafür und daher auch nicht einen einzelnen Ansatzpunkt für Prävention und Therapie. Dazu kommt, daß individuelle, suchtmittelspezifische und gesellschaftliche Faktoren zunächst nur eine Verhaltensbereitschaft für jedes ausweichende Verhalten ergeben. Welche konkrete Verhaltensausweichung entwickelt wird (Aggression, Depression, Angst, Sucht, Delinquenz,...), hängt zutiefst mit der individuellen Person des einzelnen zusammen und dem ganz konkreten Kontext, aus dem sie entstammt und in dem sie sich befindet.

2. FAKTOREN DER PERSÖNLICHKEIT

Es ist einleuchtend, daß Faktoren wie **Alter, Geschlecht, Konstitution** (Gesundheit, Krankheit, Behinderung ...) einen nicht zu unterschätzenden Einfluß auf die Persönlichkeitsentwicklung und Lebenseinstellung von Menschen ausüben. Es ist ein Unterschied, ob man sich ständig müde und abgekämpft fühlt oder vor Aktivität und Tatendrang strotzt. Es ist ein Unterschied, ob man häufig krank ist (und um welche Krankheiten es sich dabei handelt) oder ob eine robuste Gesundheit vorliegt. Es ist ein Unterschied, ob man sich ständig mit einer gefährdeten oder beeinträchtigten Gesundheit oder seiner Behinderung beschäftigen oder ob man keinen Gedanken daran verschwenden muß. Es ist ein Unterschied, ob man beinahe ohne Einschränkung durch körperliche Gegebenheiten alle gewünschten Dinge in Angriff nehmen kann oder ob einem diesbezüglich Grenzen gesetzt sind.

Kurz gesagt: **Anlagebedingte Persönlichkeitsfaktoren** spielen ebenso eine Rolle, wie die anlagebedingte körperliche Konstitution. Es sind die Hüllen, aus denen wir nicht heraus können, mit denen wir leben, uns arrangieren müssen.

Auch der **frühkindliche Erfahrungsraum**, auf den wir keinen Einfluß haben, bestimmt die Entwicklung der Persönlichkeit. Er wurde hier unter **"Persönlichkeit"** subsumiert und nicht unter den "soziokulturellen Bereich", weil er nicht mehr aktuell ist, sondern der Vergangenheit angehört und damit zu einem wesentlichen Teil bereits in die Persönlichkeit eingegangen ist.

Ich möchte sogar soweit zurückgehen und hier den **prä-** und den **perinatalen**

Erfahrungsraum mit einschließen, denn die Erwünschtheit bzw. Unerwünschtheit der Schwangerschaft, die seelische Gestimmtheit und körperliche Befindlichkeit der Mutter während der Schwangerschaft sind ebenso von Belang wie die Umstände der Geburt selbst (natürlich oder programmiert, sanft oder "normal", spontan oder mit Einsatz der Medizintechnik).

Ebenfalls in die Überlegungen einzuschließen wäre die Frage nach Medikamenteneinnahme (auch der ärztlich verschriebenen) während der Schwangerschaft und/oder der Geburt.

Die Bedeutung des **post**natalen Milieus, besonders in der symbiotischen Phase, wie die Art der Aufnahme und Einbettung des Kindes in die Familie, die Art der Ernährung (Stillen oder Flasche) und die Art der Familienkonstellation, steht außer Streit und kann jedenfalls hier nicht ausführlich dargelegt werden.

Nochmals ausdrücklich wird darauf verwiesen, daß der Entwicklung von Urvertrauen für die Persönlichkeitsbildung im weiteren Sinn und der Suchtprävention im engeren Sinn ganz entscheidende Bedeutung zukommt, wenn auch die Existenzanalyse hoffnungsvoll darauf hinweist, daß Urvertrauen (allerdings erschwert) in späteren Jahren einholbar ist.

Denn alle später entstehenden Beziehungen verweisen auf diese frühe (gelungene bzw. nicht gelungene) Erfahrung.FrühkindlicheTraumen, wie frühe Mutter-(Bezugsperson)entbehrung oder Trennung finden sich nach Pernhaupt gehäuft in den Anamnesen von abhängigen Jugendlichen (Pernhaupt 1987).

Nach Haller findet sich bei Süchtigen außerdem sehr häufig eine gestörte Vater-Sohn-Beziehung (Vortrag "Sucht und Suizid" am Pädagogischen Institut vom 26.4.1988). Wenn Sucht im wesentlichen ein Beziehungsproblem ist, wird die scheinbar überdimensionierte Bedeutung des Erwerbs von Urvertrauen besonders deutlich, denn eine gestörte Beziehungsfähigkeit zum einzelnen hat meist eine gestörte Beziehungsfähigkeit zur Gesellschaft und zur Umwelt zur Folge.

Beziehung bedeutet Vertrauen. Nur wer Vertrauen erfahren hat, kann sich trauen.

Die anlagebedingten Persönlichkeitsfaktoren ergeben in einem ständigen Interferenzspiel die je **aktuelle, erworbene Persönlichkeitsstruktur**, die wiederum ständig Veränderungen ausgesetzt ist.

Diese Persönlichkeitsstruktur zeigt nun die vielschichtigsten Dimensionen:

Sind **Aktivität oder Passivität, Optimismus oder Pessimismus, Depression** oder **Aggression** vorherrschend? Wie verletzlich, wie kränkbar ist der einzelne?

Welche Rolle spielen **Neugierverhalten, Abenteuerlust** und **frühkindliche Traumen**? Wie groß ist die **Kommunikationsfähigkeit**? Auch wenn es nach Watzlawick im Umgang mit anderen unmöglich ist, nicht zu kommunizieren, ist hier die Fähigkeit gemeint, dem anderen begegnen zu können, indem in Kontakt und Dialog der andere in seiner Person wahrgenommen wird.

Besteht **Konfliktfähigkeit, Konfliktlösefähigkeit** und **Frustrationstoleranz?** Wird das Anderssein der Mitmenschen als Bedrohung empfunden? Wie stehen wir zu Konflikten? Sind sie uns unangenehm oder bedeuten sie eine Herausforderung?

"Ob ein Mensch sich dazu aufrafft, eine für ihn unangenehme Situation zu meistern oder sie geduldig erträgt oder ihr zu entfliehen versucht, hängt weitgehend von seinem Selbstbild ab" (Schweizerische Fachstelle für Alkoholprobleme 1983, S. 1). Konflikte wirken auf verschiedene Menschen in unterschiedlicher Art und Weise. Dies hängt auch von der Art des Konflikts ab.

"Angstauslösend sind Konflikte immer dann, wenn der Unterlegene entwürdigt wird, wenn er keine Chance der Wiedergutmachung bzw. eines Ausgleichs für die Niederlage sieht, wenn er in seiner   Unterlegenheit sozial eindeutig klassifiziert wird und aus seiner Niederlage weitere Nachteile zu erwarten hat" (Bäuerle 1981, S. 25 f.).

Grundsätzlich können Probleme auf 2 Arten angegangen werden:

- entweder durch Ausschöpfung eigener Ressourcen wie Wissen, Fertigkeiten, Intelligenz, Werthaltungen, Bindungen, Emotionalität etc.
- oder durch personenfremde Mittel wie Werkzeuge, Apparate, chemische Stoffe etc.

Folgende vorsichtige Verallgemeinerung kann angeschlossen werden:

- "Je mehr eigene Möglichkeiten ausgeschöpft werden müssen, desto produktiver (...) wird das Verhalten sein.
- Je mehr Hilfsmittel eingesetzt werden müssen, desto unproduktiver ist der Mensch, desto stärker werden der Genuß oder auch die Stimulierung der eigenen Befindlichkeit im Vordergrund stehen" (Bärsch/Bandlow et al. 1982, S. 130 f.).

Wurden **zwanghafte Verhaltensweisen** (Schuldgefühle, Ängste, Verdrängung,...) entwickelt?

Welche **Fluchtmechanismen** vor den Anforderungen der Realität sind bereits konditioniert?

Welche **Gewohnheiten** und welcher **Lebensrhythmus** haben sich bereits eingeschliffen?

Welche **Einstellung zu den mannigfaltigen Suchtmitteln** hat der einzelne erworben bzw. erlebt er in seiner Umgebung?

Inwieweit ist die **Kreativität** entwickelt?

Wie verlief die **sexuelle Entwicklung?**

Da die Sexualentwicklung auch einen Teil der Persönlichkeitsentwicklung darstellt, verwundert diese Verbindung kaum.

"Die Verhaltensdimensionen "Drogenkonsum", "Sexualität" stehen in deutlichem Zusammenhang. Schüler, die Haschisch rauchen, haben eher Petting- und Geschlechtserfahrung als ihre Mitschüler. Die Zahl der Petting-Partner und die Zahl der Geschlechtspartner ist bei haschischrauchenden Schülern weitaus höher als bei ihren gleichaltrigen Mitschülern (...). Die Zusammenhänge Sex-Haschisch sind bei Mädchen deutlicher als bei Jungen" (Wormser 1973, zitiert nach Bärsch/Bandlow et al. 1982, S. 198).

Wobei spätestens nach der Lektüre von "Fragt mal Alice" die Frage nach Ursache und Wirkung zu stellen ist (Anonym, 1991).

Wie ist die **Gefühlslage** der Person?

In seinem Buch "Die acht Todsünden der zivilisierten Menschheit" (1973) nennt Konrad Lorenz an vierter Stelle die Gefahr eines Wärmetods des Gefühls, (1973, S. 39 ff.). Dies kommt seiner Meinung nach durch die Verweichlichung des Menschen zustande, durch die technisch und pharmakologisch geförderte Unfähigkeit und Unwilligkeit, Unlust zu ertragen und den steigenden Ansprüchen zur sofortigen Befriedigung aller Wünsche.

Damit verliert der Mensch mit seiner Sucht seine weitergesteckten Ziele aus dem Auge; die Fähigkeit zur Freude und die Bereitschaft zum Eingehen von personalen Beziehungen nehmen ab.

Damit wird aus den Höhen und Tiefen des menschlichen Lebens eine künstlich planierte Ebene von tödlicher Langeweile (Lorenz 1973, S. 46).

Schließlich muß noch die **aktuelle Situation** in die Überlegungen miteinbezogen werden.

Dies können die **Streßsituationen der Pubertät** (oder anderer "Krisen" im Leben) sein, die sich in den hoch arbeitsteiligen und modernen Industriegesellschaften meist über einen längeren Zeitraum hinziehen und "schmerzhafter" verlaufen als in sogenannten einfacheren Kulturen mit meist klar festgelegten Initiationsriten, (wobei Suchtmittel manchmal auch als Initiationsersatz verwendet werden und damit die Mutprobe oder das Motorrad ersetzen können).

Vielfältige Emanzipationsbehinderungen, Konflikte und Spannungen in Schule und Arbeitsplatz, Familie und Freundeskreis können in Protest, Resignation und "Ausweglosigkeit" münden.

Die (psychoanalytische) Erklärung von Alice Miller: "Die Drogensucht beginnt mit dem Versuch, sich der Herrschaft der Eltern zu entziehen, die Leistung zu verweigern, führt aber im Wiederholungszwang am Ende doch zur dauernden

Anstrengung, Unmengen von Geld auftreiben zu müssen, um den nötigen Stoff zu beschaffen, also zu einer recht bürgerlichen Form der Versklavung" (Miller 1983, S. 149).

Daher ist der Förderung der Belastungsfähigkeit, dem Aushalten von Spannungen, der Ich-Stärke und des Selbstvertrauens ein großer Stellenwert einzuräumen, neben der Förderung der Möglichkeiten nach Spannungsabfuhr, Entspannung, denn das menschliche Leben entwickelt sich aus der Spannung zwischen dem, was ist und was sein könnte. Darum ist auch das Erkennen der Grenzen menschlichen Tuns wesentlich, weil die Grenzüberschreitung bereits zu unserem gesellschaftlichen Alltagsbild gehört. Jugendliche (und Erwachsene) sollten sich vorrangig fragen lernen, was für Aufgaben die Welt an sie stellt, und nicht, was **sie** von der Welt erwarten können. Jeder (Jugendliche) hat prinzipiell eine offene Zukunft vor sich, für deren Gestaltung er zumindest teilweise selbst verantwortlich ist, trotz verschiedener sozialer Bindungen, Vorgegebenheiten, Präferenzen und Zwänge (Aktion Jugendschutz 1981, S. 9).

3. FAKTOREN DES SOZIOKULTURELLEN BEREICHS (BEZIEHUNGS-BEREICH)

Einige Faktoren des soziokulturellen Bereiches liegen dem Menschen näher bzw. ferner. Ich möchte dies zwiebelschalenförmig in drei konzentrischen Kreisen zusammenfassen. Einen ersten Kreis der unmittelbaren persönlichen Umwelt, zu welcher der Zugang leichter gefunden werden kann, und einen zweiten Kreis der entfernter liegenden Gesellschaft und Kultur, die nicht so leicht zugänglich und veränderbar sind, und schließlich einen dritten der Natur und des Klimas.

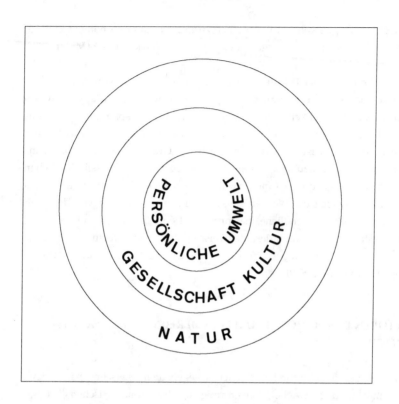

a) **Der "innere" Kreis: Persönliche Umwelt**

"In der Beziehung Individuum - Gesellschaft nehmen die Kleingruppen (Familie, Freundeskreis) eine besondere Stellung ein" (Schenk 1975, S. 238). Dies muß jedem einleuchten, der die Verflechtungen in diesen Kleingruppen auch nur beobachtet. Viele Verhaltensweisen werden bewußt, noch mehr aber unbewußt im gegenseitigen Wechselspiel voneinander übernommen. Bereits die "bloße Gegenwart anderer Menschen und das Wissen um deren Verhalten und Wahrnehmungen (können) die entsprechenden Funktionen beim Individuum nachhaltig beeinflussen" (ebd., S. 238). Das Verhalten des einzelnen erfährt in diesen Kleingruppen also meist eine sofortige Rückmeldung, was sich wiederum auf das eigene Verhalten bedeutsam auswirkt.

o   **Eltern-Kind-Beziehung** (Familie)

Dieser kurze Abriß erhebt selbstverständlich keinen Anspruch auf eine umfassende Darstellung, sondern soll schwerpunktartig wesentliche Elemente des Erziehungsgeschehens anreißen.

Der wesentlichste Kulminationspunkt dieser Überlegungen liegt zuvorderst in der **Eltern-Kind-Beziehung**.

Drogenabhängige weisen - vereinfacht gesagt - ein Defizit in einem zentralen Bereich auf, nämlich in der "Beziehungsfähigkeit". "Das wirkt sich in der gesamten Lebensgestaltung aus" (Sailer 1983, S. 42). Die Beziehungsstörung wird meist beim Säugling grundgelegt und in den Folgejahren oft noch zusätzlich verschärft. Diese Beziehungsstörung, die aus einer zuwenig tiefen, unterbrochenen oder gestörten Annahme des Kindes durch seine Bezugsperson(en) erwächst, äußert sich in einer erschwerten Annahme des Selbst, der Mitwelt (Mitmenschen) und der Umwelt, was letztlich zum existentiellen Defizit führt.

Die Qualität dieser Beziehung hängt nun ab von der **Fähigkeit vor allem der Bezugspersonen zur Öffnung** dem anderen Menschen gegenüber, der **Güte und Glaubwürdigkeit der Gefühle** (vermutlich weniger entscheidend ist, ob die Gefühle vorwiegend positiv sind, sondern ob **alle** Gefühle überhaupt zugelassen und artikuliert werden können und damit nicht verdrängt werden müssen!), der **Tiefe des Angenommenseins** und den vorherrschenden **Kommunikationsstrukturen** und damit dem Konfliktlösungspotential in der Familie. Existenzanalytisch formuliert, hängt es von der Fähigkeit der Bezugspersonen ab, den anderen in seiner ganzen Person zu erfassen und mit ihr umzugehen. Aus dieser Konstellation resultiert eine Fülle weiterer Verhaltensweisen, die ausweichendes Verhalten begünstigen oder hintanhalten können. Man nimmt heute an, daß oben genannte Parameter größere Ursachenfaktoren für ausweichendes Verhalten darstellen als die sogenannte "broken-home-situation". Damit möchte ich weniger die sogenannte "intentionale" (bewußte) Erziehung in den Mittelpunkt stellen, als vielmehr den Blick auf die meist unbewußte Weitergabe von bestimmten Verhaltensweisen des "Seins" lenken, die mindestens so bedeutsam sind.

Trotzdem schützt auch eine intakte Familie die Kinder nicht vor ausweichenden Verhaltensweisen, da Familie nur einen Teil der möglichen Ursachen abdeckt, denn "ganz normale Süchtige können aus ganz normalen Familien kommen" (Spruch von Elternvereinen drogengefährdeter und drogenabhängiger Kinder und Jugendlicher).

Berger, Reuband und Widlitzek (1980) glauben beispielsweise, daß das "Sozialisationsklima" in der näheren Umgebung für die Heroinabhängigkeit weitaus bedeutsamer ist als die strukturelle (Un)Vollständigkeit der Familie. Damit sind besonders die für die Persönlichkeitsentwicklung so wichtigen Beziehungen zwischen Jugendlichen und Eltern sowie der Eltern untereinander gemeint. Emotionale Familienprobleme finden sich bei Heroinabhängigen offenbar weitaus häufiger als strukturelle. (ebd., S. 29). (Dies erscheint auch insofern einsichtig, als ohne entsprechende Beziehungsgrundlage jede intentionale Erziehung nicht durchführbar ist.)

Solche "Störungen" innerhalb der Familie äußern sich meist weniger spektakulär, sondern oft subtil, d.h. die Familie wirkt von außen intakt. Nach innen ist die Erziehung eher **permissiv** als **restriktiv** und ist durch ein mehr oder minder konfliktfreies Miteinanderauskommen gekennzeichnet. Ein Familienleben mit gemeinsamen Aktionen und Gesprächen fehlt. (ebd., S. 30). Den Eltern wird von den Jugendlichen Ignoranz und Inkompetenz zugeschrieben (ebd., S. 33). Daher werden die Eltern auch nicht als Vorbilder zur Entwicklung von eigenen Lebensmodellen oder als "Ratgeber in Entscheidungssituationen angesehen" (ebd., S. 32). Außerdem hatten nur "sehr wenige der Jugendlichen, bei denen die Eltern zusammenlebten, ... ein gutes Verhältnis zwischen diesen im Sinne von gegenseitigem Verständnis und harmonischem Zusammenleben wahrgenommen" (ebd., S. 35). Es gab zwar keine besonderen Spannungen, aber auch keine besonderen affektiven Momente. So wurden die Eltern von diesen Jugendlichen in erster Linie als Versorgungs-, aber kaum noch als Sozialisationsinstanz erlebt (ebd., S. 35). Die einzelnen Daten deuten darauf hin, daß die Familienatmosphäre bei Gefährdeten und Abhängigen eher gespannt und die Kommunikation eher gestört ist. Die Ergebnisse zeigen auch, "daß der Vater mehr als die Mutter im Kreuzfeuer der Kritik steht ..." (Schenk 1975, S. 238). Untersuchungen dieser Art sind zwar vorsichtig zu interpretieren, da sie sich nur auf schmale Interaktionsbereiche in der komplexen Familienstruktur beschränken und da sie auf den Einstellungen und Einschätzungen beruhen, die Konsumenten (sehr subjektiv) nach Beginn ihres Konsums abgegeben haben. Womöglich hätten sie die Situation vor ihrem Konsum anders beurteilt. Außerdem fehlen geschlechtsspezifische Betrachtungsweisen, wie auch Schenk vermerkt. (ebd., S. 242). Aber sie vermögen die "broken-home-Theorien" etwas zu relativieren.

Im weiteren Sinne ist die Art des **Erziehungsstils** (sozial-integrativ, autoritär oder laissez-faire) von Belang, denn daraus resultieren **Überbehütung** oder

Vernachlässigung, und - ganz besonders schlimm - die sogenannte "Schaukelerziehung", das Schwanken zwischen diesen beiden Extremen. Wichtig ist, sich vor Augen zu halten, daß der Träger des ausweichenden Verhaltens nicht das "schwarze Schaf" inmitten einer "normalen" Familie ist, sondern daß er meist als der schwächste Teil der Träger eines Symptoms ist, das die gesamte Familie betrifft. Die Familie wird als ein System gesehen, in dem die einzelnen Mitglieder zueinander in vielfältigen Wechselbeziehungen stehen.

o   **Verwandten- und Bekanntenkreis**

Dieses System Familie schließt bei aller wünschenswerten sozialen Nähe keinesfalls die Mitwelt, die Familie im weiteren Sinne, die Verwandtschaft, aus, sondern bildet im Idealfall einen zwar eigenen, aber offenen und nicht abgeschlossenen Erfahrungsraum.

Das eigene Selbstverständnis und die eigene Stellung in der Welt werden auch beeinflußt durch die vorgegebenen Beziehungs- und Verhaltensmuster zur Verwandtschaft und zu den selbstgewählten Bekanntenkreisen.

Die sogenannten Gleichaltrigengruppen der Jugendlichen verkörpern oft die gerade herrschenden **Jugend-** und **Subkulturen** mit ganz bestimmten **Idolen.** Letztlich ist der illegale Drogenkonsum auch ein Teil einer jugendlichen Subkultur, "für die insbesondere Marihuana und Haschisch (...) ein Kommunikationsmittel darstellen ..." (Scholl-Schaaf/Hornung 1983, S. 54). Eines der besonderen Probleme der illegalen Drogen für Jugendliche besteht auch darin, daß es bis jetzt gelungen ist, diese Drogen als jugendtypisch darzustellen. Die peer-groups gewinnen deswegen an Bedeutung, da durch die verlängerte Jugendphase und das immer frühere und intensivere Absetzen der Jugendlichen von der Kultur der Erwachsenen die Orientierung an Gleichaltrigen zunimmt.

Dazu kommt, daß die Pop- und Rockmusik der Jugendszene eine eigene und sehr umstrittene Rolle in der illegalen Drogenszene spielt, von der meist negativen Vorbildfunktion der drogenkonsumierenden entsprechenden Stars ganz abgesehen.

Freiwillig und mit Begeisterung identifizieren sich junge Menschen mit gerade "modischen" Strömungen und deren Trägern und unterwerfen sich dem oft herrschenden Gruppendruck und Gruppenzwang.

Der **soziale Status**, geprägt einerseits durch das Elternhaus, geprägt andererseits durch den eigenen Berufs- bzw. Freundesbereich, färbt auf die persönliche Stellungnahme zur Welt ab.

b) **Der "mittlere" Kreis: Gesellschaft und Kultur**

   Dieser mittlere Kreis setzt sich hauptsächlich mit gesellschaftlichen Bedingungen auseinander. Sucht darf nicht nur als persönliches, sondern muß auch als kollektives Symptom angesehen und angegangen werden. Die **kulturelle Einbettung** des einzelnen in seine Umgebung, d.h. das **Sich-Verwurzelt-Fühlen** mit dem eigenen Kulturkreis steckt viele unserer Bezüge ab.

   Einige Suchtmittel, wenn auch jeweils verschiedene, sind in den unterschiedlichen Gesellschaften kulturell verankert, praktisch immer in bestimmte **Rituale** eingebunden oder nur entsprechenden Altersstufen (meist nicht Jugendlichen) vorbehalten und damit legal bzw. sogar gesellschaftlich akzeptiert und zum Teil gefördert, meist sofern es nicht zu regelmäßigen Auswüchsen kommt.

   Bei uns sind Alkohol, Nikotin und Medikamente den legalen Suchtmitteln zuzurechnen. Trotz spezieller Jugendschutzgesetze können diese Drogen in der Regel auch von jedem Jugendlichen relativ leicht beschafft werden. An Medikamente heranzukommen, stellt trotz (oder gerade wegen) der ärztlichen Verschreibungspflicht ebenfalls kein Problem dar.

   Die meisten Leute der entsprechenden Gesamtgesellschaft haben jeweils gelernt, mit ihnen umzugehen. Trotzdem nehmen wir in Kauf, daß je Suchtmittel ca. 5 - 10 % der Bevölkerung damit nicht adäquat umgehen können und in der Folge suchtgefährdet sind. Gerade im Suchtmittelbereich befindet sich die Gesetzgebung mit der Unterscheidung in legale und illegale Drogen auf einer Gratwanderung. (Die Unterscheidung in "weiche" und "harte" Drogen existiert bei uns gesetzlich nicht). Auch wenn die Grenzziehung zwischen legalen und illegalen Drogen, was ihre Gefährlichkeit anlangt, eine scheinbar willkürliche ist, so ist sie doch nicht willkürlich, was deren kulturelle Einbettung anlangt. Letztlich bestimmt die **Gesetzgebung** eines Landes auch über dessen Werte und umgekehrt. Geltende Normen einer Gesellschaft werden in Gesetze gefaßt und wirken auf sie zurück.

   Wie leicht Suchtmittel in einer Gesellschaft Verbreitung finden, hängt also zum großen Teil von deren **gesellschaftlicher Akzeptanz** und den ungestillten Bedürfnissen eben dieser Gesellschaft ab.

Schließlich bestimmen auch die **verbesserte Produktion** der legalen Suchtmittel, deren **Marketing,** die **Verbesserung im Transportsystem,** die allgemeine **Wirtschaftslage** und die **Größe der Kaufkraft** die Zugänglichkeit zum Suchtmittel ebenso wie die damit zusammenhängende **Ernährungslage. Gesellschaftliche Strukturen** bedingen persönliche Probleme und umgekehrt. "In einer offenen Gesellschaft und mit der Befreiung aus vielen Zwängen wachsen die Chancen für den Einzelnen. Es öffnen sich ihm Möglichkeiten und Freiheiten wie nie zuvor, seine persönliche Selbstentfaltung zu suchen, seinen individuellen Weg zu gehen. Anstelle der früher autoritären (politischen) Steuerungen sind aber andere, anonyme Machtmechanismen getreten.(...). Ein ICH-schwacher Mensch wird von keinem 'Rahmen' mehr gehalten, er wird faktisch fremdbestimmt von äußeren Kräften. Er bleibt orientierungslos im schwindelerregenden Angebot..." (Fritschi o.J., S. 30). Weitere gesellschaftlich bedingte Ursachen für ausweichendes Verhalten können sein:

o   **Beziehungsverlust**

In seinem Buch "Die Kunst des Liebens" (1979) weist Erich Fromm auf einen tiefen Grund unserer unbefriedigten Lebensweise hin. Nachdem der Mensch aufgrund seiner Vernunft das einzige Lebewesen ist, das sich seiner selbst bewußt ist, erlebt es sich in seiner Hilflosigkeit gegenüber den Kräften der Natur und der Gesellschaft als abgetrenntes Individuum, das in seiner Existenz ganz auf sich allein gestellt ist. Diese Getrenntheit ist die Quelle jeder Angst und mündet in dem Versuch, diese Getrenntheit zu überwinden.
"Die Frage kann durch das Anbeten von Tieren beantwortet werden, durch Menschenopfer oder militärische Eroberungen, durch Befriedigung im Luxus, durch asketischen Verzicht, durch besessene Arbeit, durch künstlerische, schöpferische Arbeit, durch die Liebe zu Gott oder zu den Menschen" (ebd., S. 26).
Das Gefühl der Getrenntheit ist in kleinen, überschaubaren Gemeinschaften durch die engen und nahen Beziehungen der Menschen untereinander nicht so stark ausgeprägt wie in größeren, fortgeschrittenen Industriegesellschaften, die Einsamkeit geradezu produzieren. "Die Einheit, die durch produktive Arbeit erfolgt, ist nicht zwischenmenschlich. Die Einheit, die durch orgiastische Vereinigung erreicht wird, ist vorübergehend. Die Einheit, die

durch Konformität und Anpassung erreicht wird, ist nur eine Pseudo-Einheit. Die eigentliche und totale Antwort auf die existentielle Frage liegt in der zwischenmenschlichen Vereinigung, in der Vereinigung mit einem anderen Menschen, in der Liebe.

Das Verlangen nach zwischenmenschlicher Vereinigung ist das stärkste Streben im Menschen. Es ist das grundlegendste Verlangen, die Kraft, die menschliche Rasse zusammenhält, den Clan, die Familie und die Gesellschaft. Sein Versagen bedeutet Wahnsinn oder Vernichtung - Selbstvernichtung oder Vernichtung anderer. Ohne Liebe könnte die Menschheit nicht einen einzigen Tag existieren" (ebd., S. 36).

Der Mensch als ein auf Begegnung angelegtes Wesen kann also normalerweise ohne Mitmenschen auf Dauer nicht existieren. Trotzdem wächst er heute mehr denn je in eine ungewollte **Einsamkeit** hinein:

* Die **Trennung der Generationen** führt zu Isolierung und Ghettoisierung und zur Ausbildung eigenständiger Kulturformen, welche die Begegnung noch weiter erschweren.
 Sprachlosigkeit und Verständnislosigkeit der verschiedenen Altersgruppen untereinander entstehen und damit Generationenkonflikte.

* Die **Trennung der einzelnen Lebensbereiche,** hier Beruf und dort Privatleben, hier Arbeit und dort Freizeit, hier Gesellschaft und dort Privatheit, hier einseitige, stehende oder sitzende Tätigkeiten, dort sportliche Ausgleichsbetätigungen oder sogar Extremsport, teilen das Leben in ganz verschiedene Funktionsbereiche, die oft scharf voneinander abgegrenzt sind und kaum Gemeinsamkeiten aufweisen.

* Durch die **Anpassung an Sachzwänge** und den forcierten **Konsum** verlieren wir uns selbst, aber auch den Mitmenschen immer mehr aus unserem Blickfeld.

* **Technologisierung und Zivilisation** fördern diese Erscheinungen zusätzlich, indem sie einerseits die **Vermassung** begünstigen und andererseits viele **Fluchtmöglichkeiten** bereitstellen, z.B.:
  - **Flucht** mit dem Auto aus der als krankmachend erlebten Großstadt, aus der Arbeit in die Freizeit, aus der als betäubend erlebten Geselligkeit auf die "äußere" Einsamkeit des "Landes".
  - **Flucht aus der Familie** in (oberflächliche) Geselligkeit, um der echten Auseinandersetzung zu entgehen.
  - **Flucht in die Sucht der Extreme** (Sport, Völlerei, Sekten, Luxusreisen, Mode, Prestigeobjekte ...).

- **Flucht in die Leistung,** auch mit leistungssteigernden Mitteln (Nikotin, Koffein, Teein, Medikamente, Drogen ...).

- **Flucht in die Betäubung** (Medikamente, Alkohol, Drogen ...), um sich mit den als unerträglich erlebten Gegebenheiten nicht (mehr) abfinden zu müssen.

Der gelebte Gegensatz aus Einsamkeit und Betriebsamkeit läßt eine wichtige Dimension des Menschseins verkümmern: Die Auseinandersetzung mit dem DU.

Gerade aber im DU, in der echten personalen Begegnung und tiefen Kommunikation, im Aufbau einer tragfähigen Beziehung, kann auch das eigene ICH wachsen, kann der Mensch zu sich selbst, zu seinem innersten Wesen kommen. Ähnlichkeiten und Unterschiede zwischen Menschen können nur über gegenseitige Kommunikation ausgemacht werden. Gerade weil der andere anders ist, ist es bereichernd, mit ihm in Kommunikation, in Dialog zu treten.

Der Dialog bringt weder totale Eigenständigkeit noch totale Symbiose, sondern Austausch über ein schmaleres oder breiteres Spektrum der verschiedenen Persönlichkeiten. So hört die Unterhaltung auf, "ein Austausch von Waren (Informationen, Wissen, Status) zu sein und wird zu einem Dialog, bei dem es keine Rolle mehr spielt, wer recht hat" (Fromm 1979, S. 43).

Für die einzelne menschliche Begegnung im Dialog wird heute immer weniger Zeit aufgewendet. Die Begegnungen mit anderen bleiben oft an der Oberfläche, sind nicht tragfähig und nicht belastbar, weil die Quantität bei auf Konsum ausgerichteten Menschen meist vor der Qualität steht. "Weniger ist (manchmal) mehr" betitelt Wolfgang Schmidbauer sein dem "homo consumens" gewidmetes Buch (1986).

Beziehung kann nur auf der Grundlage der Begegnung entstehen.

Die zunehmende Isolation, besonders auch der Kleinfamilie, in welcher der einzelne nur mehr auf sehr wenige Bezugspersonen angewiesen ist, im Extremfall (bei Alleinerziehern oder berufsbedingt kaum anwesenden Vätern und zunehmend ohne Geschwister) auf eine einzige Person, kann Beziehungsprobleme geradezu provozieren. Wenn diese **eine** Beziehung nicht klappt, steht man allein da.

Geglückte, tragfähige Beziehungen sind aber eine wesentliche Quelle von Sinnerfahrung, denn ein Mensch, den wir im Gespräch allmählich kennenlernen, vermag mehr Informationen zu geben als sämtliche Fernsehprogramme oder Filme (Schmidbauer 1986, S. 146) oder Bücher und Wissenschaften.

Wenn der Beziehung eine so große Bedeutung eingeräumt wird, wenn Sucht letztlich auf ein Beziehungsproblem zurückgeführt werden kann, stellt sich die Frage, ob wir diese scheinbar so zentrale Tatsache menschlicher Existenz auch wichtig genug nehmen. Beziehungsarmut wird ja geradezu durch die Art unseres Lebens erzeugt, indem wir uns dem **Materialismus** und damit dem **Konsum**, den **Massenmedien** und damit der **Vermassung**, der Institutionalisierung und damit der **Bürokratisierung** verschreiben.

o   **Isolation, Vereinzelung**

Das scheinbar unterschiedslose Aufgehen verschiedener Individuen in einer uniformen Masse bringt dem einzelnen aber nicht das Gefühl von Gemeinschaft, sondern - ganz im Gegenteil - der Einsamkeit. Masse kann Gemeinschaft nicht ersetzen. In der Masse ist kein Platz für Dialog, Begegnung, Beisammensein in Alltag und Feier. Wenn Gemeinschaft nicht mehr gelebt werden kann, entfällt deren wichtiger Schutzfaktor für den einzelnen und die Gesellschaft.
Emile Durkheim hat eine enge Beziehung zwischen sozialer Isolation und dem Suizid aufgezeigt. Danach ist die Suizid-Rate einer Bevölkerungsgruppe ein guter Indikator für die soziale Isolation ihrer Mitglieder (zitiert nach Coleman 1986, S. 185).
Auch wenn Suizid nicht nur monokausal aufgrund der sozialen Isolation der Mitglieder einer Gesellschaft erklärt werden kann, so ist zumindest das Ansteigen der Selbsttötungen in höherem Lebensalter doch sicher wesentlich auf die zunehmende soziale Isolation vieler Mitglieder unserer Gesellschaft zurückzuführen (vgl. auch Haller/Lingg o.J.).

o   **Vermassung**

Eine Gesellschaft ist zutiefst davon geprägt, welche Kommunikationsmittel ihr zur Verfügung stehen. Postman meint, "daß man den klarsten Einblick in eine Kultur gewinnt, indem man ihre Werkzeuge zum kommunikativen Austausch untersucht" (Postman 1985, S. 18).
Die Schrift, besonders die Möglichkeit der Vervielfältigung durch den Druck, trug seiner Meinung nach wesentlich zur Veränderung unserer Gesellschaft bei. Es war ein Übergang von einer Kultur des gesprochenen Wortes und der mündlichen Überlieferung zu einer Kultur des geschriebenen Wortes und der schriftlichen Überlieferung. "In einer rein mündlichen Kultur wird der Fähigkeit, etwas im Gedächtnis zu behalten, stets ein hoher Wert beigemessen ..." (ebd., S. 37). In einer Schriftkultur wird hingegen eine intensive Auseinander-

setzung mit anderen Denkgebäuden gefordert. Wenn sogar unterschiedliche Sprachstrukturen der verschiedenen Sprachen seiner Meinung nach zu unterschiedlicher "Weltanschauung" also zu unterschiedlichem Denken führen (ebd., S. 19), muß jedes neue Medium durch seine Struktur die **Art des Denkens** nochmals gravierend verändern. Damit verändern sich auch - so seine These - die **Denkinhalte.**

An einer solch revolutionären Wendezeit stehen wir nun wieder: Nicht nur was unser bislang naturwissenschaftlich geprägtes Weltbild anlangt (Fritjof Capra, 1983), sondern auch was dessen Weitergabe betrifft.

Von einer Kultur der Verschriftlichung gehen wir über zu einer Kultur des Bildes, des Fernsehens." Der Buchdruck unterstützte die moderne Vorstellung von Individualität, zugleich zerstörte er den mittelalterlichen Sinn für Gemeinschaft und sozialen Zusammenhalt. Der Buchdruck brachte die Prosa hervor, zugleich verwandelte er die Poesie in eine exotische, nur einer Elite zugängliche Ausdrucksform. Der Buchdruck machte die moderne Naturwissenschaft möglich, zugleich erniedrigte er die Religiosität zu bloßem Aberglauben. Der Buchdruck unterstützte die Entstehung des Nationalstaates, zugleich machte er aus dem Patriotismus eine verächtliche, wenn nicht gar todbringende Gefühlsregung" (Postman 1985, S. 42). Und weiter schreibt Postman: "Wenn eine Kultur den Schritt von der Mündlichkeit zur Schrift, von der Schrift zum Druck und schließlich zum Fernsehen tut, dann geraten auch ihre Vorstellungen von Wahrheit in Bewegung" (ebd., S. 36).

Das Fernsehen setzt nun seiner nach Meinung die Schriftkultur weder fort, noch erweitert es sie. Es attackiert sie (ebd., S. 106). " ... es gibt vor allem kein Thema von öffentlichem Interesse - Politik, Nachrichten, Erziehung, Religion, Wissenschaft, Sport - , das im Fernsehen nicht vorkäme. Und dies bedeutet, daß das Verständnis der Öffentlichkeit für diese Themen durch die Perspektive des Fernsehens geprägt wird. (...) ... das Fernsehen ist dabei, unsere Kultur in eine riesige Arena für das Showbusiness zu verwandeln" (ebd., S. 100/102). Auch wenn diese Sichtweise vor allem aufgrund der amerikanischen Fernsehwelt entwickelt wurde, sollten wir uns nicht davon ausnehmen.

"Das Entertainment ist die Superideologie des gesamten Fernsehdiskurses" (ebd., S. 110). "So kommt es, daß die Amerikaner die am besten unterhaltenen und zugleich wahrscheinlich die am schlechtesten informierten Leute der westlichen Welt sind" (ebd., S. 132). Wenn es nur mit dem Showbusiness abgetan wäre, möchte man sich angesichts der Angebotspalette auf dem

Videomarkt (vor allem bei Brutalvideos) nur wünschen, die uns derzeit zu überschwemmen droht!

Das Fernsehen als das verbreitetste Suchtmittel gewinnt an Einfluß "dadurch, daß es die Zeit, die Aufmerksamkeit und die Wahrnehmungsgewohnheiten unserer Jugend zu kontrollieren vermag, die Macht erlangt, ihre Erziehung zu kontrollieren" (ebd., S. 178). So erfolgt auch eine frühzeitige Konditionierung auf einen Verdrängungs- bzw. Bedürfnisbefriedigungsmechanismus, eine Ersatzhandlung, die (stoffungebundene) suchtartige Formen annehmen kann.

"Nehmen wir an, es gäbe in unserer westlichen Kultur einmal nur vier Wochen lang weder Kino noch Rundfunk noch Fernsehen, weder sportliche Veranstaltungen noch Zeitungen. Welche Folgen hätte das für die Menschen, die auf sich selbst angewiesen wären, nachdem man ihnen diese Hauptfluchtwege verschlossen hätte? Ich zweifle nicht daran, daß es bereits innerhalb dieser kurzen Zeit zu tausenden von Nervenzusammenbrüchen käme und daß außerdem noch viele Tausende in einen Zustand akuter Angst gerieten, der sich nicht von dem Bild unterscheiden würde, das klinisch als **Neurose** diagnostiziert wird. Wenn man diesen Menschen das Opiat gegen den gesellschaftlich vorgeprägten Defekt entziehen würde, so käme die Krankheit zum Ausbruch" (Fromm 1981, S. 24 f.). Marie Winn spricht von der "Droge im Wohnzimmer" (Winn, 1986).

Aldous Huxley "hielt es für weitaus wahrscheinlicher, daß sich die westlichen Demokratien aus eigenem Antrieb in die Gedankenlosigkeit hineintanzen und -träumen, als daß sie in Reih und Glied, mit Handschellen gefesselt, in sie hineinmarschieren. Anders als Orwell hat Huxley erfaßt, daß man vor einer Öffentlichkeit, die gegenüber dem Widerspruch unempfindlich geworden ist und sich mit technologischen Zerstreuungen betäubt, nichts zu verbergen braucht" (Postman 1985, S. 137). "Es gibt zwei Möglichkeiten, wie der Geist einer Kultur beschädigt werden kann. Im ersten Fall - Orwell hat ihn beschrieben - wird die Kultur zum Gefängnis; im zweiten Fall - ihn hat Huxley beschrieben - verkommt sie zum Varieté" (ebd., S. 189).

Das Fernsehen vermittelt aufgrund der Voraussetzung einer Konsumhaltung beim Empfänger und oft aufgrund seiner Inhalte, daß das Leben Spaß machen muß. Daß man einen Anspruch darauf habe. Solcher Hedonismus (das Streben nach Lust als dem höchsten Prinzip) führt aber oft an der eigentlichen Erfüllung vorbei, weil der Mensch seinem Wesen nach weniger auf Lustgewinn als vielmehr auf Sinnerfahrung ausgerichtet ist. Glück, Lust, Zufriedenheit können nicht intendiert werden, sondern stellen sich als Folge geglückter Sinnerfahrung von selbst ein.

Auf die Entstehung von neuen Normen durch die Massenmedien verweist Coleman (1986, S. 188 f.).

Er meint, daß neue Normen (bewußt oder unbewußt, gewollt oder ungewollt) durch Werbung und Massenmedien entstehen, welche die langgültigen Gemeinschaftsnormen unterlaufen. Wenn zum Beispiel von der Gesellschaft mißbilligte sexuelle Normen, exzessiver Konsum von Alkohol, Drogen und Zigaretten, exzentrische Verhaltensmuster und aggressive Brutalität immer wieder in raffiniert gemachten Sendungen vor Augen geführt werden (vgl. z.B. die Sendungen "Dallas", "Dynasty" ...), gewinnt dieses Verhalten an (ungewolltem?) Prestige. Coleman glaubt, daß diese über die Massenmedien vermittelten Normen bei Kindern am nachhaltigsten wirken und den elterlichen und gesellschaftlichen Normen häufig entgegenstehen. Die Normen der Eltern werden - im Gegensatz zu früher - nicht immer von der Gesellschaft unterstützt, kaum jedoch von den Massenmedien. Die Grundsätze der Eltern sind "von Inhalten und Normen abgelöst worden, die in keinem Zusammenhang mehr mit den Vorschriften und Verboten der Eltern stehen und sie häufig sogar untergraben" (Coleman 1986, S. 190). Konrad Lorenz nennt diesen Trend "das Abreißen von Tradition und Vererbung", der sich besonders durch die von den Massenmedien hergeleitete Form der Über- höhung kommerzieller und oberflächlicher Werte bemerkbar macht (Lorenz 1973, S. 51 ff.).

Die sich durch die Massenmedien, insbesondere das Fernsehen ergebende Änderung liegt also nicht ausschließlich in der Veränderung der Kommunikations**mittel**, sondern auch in der Veränderung der **Inhalte**. Nur was fernsehgerecht präsentiert werden kann, ist fernsehwürdig. Nicht die Wirklichkeit wird durch das Fernsehen abgebildet, sondern ein einseitiger Abglanz. Die Medien "produzieren ihre eigene Welt, eine Sekundärwelt, die meist noch eine kaputte Welt ist" (Kreitmeier 1986, S. 77 ff.).

Auch in der Art und Weise, **wie** wir mit den Medien umgehen, liegt ein großes Veränderungspotential einer Gesellschaft.

Dadurch, **daß** wir einen großen Teil unserer Freizeit mit Fernsehen/Video ausfüllen, verändert sich unser Leben. Wir begeben uns in Abhängigkeiten. Die Passivität des einzelnen wird verstärkt. Die geringe Aufforderung zum Engagement verblaßt angesichts der Fülle der Pseudoinformationen. Belanglosigkeiten können bedeutend, wesentliche Zusammenhänge unbedeutend werden.

Beim Fernsehen werden einem ohne eigenes Zutun Gefühle ebenso abgenommen wie das Denken und das Produkt aus beidem, die Phantasie. Ein Gefühl der Ohnmacht stellt sich ein (Postman 1985, S. 89). Noch gar nicht explizit erwähnt als weitere problemauslösende Faktoren des Massenmediums Fernsehen sind die Zunahme der Beeinflußbarkeit und der ideologischen Durchdringung (vgl. Lorenz 1973, S. 84 ff.). Damit nimmt die Gefahr der Fremdsteuerung zu.

Gleichzeitig kommt es zu einer Uniformierung der Meinung und damit zur Verstärkung der Konformität, ein Wesenszug, der nach Fromm in den modernen Industriegesellschaften ohnehin ein dem Menschen innewohnendes Phänomen ist. "Tatsache ist jedoch, daß die Menschen in einem viel größerem Maße von sich aus zur Konformität neigen, als sie dazu gezwungen werden - zumeist jedenfalls in den westlichen Demokratien (...). Diese zunehmende Tendenz zur Ausmerzung aller Unterschiede hängt eng mit dem Begriff und dem Erlebnis der Gleichheit zusammen, wie sie sich in den fortgeschrittensten Industriegesellschaften entwickelt. (...). **Gleichheit bedeutet heute "Einförmigkeit" und nicht "Einheit"** (...). Die Vereinigung durch Konformität ist weder intensiv noch heftig; sie ist ruhig, von der Schablone vorgeschrieben und eben aus diesem Grunde sehr oft nicht ausreichend, um die Angst vor der Getrenntheit zu beruhigen" (Fromm 1979, S. 33 f.).

Damit ist das Problem des Abgehens von der **Individualität** bis hin zu einem Aufgehen des einzelnen in einer leicht führbaren, möglichst konformen Masse angesprochen, die sich Moden und Trends unterwirft.

Diese entpersönlichten Wesen sind untereinander austauschbar, da sie weitgehend konform sind und handeln.

"Durch die Flucht in die Masse verliert der Mensch sein Eigentlichstes: Verantwortlichkeit; durch die Hingabe an jene Aufgaben jedoch, die ihm eine Gemeinschaft stellt, in die er hineingestellt oder hineingeboren ist, gewinnt der Mensch, und zwar ein Plus an zusätzlicher Verantwortung. Die Flucht in die Masse ist sonach eine Flucht vor der individuellen Verantwortung.(...).**Wahre Gemeinschaft ist wesentlich Gemeinschaft verantwortlicher Personen - bloße Masse aber nur Summe entpersönlichter Wesen"** (Frankl 1987, S. 117). Mit der persönlichen Verantwortlichkeit wird der einzelne unentbehrlich und unaustauschbar.

Der einzelne Mensch benötigt zwar die Gemeinschaft, aber die Gemeinschaft benötigt auch den einzelnen, wenn sie selber sinnvoll sein soll. Und zwar die möglichst starke Individualität des einzelnen.

In seinem Buch "Die acht Todsünden der zivilisierten Menschheit" spricht Konrad Lorenz die Tendenz der Vermassung in seinem ersten Kapitel an. Für ihn besteht diese Gefahr vornehmlich in Ballungsräumen, wo Strukturen nicht mehr klein und überschaubar (Leopold Khoi), sondern uberdimensioniert angelegt sind. Auch für Frederic Vester befinden sich die "Ballungsgebiete in der Krise" (1983). Es betrifft zunehmend die gesamte Gesellschaft, es betrifft auch viele riesenhafte Schulzentren. Diese führen zu Uniformierung, aber auch zu sozialer Kontrolle, Eingeengtheit und damit zu Depression und/oder Aggression. Der einzelne wird damit zusehends unwichtiger.

o   **Materialismus und Konsum**

"Überspitzt könnte man formulieren: Die heutige Generation der 14- bis 19jährigen ist stärker von Konsumgewohnheiten geprägt als jede Generation vor ihnen. Was bleibt ihnen dann zur Abgrenzung und Identitätsfindung?" (Bastian/Plantiko 1981, S. 185).

"Der Konsumentenhaltung liegt der Wunsch zugrunde, die ganze Welt zu verschlingen, der Konsument ist der ewige Säugling, der nach der Flasche schreit" (Fromm 1979, S. 37).

"Eine Gesellschaft wie unsere züchtet im Bürger das Bedürfnis nach Rausch, und zwar in Gestalt der Bereitschaft, was innen und auf natürliche Art nicht stimmt, von außen und mittels künstlicher Substanzen wenn schon nicht heilen, so zumindest vorübergehend zu verdecken" (Sahihi 1991, S. 1).

Die Hinwendung zum Materialismus bedingt das hohe Prestige des Konsums in unserer Gesellschaft. Genügsamkeit ist kein Wert mehr, im Gegenteil: Schon längst geht es nicht mehr darum, den notwendigen Bedarf zu befriedigen, sondern darum, durch unsere Lebensweise ungestillte menschliche Bedürfnisse nach Liebe, Anerkennung und Glück über konsumorientierte Bedarfsweckung (scheinbar) zu befriedigen. Meist bleibt es auch nicht beim bloßen Konsum, sondern führt über den notwendigen Bedarf zu unnötigem Konsum und schließlich zu lebenszerstörendem und daher lebenswidrigem Luxus (in mehrfacher Bedeutung des Wortes!). Damit führen unbefriedigte Grundbedürfnisse des Menschen zu Übersättigung, Sinnlosigkeit und Lebenszerstörung.

Dieser Kreislauf wird durch Werbung noch verstärkt.

Denn indem die Werbung Glück, Liebe, Jugend, Gesundheit, Zufriedenheit, Sozialprestige, Erfolg als käuflich hinstellt,   verstärkt sie ungestillte

Bedürfnisse und Ersatzbefriedigungen und verkauft in Wirklichkeit Bedeutungsloses.

Teilweise wird der Mensch in der Werbung selbst zum Konsumgut (vgl.
Schmidbauer 1986, S. 50/66).

So kommen alle die Dinge zu kurz, die nicht über die Medien als
erstrebenswert angepriesen werden. Außerdem wird der Mensch in der Werbung ständig in seinem Vertrauen frustriert. So glaubt er am Ende gar nichts
mehr wirklich oder findet alles übertrieben (Schmidbauer 1986, S. 100).

"Das totale Konsumangebot von Mitteln und Möglichkeiten 'frohen
Herzens zu genießen', sich jetzt und hier zu befriedigen, Gefühle und Befindlichkeiten nach Lust und Laune zu steuern, sich selbst ab- und anzu-
schalten, aber auch über Medien für uns denken, spielen, handeln zu lassen,
erlaubt uns jedoch mehr und mehr der Zeit, einsichtig zu sein, zu
denken und zu reflektieren. All diese vorgefertigten, portionierten, kon-
fektionierten und leicht verdaulich aufbereiteten Erlebnisse aus zweiter
Hand bleiben - selbst bei scheinbarer Gefühlsintensität - gewissermaßen
draußen vor der Tür, wenn sie einander nur ablösen, ohne uns Zeit zu
lassen oder ohne, daß wir uns Zeit nehmen, sie geistig zu verarbeiten.
Wir glauben uns zu füllen und werden doch leer!

Ausschließlich konsumierte Erlebnisse sind wie Drogenerlebnisse. Sie
betreffen nur unseren Zustand, verbrauchen unsere Zeit und unsere Energie,
erregen unsere Nerven, aber haben nichts mit unserem Geist, mit unserer
Entwicklung zu tun. Sie berühren unser Bewußtsein, aber füllen es nicht.
Solches Erleben muß zutiefst sinnlos bleiben, kann nicht einmal hirnorganisch
gespeichert und also auch nicht erinnerbarer Bestandteil im Fundus unserer
sich daraus aufbauenden Persönlichkeit werden" (Elternkreise Bonn und
Salzburg o.J., S. 7).

Dieser Konsumismus, der Vorrang der Quantität vor der Qualität, reicht bis
tief in die Schulen hinein, indem Lehrer die ständig wachsende Fülle von
Informationen den Schülern nur zu oft beziehungslos anbieten und von ihnen
verlangen, daß sie dieses Wissen speichern. Selten erreicht solcherart ge-
speichertes Wissen den Wesenskern des Menschen, das Humanum. Damit
werden Ausgebildete produziert, aber kaum mehr Gebildete.

Konrad Lorenz sagt, daß Leben ein ständiges Zunehmen an Erkenntnis und
Energie ist.

"Leben wir noch? Führen wir unsere Kinder in diesem Sinne noch zum
echten Leben? Durch Erfahrung erwirbt man Handlungskompetenz. Und wir

lassen es zu, daß in uns und - viel schlimmer noch - in den jungen Menschen immer mehr Hohlräume entstehen, die wieder nur mit Konsum, mit Rauch oder Flüssigkeit, mit Essen oder Sex scheinbar gefüllt, mit Stimulantien zeitweise verdeckt werden? Das innerliche und ganz richtige Gefühl von Leere wächst. Es wird quälender, erzwingt immer häufiger die eigene Aufmerksamkeit und entwickelt sich schließlich zur totalen Selbstbeachtung, Selbstbeobachtung, Ichbezogenheit.   Dann ist es nicht mehr weit zum krankhaften Narzißmus, zur Neurose, zur Depression, zur Selbstmedikation, zur Sucht" (Elternkreise Bonn und Salzburg o.J., S. 7).

Coleman verweist in seinem Buch "Die asymmetrische Gesellschaft" (1986) außerdem noch auf den Aspekt der Selbstverwöhnung, die in unserer Kultur durch eine beinahe nicht mehr zu überblickende Angebotspalette an Möglichkeiten gegeben ist, die hauptsächlich über die Werbung in den Massenmedien verbreitet wird.

Er schreibt: Die "Interessen, die sich am leichtesten durch Werbung unterstützen und stärken lassen, sind die Interessen der Selbstverwöhnung. Es ist besonders leicht, jemand dazu zu bringen, für sich selbst Geld auszugeben" (Coleman 1986, S. 184). So schlägt auch der Staat Kapital aus den Suchtmitteln, einerseits indem ihm entweder Monopolbetriebe gehören, andererseits indem er über Steuereinhebungen umso größere Gewinne macht, je mehr Leute Suchtmittel konsumieren. So wird tüchtig geworben. Vom Gesundheitswesen (und dessen Finanzierung) her betrachtet müßte der Staat jedoch an einer Eindämmung des Konsums von zuallererst Alkohol und Nikotin interessiert sein. Andererseits belasten Alkoholkranke und viele Raucher die Pensionskassen weniger,   weil ihre durchschnittliche Lebenserwartung geringer ist. Diese vernetzte Interessenskollision bedingt eine abstoßende Doppelmoral.

Konsumorientiertes Denken führt nach Coleman wiederum in einen **Individualismus,** der durch nachlassendes Interesse am anderen gekennzeichnet ist.

"Konsumieren ist eine Form des Habens, vielleicht die wichtigste in den heutigen 'Überflußgesellschaften'" (Fromm 1979, S. 37).

Konsum ist außerdem fast immer gesundheitsschädlich, Konsumverzicht fast immer gesund (Schmidbauer 1986, S. 141).

Suchtverhalten ist Konsum in übersteigerter Form und von daher ein Zerrbild unserer Konsumideologie schlechthin.

o   Segmentierung, Institutionalisierung und Bürokratisierung

Unsere heutige Gesellschaft zerfällt in immer mehr Bereiche.
Aufgabenbereiche werden von Menschen abgegeben und Institutionen
zugeteilt. Die Bedeutung der Familie nimmt ab, ebenso deren
Wirkungsbereiche. Viele Aufgaben, die früher zu den Aufgaben der Groß-
familien gehörten, können in der Kleinfamilie nicht mehr in diesem Ausmaß
wahrgenommen werden, wie z.B. die Versorgung von alten, kranken und
mittellosen Familienmitgliedern oder die umfassende Sozialisation der
Kinder.

Heute sorgen Institutionen für mittellose, kranke, alte, behinderte,...
Familienmitglieder. Die Erziehung der Kinder nimmt einen immer geringeren
Raum im Leben der Familie ein. Die Kinder werden Institutionen anvertraut,
dem Kindergarten, dem Hort, der Schule, der Musikschule, dem
Turnverein, diversen Freizeitvereinen. Kindererziehung insgesamt nimmt
auch durch die geringere Kinderzahl einen immer kleineren Teil im Leben von
Erwachsenen ein.

Die Kinder sind nun in gänzlich verschiedene Gemeinschaften mehr oder
minder integriert, die untereinander in keiner erkennbaren Beziehung stehen.
Die Orte sind verschieden und ebenso die agierenden Personen. So wird die
Welt der Kinder und ihr Erfahrungsraum geteilt. Sie müssen in einer Gesellschaft mit vielen unterschiedlichen Ausdrucksformen und Wertvorstellungen leben lernen. Kinder und Jugendliche sind auch in intakten
Familien oft lange von den Eltern getrennt und umgekehrt auch die Eltern
von den Kindern und Jugendlichen. Die Kinder und die Jugendlichen leben
in eigenen "Welten", in geradezu eigenen Kulturen, die der Erwachsenenwelt
teilweise entgegengesetzt sind. Hornstein meint, "daß Jugend historisch betrachtet, eine für industrielle Gesellschaften typische und nur dort vor-
kommende Lebensphase sei, die im wesentlichen darin bestehe, daß eine
Altersgruppe zum Zwecke des Lernens, der Vorbereitung auf spätere
Anforderungen aus der Erwachsenengesellschaft ausgegliedert werde. Die
Schaffung der Schule als Subsystem der Gesellschaft führt zur Aus-
gliederung der Lebensvorbereitung aus dem gesellschaftlichen Prozeß"
(Bericht über das 1. Friedrich Forum 1984, S. 151). Das entfremdet und läßt
Mißverständnisse und Verständnislosigkeit anderen Lebenseinstellungen
gegenüber wachsen. Man versteht einander nicht mehr und lernt nicht mehr
voneinander. Die Jugendlichen erfahren einen Widerspruch zwischen ihren

gesetzlich festgelegten Rechten und ihren tatsächlichen Möglichkeiten der Selbstbestimmung, Verantwortungsübernahme und Einflußmöglichkeiten. Durch die großen Schon-, aber auch geringeren Freiräume sind die ernsthaften Bewährungsproben eingeschränkt. Der Übergang ins Erwachsenenalter ist für die Jugendlichen dadurch deutlich erschwert. Jugendliche erfahren die Welt, in die sie gestellt sind, oft als zu fertig, zu konfektioniert und zu komplex, um ihre Vorstellungen darin realistischerweise in absehbarer Zeit auch umsetzen zu können.

Laut Coleman (1986, S. 222) bestehen die modernen Institutionen, die unser Leben segmentieren, hauptsächlich aus Positionen und nicht aus Personen. Der Unterschied liegt darin, daß Personen nicht beliebig, im Gegensatz zu Positionen, ausgetauscht werden können. "Dieser zentrale Unterschied bringt die Freiheit und Mobilität mit sich, die in der modernen Gesellschaft weit größer ist als in der traditionellen; zugleich verstärkt er aber auch die Wahrscheinlichkeit für Einsamkeit, Isolation und den Verlust von menschlicher Wärme" (Coleman 1986, S. 222). Auch die Schule paßt sich immer mehr dieser Form an: "Lehrer werden unpersönliche Professionelle in einer bürokratischen Struktur und haben mit den Eltern nur wenig Kontakt" (Coleman 1986, S. 223). Dazu kommt, daß weitgehend auch der Kontakt der Schule zum "Leben draußen" fehlt und die Schulwirklichkeit nur ein verzerrtes Bild des tatsächlichen Lebens darstellt.

Institutionen **übernehmen, segmentieren** und **delegieren** Verantwortung. Sie haben aber auch die Tendenz, in ihrem Rechtfertigungsanspruch alles zu überwuchern und zu omnipotenter, undurchschaubarer, stereotyper und unkontrollierbarer Bürokratisierung zu führen, was die Gefühle der Ohnmacht für den einzelnen noch mehr verstärkt.

Alles erscheint meß- und normbar, der Mensch wird dem Räderwerk der Institutionen als kleines Rädchen untergeordnet. Er paßt sich den "Sachzwängen" an. Die "normative Kraft des Faktischen" wird die Grundlage von Entscheidungen.

Verlust von Lebensrhythmus und Verstärkung von Leistungsdruck haben z.T. hier ihre Ursache. Der Mensch wird (auch in der Schule!) nicht mehr als Ganzes gesehen, sondern in ganz schmalen Persönlichkeitsaspekten (z.B. Leistung) bewertet. Damit besteht die Gefahr, daß diese schmalen Persönlichkeitsaspekte eine überdimensionale Bedeutung erlangen. Die Segmentierung ist auch im Bereich der Arbeit offensichtlich. Die Zerstörung des ganzheitlichen Arbeitsprozesses und die Unterteilung der Arbeit in kleine, monotone, sinnwidrige Schritte löst den Menschen aus der Gesamtverantwortung für das Endprodukt heraus.

Die Trennung von Arbeit und Freizeit hat uns bisher (und wird es weiterhin tun) viel Freizeit geschenkt und trotzdem scheint es, als hätten wir weniger Zeit denn je zuvor. Die Schnellebigkeit unserer Zeit läßt uns nur mehr sehr erschwert Ruhe zur Besinnung finden.

Dazu hat paradoxerweise auch die Zeitmessung beigetragen.

"Die Uhr ... löst die Zeit aus unserem Erlebniszusammenhang heraus und nährt damit den Glauben an eine unabhängige Welt mathematisch meßbarer Sequenzen. (....). In seinem großen Buch Technics and Civilization hat Mumford dargestellt, wie uns die Uhr, beginnend im 14. Jahrhundert, zunächst zu pünktlichen Zeit-Messern, dann zu Zeit-Sparern und heute schließlich zu Dienern der Zeit gemacht hat. Im Zuge dieser Entwicklung haben wir gelernt, der Sonne und den Jahreszeiten unseren Respekt zu entziehen, denn in einer Welt, die aus Sekunden und Minuten besteht, ist die Autorität der Natur abgeschafft" (Postman 1985, S. 21). "In der Existenzweise des Habens wird die Zeit zu unserem Beherrscher. In der Existenzweise des Seins ist die Zeit entthront" (Fromm 1979, S. 126).

Die Trennung von Körper und Geist hat spätestens seit der Aufklärung zu einer Überbewertung des Verstandes geführt. Es zählt nur das, was mit ihm erfaßt werden kann, was meßbar und quantifizierbar ist. "Die Herrschaft des rein verstandesmäßigen manipulativen Denkens entwickelt sich parallel zu einem Schwund des Gefühlslebens" (Fromm 1979, S. 144). Da also der Mensch neben dem Geist (der auch mehr beinhaltet als nur den Verstand!) aus Leib und Seele besteht, ergibt sich daraus eine gravierende Einseitigkeit.

"Der Versuch, ein naturwissenschaftliches Weltbild zu schaffen, war im Grund nichts weiter als der Versuch, die Mathematik an die Stelle der Moral zu setzen" (Bamm 1979, S. 40).

o   **Haben oder Sein**

Aus dieser Geisteshaltung entsteht die Überbetonung des Habens gegenüber dem Sein (Fromm, 1987).

Der Unterschied zwischen Sein und Haben in der Gesellschaft ist der "Unterschied zwischen dem Geist einer Gesellschaft, die den Menschen zum Mittelpunkt hat, und dem Geist einer Gesellschaft, die sich um Dinge dreht" (Fromm 1987, S. 31).

Unter Haben und Sein versteht Fromm "zwei grundlegende Existenzweisen, zwei verschiedene Arten der Orientierung sich selbst und der Welt gegenüber, zwei verschiedene Arten der Charakterstruktur ..." (ebd., S. 35). Die Existenzweise des Habens ist gekennzeichnet durch Besitzergreifen und Besitzen, die des Seins ist das Gegenteil von Haben und scheint in zwei Formen auf. "Sie bedeutet Lebendigkeit und authentische Bezogenheit zur Welt. Die andere Form ist das Gegenteil von **Schein** und meint die wahre Natur, die wahre Wirklichkeit einer Person ..." (ebd., S. 35).

"Die Voraussetzungen für die Existenzweise des Seins sind Unabhängigkeit, Freiheit und das Vorhandensein kritischer Vernunft" (ebd., S. 89). Aus der Geisteshaltung des Habens entstehen Maßlosigkeit (Unmäßigkeit) und Grenzenlosigkeit ebenso wie die Überbewertung von Quantität gegenüber von Qualität.

In dieser Denkstruktur entsteht auch die Abtrennung von Gesundheit und Krankheit und die Sicht von Krankheit als nur mechanistisch auf einen Körperteil bezogen.

Daher wird nicht der Mensch als Ganzes mit seiner Krankheit behandelt, sondern das "angeschlagene" Organ.

In seinem Buch "Krankheit als Konflikt, Studien zur psychosomatischen Medizin" zeigt Alexander Mitscherlich bereits 1968 sehr eindrucksvoll, wie vielfältig und häufig verdeckt die Wechselwirkungen zwischen Körper und Psyche sind.

Daraus wird deutlich, daß **jedes** Krankheitsgeschehen zwar nicht immer in gleichem Ausmaß, aber doch den ganzen Menschen erfaßt bzw. von ihm ausgeht und grundlegend nur geheilt werden kann, wenn der ganze Mensch einbezogen wird.

o **Existentielles Defizit**

All die bereits (nur in Ansätzen!) genannten Entwicklungen öffnen ein riesiges Loch von existentiellem Defizit.

Sucht aus der Sicht der Existenzanalyse ist die fehlgeleitete Suche nach Sinn, vielleicht ist es auch die Nicht-mehr Suche, das Aussteigen aus dem Bewußtsein und das Aussteigen aus der Verantwortung. 100 % der Drogenabhängigen von illegalen Suchtmitteln und 90 % der Alkoholabhängigen stimmen der Aussage zu, daß das Leben sinnlos sei (Frankl 1979, S. 149).

Denn der Mensch "wird unter den gesellschaftlichen Bedingungen von heute eigentlich nur frustiert! Und das rührt daher, daß die Wohlstandsgesellschaft beziehungsweise der Wohlfahrtsstaat praktisch alle Bedürfnisse des Menschen zu befriedigen imstande ist, ja, einzelne Bedürfnisse werden von der Konsumgesellschaft überhaupt erst erzeugt. Nur **ein** Bedürfnis geht leer aus, und das ist das Sinnbedürfnis des Menschen - das ist sein 'Wille zum Sinn' " (Frankl 1991, S. 239).

Diese existentielle Frustration, der nach Frankl das "existentielle Vakuum" folgen kann, geht mit einem Gefühl abgründiger Sinnlosigkeit einher. Dieses existentielle Vakuum ist "gekennzeichnet durch **Wertblindheit,** d.h. man glaubt weder an positive noch negative Werte. Ohne Werte wird aber jede Handlung sinnlos" (ebd., S. 14 f.).

Von ihm selbst 1970 an Medizinstudenten der Universität Wien durchgeführte Stichproben ergaben, daß 40 % der Hörer meinten, Sinnlosigkeitsgefühle zu kennen. Bei seinen amerikanischen Hörern soll das Ergebnis bei 81 % der Hörer gelegen sein (ebd., S. 16 f.).

Eine Auswirkung des existentiellen Vakuums kann auch eine noogene Neurose sein. Das ist eine Neurose, die sich aus einem tiefen Sinnlosigkeitsgefühl heraus entwickelt.

Frankl ortet mindestens 20 % noogene Neurosen in den westlichen Wohlstandsländern.

Warum leiden immer mehr Menschen an existentiellem Vakuum?

Heute sind weniger denn je Sinnantworten vorgegeben, denn im "Gegensatz zum Tier sagen dem Menschen keine Instinkte, was er muß, und im Gegensatz zum Menschen von gestern sagen dem Menschen von heute keine Traditionen mehr, was er soll. Nun, weder wissend, was er muß, noch wissend, was er soll, scheint er nicht mehr recht zu wissen, was er will. So will er denn nur das, was die anderen tun - Konformismus. Oder aber er tut nur das, was die anderen wollen - **von ihm** wollen - Totalitarismus" (Frankl 1979, S. 142).

Dazu kommt ein (Wert)Pluralismus in der Gesellschaft, der ständig reflektierte Entscheidungen verlangt.

Durch die beinahe unerschöpfliche Auswahl an "Lebensmöglichkeiten" (mehr als **ein** Mensch je ausschöpfen kann) wählt der Mensch oft nicht mehr bewußt aus, sondern läßt sich treiben. In diesem Treiben einen Sinn zu finden, ist schwer möglich. Daher muß er auch als ein auf Sinn ausgerichtetes Wesen leiden, wenn er an diesem Sinn vorbeilebt.

Was ist unter Sinn zu verstehen?

Zufriedenheit, innere Befriedigung und Glück können nach Frankl nicht bewußt angestrebt werden Diese stellen sich von selbst ein, wenn der Mensch in der/den Lebensaufgabe/n aufgeht, die er als die ihm gemäße/n erkannt hat. Daher ist Glück nicht die Erfüllung von (augenblicklichen) Bedürfnissen, sondern innere Sinnerfüllung.

Lebensaufgaben sind vorfindliche Aufgaben. Aufgaben, von denen ein bestimmter Mensch sich angesprochen fühlt und denen er zu antworten versucht.

Die Existenzanalyse oder sinnzentrierte Therapie, die von Viktor Frankl grundgelegt wurde, sieht den Menschen als "agierendes Wesen" (im Gegensatz dazu wird der Mensch in der Psychoanalyse als ein "abreagierendes" und in der Verhaltenstherapie ein als "reagierendes" Wesen behandelt), d.h. der Mensch findet und stellt sich seine Aufgaben selbst. Dies weist auch auf seine Freiheit hin.

Frankl ordnet dem Menschen eine körperliche, eine psychische und eine geistige Dimension zu. Die geistige Dimension ist der eigentlich menschliche Aspekt. Dort, wo der Mensch aus seiner Geistigkeit heraus handelt, ist er ganz Mensch. Aus dieser geistigen Dimension des Menschen entspringt sein Wille. Und dieser Wille ist **frei** zur Entscheidung, aber vom tiefsten Bedürfnis nach Sinn getragen.

Wie kann Sinn gefunden werden?

Sinn wird erlebt, wenn wir Werte verwirklichen. Sinnerfahrung geht nicht für alle Menschen in gleicher Weise vonstatten. Sinnerfahrung gelingt über religiöse Sinnerfüllung, über geglückte, tragfähige Beziehungen, über die Hingabe an ein "Werk", über gesellschaftliches Engagement und über Erleben von Natur und Kultur.

c)   **Der "äußere" Kreis: Natur**

Daß **Klima** und damit **Natur** den Menschen prägen, scheint unbestritten, haben doch Menschen ihre ganz spezifischen soziokulturellen Lebensformen aus Naturgegebenheiten entwickelt. Aus einer Geisteshaltung des Habens (Fromm, 1987) und der heute technischen Möglichkeiten entsteht eine Naturentfremdung, ja eine geradezu feindselige Art, mit der wir der Natur begegnen. Damit kommt es zur Überbetonung der ökonomischen gegenüber den ökologischen Fragen. Während in vielen sogenannten "primitiven" Kulturen sich der Mensch als in die Natur eingebettet und als ein Teil von ihr erlebt, herrscht in unserer Gesellschaft der Glaube vor, daß der Mensch Herrscher über die Natur und alles machbar sei.

Erich Fromm formuliert dies so:
"In ganz ähnlicher Weise fühlt sich auch die menschliche Rasse in ihrem Kindheitsstadium noch eins mit der Natur. Die Erde, die Tiere und Pflanzen sind noch die Welt des Menschen. Er identifiziert sich mit Tieren, und dies drückt sich darin aus, daß er sich als Tier verkleidet, daß er ein Totemtier oder andere Tiergötter anbetet. Je mehr sich jedoch die menschliche Rasse von diesen ursprünglichen Bindungen löst, desto mehr trennt sie sich von der Naturwelt, desto intensiver wird die Notwendigkeit, neue Möglichkeiten zu finden, um der Getrenntheit zu entfliehen" (Fromm 1979, S. 27).

Die Naturentfremdung, den Verlust an Kenntnis natürlicher Zusammenhänge und das fehlende Bewußtwerden der Integration des Menschen in den Gesamtraum Natur prangert auch Konrad Lorenz als eine seiner acht Todsünden an (Lorenz 1973, S. 23 ff.).

Der Mensch versucht die Natur zu bezwingen, zu unterjochen und lebt in der Folge gegen sie.

Wie oft wird die junge Generation als die "Null-Bock-Generation" beschrieben, als eine Generation, die total in die Resignation eintaucht. Es ist auch schwer, weiterhin optimistisch zu sein angesichts von drohenden und mangelnden Zukunftsaussichten, die der Mensch durch seine Haltung der Natur gegenüber selbst produziert hat.

Wen befällt nicht Ohnmacht und Mutlosigkeit angesichts der Szenarien von konventioneller Aufrüstung, wirtschaftlicher und militärischer Nutzung von Kernenergie, die sich bereits in zigfachen Overkillkapazitäten angesammelt hat, angesichts der weltweiten allumfassenden Umweltzerstörung und den noch nicht ausgeschöpften Möglichkeiten und damit verbundenen Risiken der Gentechnologie?

4. FAKTOREN DER SUCHTMITTEL

Die derzeitige Marktlage auf dem Drogensektor ist dadurch gekennzeichnet, daß stetig steigende Mengen an illegalen und legalen Drogen auf den Markt kommen.

"Nach einer UNO-Schätzung hat der weltweite Rauschgifthandel mit einem Jahresumsatz von über 500 Milliarden US-Dollar im Jahr 1990 das gesamte

Erdölgeschäft bereits übertroffen, die Zahl der Rauschgiftabhängigen wird weltweit über 40 Millionen geschätzt, allein in den Ländern des zukünftigen Marktes Europa gibt es nach Erkenntnissen eines Untersuchungsausschusses des europäischen Parlaments etwa zwei Millionen Heroin-, eine Million Kokain- und Amphetamin-Konsumenten sowie über fünf Millionen Cannabis-Abundanten" (N.N. Vorarlberger Drogenkonzeptentwurf, S. 4).

Die Zahl der Rauschgifttoten steigt in fast allen europäischen Ländern (Ausnahme Dänemark und Schweden) mit teilweise jährlichen Zuwachsraten von bis zu 30 %.

Im Jahr 1990 werden etwa 5000 Drogenopfer in Europa angenommen. "Basierend auf den mitteleuropäischen Verhältnissen repräsentierenden Untersuchungsergebnissen der bundesdeutschen Infratest-Gesundheitsforschung muß davon ausgegangen werden, daß etwa 10 % der Jugendlichen Drogenerfahrung haben, wovon es bei mehr als der Hälfte beim 'Probieren' geblieben ist" (N.N, Vorarlberger Drogenkonzeptentwurf, S. 5).

Übrigens: "Alle Experten sind sich darin einig: Der europäische Markt gilt als noch nicht gesättigt. Die Länder der Europäischen Gemeinschaft sind die reichste Wirtschaftsregion der Erde. Auch die Drogenkartelle wissen: Noch ist die Zahl der Drogenabhängigen bei uns geringer als die Zahl der Drogengefährdeten" (Kindermann 1991, S. 99).

Art, Herstellung und Verbreitung der Suchtmittel beeinflussen Konsum, Mißbrauch und Abhängigkeit. Bei den Suchtmitteln können **substanzgebundene** (legale: Alkohol, Nikotin, Medikamente; illegale: Haschisch, LSD, Heroin, Kokain,...) oder **substanzungebundene bzw. handlungsbezogene** (Eßsucht, Magersucht, Freß-Brech-Sucht, Bulimie, Arbeitssucht, Bewegungssucht: Extremsport, Fernseh-, Videosucht,...) unterschieden werden .

Letztere lassen sich sehr schwer messen, abwägen und klassifizieren und sollen bei den folgenden Überlegungen weitgehend ausgeschaltet bleiben. Die Stofflichkeit der substanzgebundenen Suchtmittel entwickelt ein **pharmakologisches Profil**. Die chemische Struktur der Suchtmittel (und die der eventuell enthaltenen "Nebenstoffe") ergeben "typische" **physiologische und damit psychologische Wirkungen und Nebenwirkungen**, die im wesentlichen von der **Dosis** bestimmt werden. Jeder Mensch hat aufgrund seiner ganz spezifischen Persönlichkeitsstruktur oft **ein** oder mehrere zu ihm passende Suchtmittel, deren Wirkungsweise ihn anspricht. Für die Suchtentstehung von Bedeutung ist auch die **Art der Anwendung (Applikation)** und ebenso das **Einnahmeritual**. So sind Mittel, die gespritzt werden schneller suchterzeugend, da der Zusammenhang zwischen

Einnahme und Wirkung sehr unmittelbar erlebt wird, ebenso wie solche Mittel, die außerhalb von Einnahmeritualen eingenommen werden, da Einnahmerituale dem unkontrollierten Konsumieren entgegenstehen . So sind in der Regel in den verschiedenen Gesellschaften etablierte Suchtmittel in mehr' oder weniger bedeutungsvolle Einnahmerituale eingebunden. Der mäßige Konsum wird zwar toleriert, nicht aber die Abhängigkeit (vgl. Gesellschaftstrinker und alkohol-abhängige Arbeits- und Obdachlose).

Dazu kommt das durchschnittliche **Abhängigkeitspotential** eines Suchtmittels. Wie oft kann es eingenommen werden bzw. wie lange können Konsum und/oder Mißbrauch dauern, ehe Abhängigkeit eintritt? Dies hängt allerdings nicht nur vom Suchtmittel ab, sondern auch von der Person des Konsumenten, insbesondere von dessen Alter. So ist die Gefahr der Alkoholabhängigkeit bei jugendlichen Konsumenten größer, da der Körper (und auch die Psyche) sich bei Jugendlichen schneller an das Suchtmittel gewöhnt.

Schließlich ist auch die Produktionsform von nicht zu unterschätzender Bedeutung. **Herstellung und Verkauf** von illegalen Drogen garantiert den Beteiligten hohe Gewinne bei minimalem technologischem und materiellem Einsatz. Der Schwarzmarkt in der Illegalität treibt die Preise zusätzlich in die Höhe und garantiert beste Geschäfte. Darin mag die hauptsächliche Motivation nichtabhängiger Großhändler bestehen, die mit illegalen Drogen handeln.

Bei Abhängigen verlieren diese Fragen allerdings zunehmend an Bedeutung. Sie müssen nur mehr die eigene Sucht finanzieren, was so beträchtliche Geldmittel verschlingt, daß sie auf einem "normalen" Arbeitsplatz nicht aufgebracht werden können.

Inwieweit ein Suchtmittel in einer Gesellschaft Verbreitung findet, hängt auch von seinem **Preis**, von der **Qualität** und **Quantität** des Angebots und von seiner **allgemeinen Zugänglichkeit (Legalität - Illegalität)** ab. Ist es einfach, an das Suchtmittel heranzukommen oder bedarf es dazu gewisser "Insider-kenntnisse"? Ist es leicht und schnell zu bekommen, oder muß ich mich dafür an-strengen? Mit anderen Worten: Ist das Verteilungssystem effektiv?

Die illegale Drogensituation ist derzeit durch folgende Charakteristika gekenn-zeichnet:

"-   Hohe Verfügbarkeit von hochpotenten Suchtmitteln zu immer billigeren Preisen.

-    Verschwimmen der Grenzen zwischen legalen und illegalen Drogen.

-    Zunehmende Verbreitung polytoxikomanen Suchtverhaltens.

-    Keine strikte Trennung von Alkohol- und Drogenszene mehr.

- Starker Anstieg von Kokainmißbrauch und -sucht, vornehmlich in einer
  nicht zur klassischen Drogenszene gehörenden Erwachsenengruppe...
- Erstkonsum in immer jungerem Alter...
- Immer häufigeres Aufscheinen von Designer-Drogen..." (N.N., Vorarlberger Drogenkonzeptentwurf, S.7).

Resümee II:

Die Ursachen für ausweichendes Verhalten können in **drei Bündel** zusammengefaßt werden, die der Persönlichkeit, der Gesellschaft und der Suchtmittel. Dabei stehen diese Bündel nicht für sich allein, sondern interferieren je nach Gegebenheiten in einem eigenständigen Mischungsverhältnis. Jede Verhaltensausweichung ist **multifaktoriell** bedingt. Entscheidend ist immer die Gesamtmenge der Belastung im Zusammenhang mit der Belastungsfähigkeit des einzelnen.

III. RISIKOFAKTOREN FÜR AUSWEICHENDES VERHALTEN

> Denn wir können die Kinder
> nach unserem Sinne nicht formen:
> So wie Gott sie uns gab,
> so muß man sie haben und lieben,
> sie erziehen aufs beste
> und jeglichen lassen gewähren.
> Denn der eine hat die,
> die anderen andere Gaben;
>
> (Johann Wolfgang v. Goethe)

Gefährdungen sind schwer meß- und vorhersagbar, da es keine exakten äußeren oder inneren Merkmale gibt.

Risikofaktoren sind:
- **Individuelle Spannungen**, die aus dem Auseinanderklaffen zwischen dem Selbstbildentwurf und den realen Lebensmöglichkeiten in der Jugendphase resultieren, bei gleichzeitiger Unfähigkeit, diese Spannungen zu ertragen;
  z.B.: extrem repressive oder extrem gleichgültige bzw. ablehnende Eltern, soziale Randstellung in Gleichaltrigengruppen.
- **Akute Konflikte, Ängste und/oder Beziehungsstörungen**, die vorhandene Spannungen zusätzlich verschärfen können;
  z.B.: Streit mit Eltern, Zerbrechen einer Freundschaft, Liebeskummer, sexuelle Probleme, Schulversagen,...
- **Geringe Fähigkeit, mit sich selbst umzugehen** (unzulänglich ausgebildete Kompetenzen);
  z.B.: fehlende Hobbies und Interessen, zufällige und außengesteuerte Freizeitaktivitäten, geringe Eigeninitiative in der Lebensgestaltung.
- **Fehlende und pessimistische Perspektiven** für das eigene Leben bzw. für die Zukunft der Welt insgesamt;
  z.B.: Angst vor dem Erwachsenwerden, berufliche Zukunftsängste, pessimistisches Zukunftsbild, Fehlen von sinngebenden Werten (nach:

Vontobel 1989-2, S. 13, Bartsch/Knigge-Illner 1987, S. 17).

Die geringere Gefährdung wird über den Umkehrschluß ersichtlich.

Trotzdem müßte vielmehr danach geforscht werden, warum jemand **nicht** süchtig wird.

"Für den Erzieher ist es wichtig, Suchtverhalten bei Jugendlichen in diesem Sinne als Symptom zu betrachten, das auf Probleme oder Mangelzustände hinweist" (Bartsch/Knigge-Illner 1987, S. 17).

Resümee III:

Wesentliche Hinweise für Gefährdung durch ausweichendes Verhalten liegen in **individuellen Spannungen, akuten Konflikten oder Ängsten** und einer **geringen Fähigkeit, mit sich selbst umzugehen,** besonders wenn **Sinnlosigkeitsgefühle** hinzukommen.

IV. ARTEN DER PRÄVENTION

> "Was immer du tust, tu's vorausschauend und berücksichtige
> das Ende."
>
> (lateinischer Spruch)

1. EPILOG

Um die derzeitige Drogenarbeit zu charakterisieren, kann man auf einen Vergleich verweisen, den der amerikanische Soziologe Stanley Cohen angeboten hat. Danach müßte man sich eine auf diesem Gebiet tätige Person so denken, daß sie "am Ufer eines Flusses entlang geht und nach Menschen Ausschau hält, die in der Mitte des Flusses hilflos treibend, von der Strömung fortgespült werden und vergeblich versuchen, über Wasser zu bleiben und ans Ufer zu gelangen. Der Helfer am Ufer ist eifrig bemüht, die Vorbeitreibenden aus dem Wasser zu ziehen, ihnen Rettungsleinen zuzuwerfen oder ihnen durch lautes Rufen und Gestikulieren die Stellen zu zeigen, an denen sie vorläufig Halt finden können. Doch immer, wenn es gelungen ist, eine Person aus dem Wasser zu ziehen oder vorübergehend zu sichern, treibt schon ein nächstes Opfer heran, einige in Reichweite, andere nahezu unerreichbar. Während so eine Vielzahl von Helfern am Ufer mit der Rettung der Vorbeitreibenden beschäftigt ist, wird eine kleine Gruppe für eine Spezialaufgabe zusammengestellt und den Fluß hinaufgeschickt, um die Stellen ausfindig zu machen, an denen die Menschen ins Wasser fallen oder hineingestoßen werden. Dort sollen sie Warn- und Hinweisschilder aufstellen, gegebenenfalls das nähere Terrain abriegeln oder andere geeignete Maßnahmen ergreifen, um weitere Unglücksfälle zu verhüten. Da es keine Landkarte für das Gebiet flußaufwärts gibt, muß diese Gruppe am Flußufer entlang das Gelände nach und nach erkunden und dabei Wege gehen, die mitunter nicht sehr weit führen" (Ministerium für Arbeit, Gesundes und Soziales des Landes Nordrhein-Westfalen 1990, S. 1).

Prävention bedeutet Zuvorkommen; ein dem ausweichenden Verhalten Zuvorkommen. So gesehen ist es eine kulturelle, soziale und pädagogische Aufgabe.

Prävention und Prophylaxe werden im folgenden mit identischer Bedeutung verwendet.

Nach der Definition der Weltgesundheitsorganisation (WHO) können drei Arten von Prävention unterschieden werden (Einteilung nach dem Zeitpunkt des Eingriffs):

Die **primäre Prävention** setzt vor dem experimentellen bzw. vor dem regelmäßigen Gebrauch an.

Die **sekundäre Prävention** hat ebenfalls zwei Ansatzpunkte, vor dem regelmäßigen bzw. vor dem übermäßigen Gebrauch.

Die **tertiäre Prävention** setzt vor dem übermäßigen Konsum bzw. als dessen Begleitmaßnahme an.

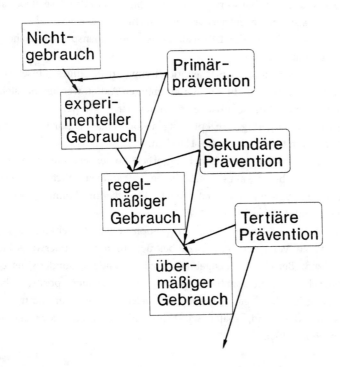

(modifiziert nach Schweizerische Fachstelle für Alkoholprobleme 1990, S. 173)

2. PRIMÄRE PRÄVENTION

Sie ist die anspruchsvollste Art der Prävention und setzt schon **vor** dem Auftreten ausweichenden Verhaltens im unwegsamen Gelände der Quellen des Flusses an. Daher muß sie möglichst **breit** angelegt und auf alle Menschen ausgerichtet sein, vorrangig auf der affektiven und **nicht** auf der kognitiven Ebene.

Das Auftreten neuer Störungen soll durch Kompetenztrainings oder Aufklärungskampagnen verringert werden (Stark 1988, S. 564).

Die primäre Prävention möchte die umfassende Fähigkeit vermitteln, Lebensbedingungen selbst und aktiv zu ändern und zu verbessern.

Dabei ist es wesentlich, daß vor allem solche Verhaltensweisen vermittelt und **eingeübt** werden, die vielfältig auf Entfaltung der Persönlichkeit und des Selbstwertgefühls, auf Gesundheitsbewußtsein, Sinnfindung und Bewältigung der Lebensaufgaben ausgerichtet sind.

Diese Art der Prävention hat den Schüler zum Mittelpunkt und setzt bei **seinen** Problemen an, ist also personzentriert und nicht suchtmittelzentriert.

Damit muß sie sich durch alle Lebens**bereiche** und Lebens**phasen** ziehen, d.h. vertikal und horizontal wirken.

Sie ist gekennzeichnet durch Ursachenorientierung, frühzeitiges Einsetzen und Kontinuität und kann daher **nicht** zu einer **einmaligen** Aktion werden. Sie stellt den eigentlichen Ansatzpunkt für **schulische** Prävention dar.

Ihr Nachteil liegt in der geringen rezeptmäßigen Konkretheit. Dafür bietet sie einen sehr großen Freiraum für erzieherisches Handeln.

"Wir sollten uns bemühen, gute Erziehungsarbeit zu leisten, uns aber vor der Selbstüberschätzung hüten, alles kontrollieren zu können. Nicht   zuletzt im eigenen Interesse: Denn wenn wir tatsächlich alles steuern   könnten, wären wir auch für alles verantwortlich.

So gesehen mag es besser sein, Prävention oder Erziehung allgemein nicht als etwas zu verstehen, das dazu beiträgt, bestimmte unerwünschte Ereignisse, wie zum Beispiel Drogengebrauch, zu verhindern, sondern als etwas, das Kraft gibt, Schwierigkeiten zu bewältigen. In jedem einzelnen positiv   bewältigten Erziehungskonflikt, ganz gleich, in welchem Alter er auftritt, liegt eine Chance für das Kind, später selbst gut mit Konflikten klarzukommen" (Kindermann 1991, S. 108).

3. SEKUNDÄRE PRÄVENTION

Sie setzt an den noch nicht so breiten und nicht so reißenden Stellen des Flusses an, an denen es noch relativ leicht gelingt, die Hineingefallenen ans Ufer zu ziehen. Sie erfaßt auffällig eingestufte Verhaltensweisen und soll die **Ausweitung** einer bereits eingetretenen Krise verhindern.

Dies könnte beispielsweise die besonders intensive Auseinandersetzung und Betreuung von Kindern und Jugendlichen mit Verhaltensausweichungen sein, wobei hier im einen oder anderen Fall die schulischen Möglichkeiten bereits überschritten werden und die Zusammenarbeit mit anderen (Institutionen) gesucht werden muß.

Persönlichkeitsentwicklungsstörungen werden sehr oft vordergründig mit Schlimmsein, Faulheit, fehlender Motivation etc. bezeichnet und mit einem "schulischen" Verhaltensrepertoire "behandelt" werden, wie Strafen, Disziplinierung durch Noten, mechanistische Lernanregungen...

Dabei liegen im einen oder anderen Fall die Gründe viel tiefer und echte, grundlegende Hilfe kommt oft erst sehr spät oder nie. Gerade hier müßte die "pädagogische Dimension" von Schule ansetzen, um be-nachteiligten Kindern nicht weitere Benachteiligungen aufzuhalsen, sondern sie in und mit ihren Problemen aufzufangen.

Das bedeutet in weiterer Folge, daß die Spannungen zwischen den Lernzielen (Ansprüchen der Schule) und den individuellen Möglichkeiten und Bedürfnissen der Kinder vermindert werden müßten, damit die Diskrepanz zwischen Schule und "Leben" nicht noch größer wird.

Im Bereich substanzgebundener Süchte betrifft dies Menschen, die illegale Drogen konsumieren bzw. mißbräuchlich mit legalen Suchtmitteln und Medikamenten umgehen.

Erstkonsumenten sollen auf alle Fälle möglichst frühzeitig erfaßt werden und möglichst schnell professioneller Hilfe zugeführt werden, soferne dies möglich ist.

4. TERTIÄRE PRÄVENTION

Der Fluß ist angeschwollen, mächtig und reißend geworden. Hier kann geholfen werden, indem Rettungsringe und Rettungsbote zu den Ertrinkenden geworfen bzw. geschickt werden. Einige der Ertrinkenden können damit nach oft längerem Bemühen an Land gezogen werden bzw. kann deren Ertrinken verhindert werden.

Die tertiäre Prävention soll zuerst die Folgen von manifesten psychischen und physischen Leiden mildern. Schließlich wird man versuchen, diese Leiden zu verringern helfen. Hier ist die Schule in ihren aktiven Möglichkeiten in den meisten Fällen bereits klar überfordert. Sie hat fast ausschließlich nur mehr die Funktion, das richtige Hilfsangebot zu finden und die Betroffenen schulisch möglichst lange zu tragen.

Resümee IV:

Je nach dem Zeitpunkt des Eingreifens wird zwischen primärer, sekundärer und tertiärer Prävention unterschieden. Die Prophylaxe, die realistischerweise in der Schule hauptsächlich stattfinden kann, sind **Primär- und Sekundärprävention.**

V. ZIELGRUPPEN DER PRÄVENTION

Wortspiel "Sucht"

Flucht in die Sucht
Suchtgefahr - Fluchtgefahr
gesucht und geflucht
qualvoll geschunden mit unsichtbaren Wunden
und verflucht.

Süchtig gemacht
Macht Tag und Nacht
süchtig und wichtig
alltäglicher Trott schlafwandlerisch nichtig
Vergessen gesucht.

Ich suchte
sacht flüchtig süchtig
versuchte zu gesunden
Keinen gefunden in sinnlosen Stunden
Tag für Tag.

(Martin Ebenberger in:
Landesjugendreferat der
Vbg. Landesregierung 1988, S. 33)

Präventive Maßnahmen können eine dreifache Zielrichtung haben:
- eine an einem bestimmten Individuum ansetzende (personenspezifisch),
- eine auf bestimmte Zielgruppen ausgerichtete (zielgruppenspezifisch),
- eine generalpräventive (auf die allgemeine Bevölkerung gerichtet).

Prävention in der Schule sollte durch Eingehen auf die Person des einzelnen Kindes bzw. Jugendlichen hauptsächlich im individuellen personalen Bereich wirksam werden. Präventionsarbeit in der Schule ist aber auch per se bereits zielgruppenorientiert, da sie sich an eine insgesamt besonders gefährdete Gruppe, nämlich an Kinder und Jugendliche wendet.

Prävention in der Schule sollte aber auch auf ganz bestimmte **Zielgruppen** von mit höherer Wahrscheinlichkeit potentiell Gefährdeten zielen, nämlich an Kinder und Jugendliche mit bereits offensichtlichen oder vermuteten Verhaltensausweichungen. Über die Schüler sollte jeweils versucht werden, auch deren wichtigste Bezugspersonen, die Eltern, einzubeziehen.

Generalprävention wendet sich darüber hinaus an die gesamte Bevölkerung, die für die Drogenproblematik sensibilisiert werden soll.

Generalprävention oder auch gesellschaftspolitische Prävention könnte im Schaffen einer Lobby zur Suchtprophylaxe/Gesundheitsförderung bestehen, die mit ihren Anliegen auch an die Öffentlichkeit tritt. Dies könnte eine besonders initiative Lehrergruppe sein, die auf suchtverstärkende gesellschaftliche Mißstände öffentlich aufmerksam macht.

Zielgruppenorientierte und generalpräventive Ansatzpunkte beinhalten neben **individuellen** immer auch **strukturelle** Ansatzpunkte.

Resümee V:

Die präventiven Maßnahmen in der Schule sollten **alle** drei Zielrichtungen umfassen:
- individuelle,
- zielgruppenorientierte,
- generalpräventive.

VI. HAUPTSTRATEGIEN DER PRÄVENTION

> "Wer nicht genug vertraut, dem ist man nicht treu."
>
> (Lao-tse)

Historisch entwickelten sich vier Hauptstrategien der Suchtprävention.

o Der **juristische Präventionsgedanke** besteht in der Strafandrohung für den Besitz und den Konsum von Suchtmitteln.

Damit wird hauptsächlich die Methode der Abschreckung und der Verbote verfolgt. Eine wirksame Abschreckung setzt voraus, daß Erzieher und zu Erziehender von gleichen Werten ausgehen, daß also sowohl Erzieher als auch Kinder und Jugendliche dieselben Inhalte bejahen bzw. ablehnen.

Da dies in vielen Fällen nicht gegeben ist, gilt Abschreckung heute mehr denn je als ungeeignete Erziehungsmaßnahme. Denn gerade für besonders gefährdete Schüler wirken die Inhalte der beabsichtigten Abschreckung oft anziehend.

Das Thema ist spätestens seit dem Leben im Paradies aktuell: Verbote können schließlich auch eine unbeabsichtigte Faszination erzeugen. Wenn es beispielsweise erlaubt ist, mit allen Autos zu fahren, nur mit einem einzigen nicht, so gewinnt dieses eine Auto eine oft unwiderstehliche Anziehungskraft. Daher erreichen oft auch "verbotene" Bücher großes Interesse und hohe Auflagezahlen.

Schließlich ist für Verbote und Abschreckung oft charakteristisch, den verbotenen Gegenstand einerseits besonders ins Blickfeld zu rücken, andererseits nur dessen negative Seiten aufzulisten und die positiven Seiten zu vernachlässigen.

Stellen Sie sich vor, man wollte Ihnen das Auto(fahren) ausreden, Ihnen womöglich noch ein Bild von einem schnittigen Straßenkreuzer präsentieren und Ihnen erzählen, wie gefährlich ein Auto ist, wieviele Tote es pro Jahr verursacht (das sind übrigens sehr viel mehr als Drogentote!), für welche Gesundheits- und Umweltschäden es verantwortlich ist und zu welchen negativen körperlichen und seelischen Wirkungen es bei Autofahrern kommen kann (Puls, Atemfrequenz, Aggressivität... kann steigen...). Dabei wird aber nichts von seiner positiven Anziehungskraft (Erhöhung der Mobilität,...) erwähnt. Sie wissen aber um diese positive Wirksamkeit und schätzen diese für sich selbst hoch ein.

Glauben Sie den Worten der Abschreckung? Können Sie trotz der offensichtlich einseitigen Darstellung die objektiven Tatsachen der Problematik des Auto(fahren)s annehmen?

Und nun versetzen Sie sich einmal in pubertierende Jugendliche, die sich von den Werten der Erwachsenen absetzen wollen, Grenzerfahrungen ohnehin suchen und eine vergrößerte Risikobereitschaft mitbringen.

Trotzdem können wir gesamtgesellschaftlich ohne Verbote nicht auskommen. Sie sind auch nicht grundsätzlich schlecht, denn sie weisen uns auf unsere Grenzen hin. D.h. aber nicht, daß sie an den Anfang pädagogischen Handelns gesetzt werden sollen. Diese Grenzen möchten nun besonders Jugendliche kennenlernen und ausloten. Jugendliche fordern das Grenzensetzen von den Erwachsenen geradezu heraus.

Wie anders ist es beispielsweise zu erklären, daß nach einer Untersuchung von Pfeifer und Durig an 116 Schülern am Polytechnischen Lehrgang in Rankweil ergab, daß zwar 43 % der befragten Schüler rauchen, aber nur 18 % der Meinung waren, daß ihnen ihre Eltern das Rauchen erlauben sollten.

36 % waren dafür, daß Rauchen in Diskotheken verboten sein sollte (Pfeifer/Durig, 1987).

Diese Aussagen sind auch im Lichte der Diskussion um Raucherzimmer in der Schule zu sehen.

Die Einstellung der Erwachsenen ist also sehr bedeutsam. "Es gibt keine wertfreie Drogenerziehung. Eine permissive Einstellung von Erwachsenen gegenüber Verhaltensweisen, bei denen von Jugendlichen erwartet wird, dass Erwachsene kraft ihrer Autorität diese missbilligen, trägt zur Förderung dieser Verhaltensweise bei" (Schweizerische Fachstelle für Alkoholprobleme 1990, S. 8).

In einer grenzenlosen Welt zu leben ist eine riesige Überforderung.

Jugendliche brauchen Freiräume, aber Freiräume ohne Anhaltspunkte werden leicht zum Vakuum (Waibel 1988-2, S. 7). Verbote sind aber immer nur am Platz, wenn sie auch begründet werden können. Nur dann können sie als sinnvoll akzeptiert werden. "Je besser dies der Fall ist, je mehr Individuen dieses akzeptieren, desto legitimer erscheint das Verbot und desto eher wird es eingehalten werden. Mit anderen Worten: das Verbot unterstützt in diesem Falle die Begründung und legitimiert sie gleichsam, entfällt das Verbot, wankt auch die Begründung" (Schweizerische Fachstelle für Alkoholprobleme 1990, S. 184).

Dabei ist wieder einmal mehr die Beziehungsebene zwischen Kindern/Jugendlichen und Erwachsenen von Bedeutung. Je besser diese Beziehung ist, desto leichter werden Verbote akzeptiert. Solche Appelle sind dann effektiv, wenn sie mit einer konkreten Handlungsanweisung verknüpft sind und außerdem der Sender als sehr glaubwürdig eingeschätzt wird (vgl. Schweizerische Fachstelle für Alkoholprobleme 1990, S. 190).

Wichtig wäre noch anzumerken, daß Botschaften über die Gefährlichkeit von Drogen heute wieder mehr Resonanz bei Jugendlichen finden, vielleicht weil sie gesundheits- und umweltbewußter geworden sind. Je "höher Jugendliche und ihre Gruppe der Gleichaltrigen die Gefährlichkeit einer Droge einschätzen, desto eher entscheiden sich Adoleszente für den Nichtgebrauch" (Schweizerische Fachstelle für Alkoholprobleme 1990, S. 168).

o   "Vom **medizinischen Standpunkt** aus besteht Vorbeugung in der Hauptsache

-    in der **Verwahrung der bekanntgewordenen Konsumenten**, damit sie andere nicht infizieren können,

-    in der **Ermittlung gefährdeter Individuen** sowie

-    in einer **Aufklärung über den Rauschmittelmißbrauch**, die fast wie eine 'Impfkampagne' gehandhabt wird.

Die Aufklärung setzt voraus, daß alle oder die meisten Menschen gute Gesundheit schätzen, Krankheiten fürchten und meiden wollen" (Bärsch/Bandlow et al. 1982, S. 93 f.). Da die Ermittlung gefährdeter Individuen keinesfalls dazu führen darf, daß Schüler auf bloßen Verdacht hin in unverantwortlicher Weise mit Suchtmittelmißbrauch in Zusammenhang gebracht werden, ist diese Strategie der Prävention keinesfalls unproblematisch. Denn es besteht die Gefahr der Stigmatisierung.

Die medizinische Suchtprävention geht außerdem meist davon aus, daß Gesundheit für alle Menschen gleichermaßen ein Wert ist. Gesundheit wird jedoch für die meisten Menschen erst dann zum Wert, wenn ihr Verlust droht. Dies gilt ganz besonders für die meisten Kinder und Jugendlichen. Für sie ist Gesundheit eine Selbstverständlichkeit, die nicht hinterfragt wird, bzw.

etwas, das erst in allerfernster Zukunft bedroht sein kann. Gesundheit ist aber auch kein Wert an sich. Sie wird erst dann zum Wert, wenn sie die Voraussetzung für eigene, sinnvolle Lebensaufgaben darstellt, d.h. wenn an ihr entlang Lebenssinn entwickelt wird. Mit anderen Worten: Existentielles Gewicht erhält Gesundheit erst durch ein "Wozu". Aber auch dann darf sie nicht verabsolutiert und zum neuen Götzen werden, dem wesentlichere Lebensziele untergeordnet werden.

o Der **psychosoziale Standpunkt** legt bei vorbeugenden Maßnahmen den Schwerpunkt auf den einzelnen Menschen und den **Konsum als menschliche Verhaltensweise** und ist daher nicht drogen-, sondern ursachenorientiert. "Die Ursache für Drogenmißbrauch liegt in der subjektiven Unmöglichkeit, die Grundbedürfnisse zu befriedigen. Es drängen sich dann Ersatz-Be-friedigungen auf, z.B. in Form von Drogenkonsum" (Gassmann u. a. 1988, S. 38). Er geht davon aus, daß menschliches Handeln nicht nur durch Einsicht, sondern auch durch eine Vielzahl von nicht-rationalen Beweggründen bestimmt wird.

"Aufklärung wird innerhalb dieses Ansatzes so verstanden, daß **undifferenziert weitergegebene** und **passiv aufgenommene** Information kaum Aussicht hat, das Verhalten zu verändern, vielmehr gegebene Verhaltensweisen noch bestärken kann (...).

o Maßnahmen unter **soziokulturellen Gesichtspunkten** suchen den Ansatz in der Veränderung der sozialen Umwelt" (Bärsch/Bandlow et al. 1982, S. 93 f.). Der Mensch wird als gesellschaftlich bedingtes Wesen verstanden, dessen Handeln weitgehend durch die ökonomischen und sozialen Bedingungen und Werte der Umwelt bestimmt ist.

Ansatzpunkte für Veränderungen sind in allen Bereichen gegeben, die dem Menschen seine Entfaltung ermöglichen. Dazu zählen: Schaffen von überschaubaren, sinnvollen Arbeitsbedingungen (auch in der Schule), von lebens- und kommunikationsfördernder Architektur, von durchschaubaren Strukturen in Politik und Verwaltung, aber auch die Einflußnahme auf suchtfördernde Konsum- und Lebenshaltungen.

Resümee VI:

In der Schule liegt der realistische Schwerpunkt der Suchtprävention zum einen hauptsächlich im auf eine **Person** bezogenen ursachenorientierten Feld. Prävention besteht dabei nicht in der Hauptsache in einer Informationsweitergabe, sondern in einer Veränderung von Verhaltensweisen.

Zum anderen geht es darum, **Schule** so zu gestalten, daß sie nicht zum suchtauslösenden Faktor wird.

VII. WARUM SUCHTPRÄVENTION IN DER SCHULE?

> "Tausend Meilen beginnen mit dem ersten Schritt."
>
> (Chinesisches Sprichwort)

Die Bedeutung der Prävention insgesamt wird immer größer, vor allem wegen der Verelendung der Süchtigen, der Kostenexplosion des Gesundheitswesens und der nicht allzu großen Erfolge von Abschreckung, Strafe und Therapie.

Prävention hat angesichts der direkt und indirekt betroffenen Menschen ihre absolute Berechtigung. Aber auch die Folgekriminalität bei allen Suchtmittel-Abhängigkeiten und die enormen volkswirtschaftlichen Kosten sind nicht außer acht zu lassen.

Die Schule ist nur eine von mehreren Institutionen, die sich mit dem Thema "Drogen und Sucht" befassen.

"Ganz sicher kann sich die Schule an dem Gesamt der an sich notwendigen Maßnahmen nur **beteiligen**. Sie darf nicht als **die** Institution angesehen werden, die vor allem aufgerufen ist, den Rauschmittelkonsum zu stoppen, wie es leider immer wieder gefordert wird" (Bärsch/Bandlow et al. 1982, S. 152). Die Schule ist **allein** nicht in der Lage, **alle** Schüler vor den Gefahren von Nikotin, Alkohol und Drogen zu bewahren. (Kultusministerium Nordrhein-Westfalen 1981, S. 1)

Die Schule ist demnach nur **eine** der Kräfte im Feld der Vorbeugung:
- wegen der begrenzten Erziehungs- und Einflußmöglichkeiten von Schule auf junge Menschen;
- wegen der anderen Aufgaben der Schule.

Vor allem aus folgenden Gründen sollte sich die Schule jedoch engagieren:
- Sie ist die einzige Institution der Gesellschaft, die **alle** Jugendlichen erfaßt. Obwohl die Familie den ersten und wichtigsten Bezugsrahmen für Heranwachsende darstellt, übernimmt die Schule in einer zweiten Lebensphase allmählich immer größere Teilbereiche der Erfahrungswelt von Kindern und Jugendlichen.
- Sie ist gewissermaßen **Bindeglied** und **Übergangsmedium** vom Leben in der Familie zum Leben in der Gesellschaft.

Die Schule als Bindeglied

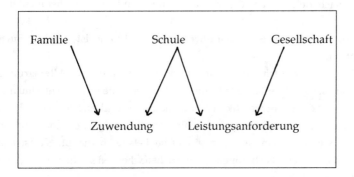

(entnommen aus: Kaiser/Kaiser 1985, S. 148)

Um dieser Situation des Lern- und Übungsfeldes gerecht werden zu können, sollte sich die Schule nicht scheuen, **ihren** pädagogischen Beitrag in enger Zusammenarbeit mit den Eltern beizusteuern, auch wenn viele andere vor- und außerschulische Einflüsse bei der Persönlichkeitsentwicklung der jungen Menschen von Bedeutung sind.

- Sie ist nicht nur eine Einrichtung des **Unterrichtens**, sondern auch der **Erziehung**. Bestimmte Problembereiche des menschlichen Lebens dürfen daher nicht ausgespart bleiben.
- Sie ist als eine **Institution der Gesellschaft** und als zweitwichtigster Ort der Sozialisation von Heranwachsenden verpflichtet, mit **ihren** Mitteln und Möglichkeiten zur Lösung gesellschaftsrelevanter Probleme beizutragen. Das Phänomen Sucht im weitesten Sinn ist ein erhebliches gesellschaftliches Problem.
- Sie ist durch das fächerübergreifende Unterrichtsprinzip "Gesundheitserziehung" zur Prävention verpflichtet.
- Wenn die Schule diese Aufgabe nicht wahrnimmt, überläßt sie diese den Gleichaltrigengruppen, dem Untergrund und den Massenmedien.
- Sie hat nach Kräften gemäß ihrem Erziehungsauftrag zur Persönlichkeitsfindung junger Menschen beizutragen, wenn als ihr oberstes Erziehungsziel der entsprechend seinen Anlagen entfaltete Mensch steht.
  Sie ist daher für die Gesamtentwicklung von Kindern verantwortlich, zu der

neben dem körperlichen und geistigen auch deren seelisches Wohl gehört, wenn im Sinne des Zielparagraphen (§ 2) der Österreichischen Schule, die Schüler nach den Werten des Wahren, Guten und Schönen heranzubilden sind.

Hilfe zu geben bei der Persönlichkeitsentwicklung ist direkte Suchtprävention.

- Der Kontakt mit Suchtmitteln findet in immer **jüngeren Altersgruppen** statt. In großer Zahl sind bereits Kinder und Jugendliche im Pflichtschulalter betroffen. Die Suchtthematik ist überhaupt grundsätzlich von keiner Altersstufe auszuschließen, da sich in ihr alle möglichen menschlichen Probleme widerspiegeln, ja das menschliche Leben überhaupt. Sie ist auch keine Sache eines bestimmten Unterrichtsfaches oder einer bestimmten Schulstufe oder Schulart.

- Daher sollte die Schule auch als Anwalt jedes einzelnen Kindes mögliche Gefahren von ihm abzuwenden versuchen. Manche Jugendliche stehen der Beeinflussung durch Freunde oft schutzlos gegenüber und können die Handlungsfolgen selten umfassend abschätzen. Sucht und ausweichendes Verhalten können eine Bedrohung darstellen und zum negativen Schicksal für den einzelnen werden (Bärsch in: Kulturministerium des Landes Nordrhein- Westfalen 1981, S. 45 f.).

- Vor allem sollte die Schule danach trachten, sich selbst durch eine weitergehende Humanisierung als suchtverstärkende Ursache in hohem Maße auszuschalten. Denn Schüler finden infolge schulischen Versagens "leichter Anschluß an ebenfalls in ihrer Persönlichkeits- und Sozialentwicklung gestörte Menschen - so an Rauschmittelkonsumenten" (Bärsch/Bandlow et al. 1982). Oft werden danach schulische Schwierigkeiten vertieft (nach einer kurzfristigen scheinbaren Leistungssteigerung in "sprachlich orientierten" Fächern) und führen (meist innerhalb eines Jahres) zum Schulabbruch (ebd.).

Trotzdem gibt es bislang keine Theorie der Schule zur Bewältigung des Suchtproblems. Dieses Problem wird vielerorts weitgehend verdrängt, sowohl von der Basis als auch von der Schulaufsicht. Wenn das Phänomen Sucht wirklich von den Wurzeln her angegangen werden soll, genügen vordergründige Lösungsansätze nicht.

Suchtprävention kann und soll aber **nicht** zu einer neuen Spezialpädagogik führen. Die Suchtproblematik ist nur eine von vielen verschiedenen Stoßrichtungen, die in letzter Konsequenz zum "Wesentlichen von Schule" führen. Dort steht der Mensch (und nicht die Idee oder gar die Schule) im Mittelpunkt aller Betrachtungen.

Resümee VII:

Suchtprävention ist **eine** Aufgabe der Schule. Sie läßt sich aus ihrem Erziehungsauftrag herleiten.

VIII. ZIELE SCHULISCHER SUCHTPRÄVENTION

> Wer vom Ziel nichts weiß,
> kann den Weg nicht haben.
> Wird im selben Kreis
> all sein Leben traben;
> kommt am Ende hin,
> wo er hergerückt,
> hat der Menge Sinn
> nur noch mehr zerstückt.
>
> Wer vom Ziel nichts kennt,
> kann's doch heut erfahren;
> wenn es ihm nur brennt
> nach dem Göttlich-wahren:
> wenn in Eitelkeit
> er nicht ganz versunken
> und vom Wein der Zeit
> nicht bis oben trunken.
>
> Denn zu fragen ist
> nach den stillen Dingen,
> und zu wagen ist,
> will man Licht erringen!
> Wer nicht suchen kann,
> wie nur je ein Freier,
> bleibt im Trugesbann
> siebenfacher Schleier.
>
> (Christian Morgenstern)

1. ALLGEMEINES ZIEL

Das allgemeine Ziel schulischer Suchtprävention kann so festgelegt werden:

- Erkennen von suchtfördernden und/oder süchtigen Verhaltensweisen und Entwickeln von Alternativen, darüber hinauszuwachsen;
- Lernen eines verantwortungsvollen Umgangs mit legalen Suchtmitteln;
- Abstinenz von illegalen Suchtmitteln.

2. PRIMÄRER PRÄVENTIONSBEREICH

Die Ziele im Bereich **primärer Prävention** sind zugleich die Ziele von Erziehung zur Selbst- und Sozialentfaltung. Daher ist Suchtprävention so vielfältig und anspruchsvoll wie Erziehung.

Das wesentliche Ziel der primären Prävention ist der von Suchtmitteln unabhängige Mensch, der im Sinne einer umfassend verstandenen Suchtprävention/Gesundheitsförderung sein Leben sinnerfüllt zu gestalten versucht. Dieses Vorhaben wendet sich in Form einer Generalprävention an **alle** Schüler.

Um dieses Ziel zu erreichen, muß der Mensch sich ent-falten, ent-wickeln können und zum Bewußtsein seiner Selbst, nämlich zu Selbstsicherheit und Ich-Stärke kommen. Dies schließt Verantwortungsbewußtsein sich selbst gegenüber, den Mitmenschen gegenüber und der Umwelt gegenüber mit ein. Allgemeine Vorstellungen vom "entfalteten Mensch" sind von Werner Fritschi in Form eines Kleeblatts anschaulich dargestellt worden (in: Rothbucher/Wurst 1985, S. 136 f.):

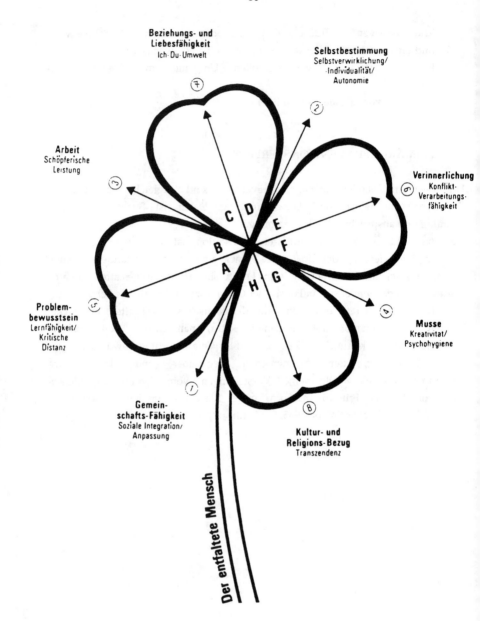

Beziehungs- und Liebesfähigkeit
Ich-Du-Umwelt

Selbstbestimmung
Selbstverwirklichung/
Individualität/
Autonomie

Arbeit
Schöpferische
Leistung

Verinnerlichung
Konflikt-
Verarbeitungs-
fähigkeit

Problem-
bewusstsein
Lernfähigkeit/
Kritische
Distanz

Musse
Kreativität/
Psychohygiene

Gemein-
schafts-Fähigkeit
Soziale Integration/
Anpassung

Kultur- und
Religions-Bezug
Transzendenz

Der entfaltete Mensch

"Mit den inneren Kleeblatt-Hälften sind folgende Lernziele gemeint:

A   Kooperation: Der junge Mensch soll lernen, nicht gegen den andern, sondern mit ihm zu arbeiten.

B   Kommunikation: Der junge Mensch soll lernen, offen und gesprächsfähig zu werden.

C   Emotionalität: Der junge Mensch soll lernen, seine Gefühlswelten wahrzunehmen und mit ihnen zu leben.

D   Konfliktfähigkeit: Der junge Mensch soll lernen, sich mit sich selbst, mit den Mitmenschen und mit der Umwelt auseinanderzusetzen.

E   Eigenverantwortlichkeit: Der junge Mensch soll lernen, immer selbständiger und verantwortlicher zu handeln.

F   Orientierungsfähgikeit: Der junge Mensch soll lernen, sich in der gesellschaftlichen Vernetzung zurecht zu finden.

G   Gesellschaftsbewußtsein:Der junge Mensch soll lernen, gesellschaftlich bedingte Strukturen zu erkennen.

H   Handlungsfähigkeit: Der junge Mensch soll lernen, realitätsbezogen und fachlich kompetent zu handeln" (Fritschi in: Rothbucher/Wurst 1985, S. 136 f.).

In bezug auf Suchtprävention/Gesundheitsförderung lassen sich nun schwerpunktmäßig fünf Themenbereiche herauskristallisieren:

- **Persönlichkeit**
  Stärkung des Selbstwertgefühls,der Lebenskraft und Lebensenergie. Einsetzen von eigenen Möglichkeiten zur Bewältigung der Lebensaufgabe.

- **Mitwelt**
  Knüpfen und Pflegen von positiven Beziehungen zur Mitwelt. Aktives und verantwortungsbewußtes Handeln in der Gemeinschaft. Ertragen von Schwierigkeiten. Überwinden der negativen Erfahrungen durch Einsatz und Ausdauer.
  Erkennen des Konformitätsdrucks und Widerstand gegen ihn.

- **Umwelt**
  Kritische Einstellung zu Konsumorientierung (Kontrolle der eigenen Bedürfnisse), Manipulation, Indoktrination.

- **Suchtmittel**
  Entwickeln von gesundheitsorientiertem Verhalten. Förderung einer kritischen Distanz und bewußten Entscheidung gegenüber Suchtmitteln.

- **Sinnfindung**

Auseinandersetzung mit Werten und Normen der Gesellschaft. Versuchen, einen eigenständigen Weg zu finden.

Diese Ziele lassen sich über kognitive Wissensvermittlung kaum erreichen, sondern nur über Einstellungsänderungen, die zum konkreten Handeln führen. K. Lorenz hat einmal formuliert, wie schwierig es ist, neue konstante Verhaltensweisen aufzubauen:

"1. Gesagt ist nicht gehört.

2. Gehört ist nicht verstanden.

3. Verstanden ist nicht einverstanden.

4. Einverstanden ist nicht durchgeführt.

5. Durchgeführt ist nicht beibehalten" (in: Regierung von Mittelfranken 1986, S. 66).

Im Erziehungsprozeß tritt der zu Erziehende immer auch als sein eigener Gestalter in Erscheinung.

"Erziehung kann deshalb beabsichtigte Effekte nicht garantieren und oft nicht einmal hinreichend kontrollieren", so daß "den erzieherischen Absichten und deren Wirkungen eine eigentümliche Spannung innewohnt" (Wicki 1991, S. 245).

Ob die Botschaft beim anderen ankommt und zur Verhaltensänderung führt, hängt im wesentlichen von der Beziehungsebene und der Auseinandersetzung mit Normen, Einsichten und klaren Ansichten des anderen ab. In der Schule wird es vor allem wichtig sein, daß versucht wird, sich **vor** allen erzieherischen und unterrichtlichen Interessen an folgenden grundlegenden Bedürfnissen der Kinder zu orientieren:

"Das Kind soll erfahren,

- daß man es mag, auch mit all seinen Schwächen und Fehlern;
- daß es erwünscht ist;
- daß der Lehrer ihm weiterhelfen will;
- daß es selbst etwas leisten kann;
- daß man ihm Vertrauen entgegenbringt;
- daß es in einer Gruppe brauchbar ist" (Pädagogisches Institut Vorarlberg 1983, S. 4)

An diesem immens großen Bereich der Persönlichkeitsförderung schließt ein nicht minder großes Tätigkeitsfeld an, nämlich die **Mitgestaltung an einer "Schule zum Wohlfühlen"** (vgl. auch S. 87 ff.).

3. SEKUNDÄRER PRÄVENTIONSBEREICH

Im Bereich sekundärer Prävention kann das Ziel schulischer Prävention dahingehend formuliert werden, daß Schule Gefährdungen von Kindern und Jugendlichen möglichst frühzeitig erkennt und bei Gefährdungen als eine **erste** Kontakt- und Beratungsstelle wirkt. Es ist wichtig, daß spätestens hier die Schule ihre Verantwortung annimmt, indem sie eingreift und **handelt.**

Diese Art der Prävention ist auf eine bestimmte (möglicherweise gefährdete) Zielgruppe ausgerichtet. Es ist nicht Aufgabe der Schule, professionelle Beratung durchzuführen, sondern möglichst frühzeitig Hilfe bei ausweichendem Verhalten zu vermitteln.

Dies setzt voraus, daß Lehrer sensibel sind und befähigt werden, frühe Anzeichen ausweichender Verhaltensformen zu erkennen, auch wenn dies nicht ganz unproblematisch ist, da einzelne Symptome oft auch ganz andere Gründe (wie beispielsweise pubertäre Erscheinungen) haben können.

Dies bedeutet, bei sich kontaktarm, distanzlos, selbstunsicher, affektlabil, verschlossen, trotzig, aggressiv, konzentrationsschwach und interesselos äußernden Kindern und Jugendlichen auf die Ursachen ihres Verhaltens einzugehen und ihre Schwierigkeiten nicht nur mit einem schulischen pädagogischen Repertoire zu "behandeln" (wie schimpfen, strafen, ignorieren,...). Außerdem müssen Lehrer verschiedenste Beratungsangebote kennen, damit eine möglichst kompetente Weitervermittlung gegeben ist.

Mögliche pädagogische Maßnahmen im Falle von ausweichendem Verhalten:
Es sollte in jedem Fall nicht das ausweichende Verhalten vorrangig thematisiert werden, sondern auf die dahinterliegenden Ursachen eingegangen werden.

1. **Eine positive Beziehung** zum Betroffenen herstellen (Gesprächs- und Sachkompetenz vermitteln).

2. Mit **Kollegen Kontakt** aufnehmen, um deren Einschätzung der Situation zu erfahren und die eigene Information und Einstellung aufzuarbeiten.

3. Ein **klärendes Gespräch** mit dem Betroffenen führen.
   Grundvoraussetzungen für zielführende Gespräche sind:
   - eine klare **Zielvorstellung,** was mit dem Gespräch erreicht werden soll.
   - ein klarer **Zeitrahmen,** der allen Gesprächsteilnehmern bekannt ist.
   - **Vertraulichkeit:** Lehrer, die in Gesprächen eine erste Hilfe anbieten, können das Recht auf Verschwiegenheit gegenüber Schulleitung und Schulaufsicht beanspruchen.

4. Gegebenenfalls **andere Personen** (Schulleitung, Schularzt, Eltern,...) ins Ver-

trauen ziehen.

5. In einem (eventuell ständigen) **Arbeitskreis** begleitende pädagogische Maßnahmen überlegen.

6. Möglichst frühzeitig **professionelle Beratung** einschalten.

Wenn eine Einbeziehung anderer Personen unumgänglich ist, sollte folgendes beachtet werden:

- Eine Mitteilung an die **Schulleitung** sollte mit einem **vergrößerten Angebot an pädagogischen Hilfestellungen** einhergehen.

- Der Kontakt mit den **Eltern** betroffener Schüler sollte erfolgen, wenn nicht im Einzelfall konkrete Anhaltspunkte dafür gegeben sind, daß dadurch die Gefahr einer weiteren seelischen oder körperlichen Schädigung der Betroffenen möglich ist. Günstig wäre es, wenn der Kontakt zu den Eltern bereits bei den ersten Problemen intensiviert würde.

- Eine Verständigung der **(Kriminal)Polizei** im illegalen Drogenbereich ist in der Regel nur im äußersten Notfall zu überlegen, wenn schwere oder mehrfache Verstöße gegeben sind, die zum Schutz der anderen Jugendlichen eine genaue Untersuchung notwendig machen. Dabei ist zu bedenken, daß die Polizei, nachdem sie über strafrechtlich verfolgbare Tatbestände informiert wurde, **verpflichtet** ist, einzugreifen. Sie hat bei Verstößen gegen das Strafrecht keine Möglichkeit, nicht oder nach eigenem Ermessen einzugreifen. An etwaigen Ermittlungen der Polizei sollte sich die Schule **nicht aktiv** beteiligen (Pädagogisches Institut 1991).

4.   TERTIÄRER PRÄVENTIONSBEREICH

Im Bereich **tertiärer Prävention** wird das Hauptziel sein, Schüler mit verfestigten Ausweichformen (z.B.: Depression, Delinquenz, Sucht,...) möglichst schnell an geeignete professionelle Stellen weiterzuleiten. Hier setzt die Prävention an einer ganz bestimmten Person an. Für die Schule gilt hier sinngemäß das, was im Bereich sekundärer Prävention bereits gesagt wurde.

5. ZUSAMMENFASSUNG DER ZIELE DER SCHULE IM BEREICH SUCHTPRÄVENTION UND GESUNDHEITSFÖRDERUNG:

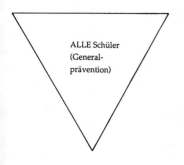

Ursachenorientierte (primäre) Prävention:

- Förderung der Persönlichkeit der Schüler bei gleichzeitigem Aufbau der Beziehungs- und Kommunikationsfähigkeit, der Konfliktbewältigung, der Kreativität, der Freizeitinteressen, der Eigenverantwortung und Selbständigkeit.
- Mitgestaltung an einer "Schule zum Wohlfühlen"
- Sachadäquate Unterrichtsgestaltung (Projekte, Informationen,...) gemeinsam mit Kollegen, Schülern und Eltern

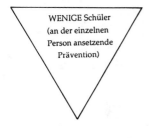

Frühzeitiges Erkennen von ausweichendem Verhalten und erste Kontakt- und Beratungsstelle für Lehrer, Schüler und Eltern (sekundäre Prävention)

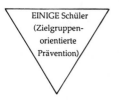

Weitervermittlung an geeignete professionelle Berater und Therapeuten bei verfestigten ausweichenden Verhaltensformen (tertiäre Prävention)

Resümee VIII:

Die ursachenorientierte Prävention steht in der Schule an erster Stelle und wendet sich an **alle** Schüler mit dem Ziel des verantwortlichen Umgangs mit legalen Suchtmitteln und der Abstinenz von illegalen Suchtmitteln. Daneben wird es im Sinne der sekundären und tertiären Prävention notwendig sein, ausweichende Verhaltensformen möglichst frühzeitig zu erkennen und an professionelle Stellen weiterzuvermitteln.

IX. GRUNDSÄTZE SCHULISCHER SUCHTPRÄVENTION

"Das scheinbar Unmögliche wird dann möglich, wenn jeder
ein bißchen mehr tut, als er tun muß."

(Hermann Gmeiner)

"Aufgabe der Schule und damit der Lehrer kann es nicht sein, das Drogenproblem 'in den Griff zu bekommen', sondern wir Lehrer müssen in erster Linie Gegengewicht gegen die mannigfaltigen undurchschaubaren Bedrohungen unserer Jugend bilden" (Böck, zitiert nach Schneider 1983, S. 18). Das können wir aber nicht, wenn wir weiterhin im Sinne einer Haben-Mentalität die Schulen als Fabriken auffassen, in denen "Wissenspakete" produziert werden (Fromm 1974, S. 49).

Welches sind die Aufgaben der Schule? Der Lehrer? Ist es die Vermittlung von Wissen, um damit gesellschaftliche Positionen zu verteilen (Schelsky)? Ein Ansatz, der heute in dieser Absolutheit aufgrund der Wissensexplosion ohnedies in Frage gestellt ist.

Die heutige Schule ist vorwiegend eine Wissensschule. Auf den Verstand wird zuviel Wert gelegt. Der ins Unüberschaubare angewachsene Datenberg der modernen Naturwissenschaften interessiert Kinder der Volksschule (und meist auch in höheren Altersstufen) recht wenig oder nur selektiv.

Das Vermitteln von Vorratswissen durch die Schule ist unbefriedigend, besonders wenn man bedenkt, daß in der heutigen Zeit der Wissensexplosion mindestens die Hälfte des einmal gelernten Stoffes im Laufe des Lebens ausgetauscht werden muß, weil er überholt und veraltet ist. Daher geschieht Wissenserwerb sinnvollerweise hauptsächlich durch Vermittlung von unmittelbar berührender und nicht zukünftig-zweckorientierten Inhalten.

Das bedeutet, daß sorgfältigst auf die Qualität im Sinne von sinn- und wertbestimmten Lernstoffen in der Schule geachtet werden müßte. Dies gilt umso mehr, als beziehungslose Wissensanhäufung oft auf Kosten der Persönlichkeitsentwicklung geht, was den Zielen der Suchtprophylaxe diametral entgegengesetzt ist.

Zur Zeit engagiert sich die Schule zu wenig, um Schülern bei der Bewältigung des aktuellen und künftigen Alltags beizustehen. Die Probleme des Lebens werden von der Schule manchmal ausgespart oder sogar ausgesperrt. Damit fallen Schule und Alltag auseinander. Es käme aber darauf an, vermehrt Grundqualifikationen zur allgemeinen Lebensbewältigung zu vermitteln. Die Schule sollte nicht nur Wissen vermitteln, sondern Leben ermöglichen. "Macht die Schule auf und laßt das Leben rein!" appelliert Zimmer (1980) an die Lehrerschaft, denn das Leben kann und soll nicht auf die Zeit nach der Schule aufgespart werden.

Der Inhalt des Spruches "Nicht für die Schule, sondern für das Leben lernen wir" kann auch so gedeutet werden, daß Schule und Leben etwas völlig anderes sind, und daß in der Schule kein "Leben" stattfindet. Damit wird Schule für das konkrete Leben des einzelnen etwas völlig Bedeutungsloses. "Die Schule fördert aufgrund der von ihr zustande gebrachten Fixierungen die 'Illusion' und schafft sich ihre eigene Realität, die ihren spezifischen Gesetzen folgt. Das ist vielleicht der Hauptgrund, weshalb die Schüler ihre eigene Realität nicht in die Schule einbringen können,..." (Erdheim 1984, S. 352). Die Folge einer solchen Haltung ist, daß Schüler vielfach das Gefühl haben, ihre Zeit in der Schule sinnlos (d.h. ohne jeden Jetztbezug zum Leben) abzusitzen.

Dies mag einer der Gründe für die zunehmende Schulunlust der jungen Menschen sein.

Aber: "Eine gute Schule wäre die, die sich um den Menschen kümmert, nicht nur Wissen vermittelt, sondern das Gefühlsleben des Menschen wachsen läßt, die nicht Gefühle unterdrückt, um die sich niemand kümmert. Eine gute Schule wäre eine Schule, die die Klasse als Gruppe sieht, wo man gemeinsame Krisenüberwindung lernt. Wo man nicht den Schwachen ausstößt und abschiebt" (Ringel, Vortrag 1985).

Das bedeutet nicht, die Leistung abzuschaffen, die einen immer höheren Anteil am Schulgeschehen einnimmt, wohl aber Motivation und Leistung zu verknüpfen und den Leistungsbereich nicht auf das Verstandesmäßige einzuschränken. Vielleicht gelingt es, Bedingungen herzustellen, die Leistung in natürlicher Weise (nicht ausschließlich durch Notendruck) anspornen.

Bei der Beurteilung der Leistung haben Schüler oft das Gefühl, daß statt des Teilbereichs Leistung ihre ganze Person mitbeurteilt wird. Dies trübt oft ihre affektive Beziehung zu den Lehrpersonen. Aber auch für den Lehrer wird der (pädagogische) Blick für den jungen Menschen verstellt.

Vermehrt vermittelt werden müßten außerdem Motivation und Qualifikation für einen lebenslangen Prozeß "selbstgesteuerten Lernens" (Rogers 1974, S. 33).

Dies beinhaltet für Vermittler nach Rogers:

- persönliches Engagement
- Eigeninitiative
- Durchdringen des ganzen Menschen (zielt auf Änderung im Verhalten und in den Einstellungen)

- Verwertung durch den Lernenden
- **Sinnstiftung** durch Erfahrung (als wesentlichstes Merkmal)

Schratz bezeichnet dies als **identitätsorientiertes** Lernen (Schratz 1985, S. 9). Wie wichtig Identitätsentwicklung in der Suchtprävention ist, siehe S. 131 ff.. Wenn wir es zudem schaffen, beim Lernen keine Entfremdung zwischen Inhalt und Vermittlung aufkommen zu lassen, wird Unterricht zur Interaktion.

Grundsätze für eine kreative, personale, soziale und damit kulturbildend wirkende Schule können - ausgehend von folgenden Überlegungen - entwickelt werden:

* Wenn von der Ursachentrias für ausweichendes Verhalten ausgegangen wird, so wird klar, daß die Art von Suchtmitteln bzw. deren (Über)Angebot genausowenig wie die Gesellschaft im allgemeinen schnell genug verändert werden können, um dem Bedürftigen ad hoc eine wirklich wirksame Unterstützung geben zu können. Dies soll nun nicht heißen, daß die beiden genannten Bereiche weniger wichtig sind und/oder gar nicht beeinflußt werden könnten; aber es bedeutet, daß der **wesentlichste Ansatzpunkt** in der Suchtprävention (vor allem in der Schule) bei der **Person des einzelnen** liegt. Dieser ursachenorientierte Aspekt setzt nicht in der Symptombekämpfung, sondern bei den Gründen an.

* Die Suchtprävention in der Schule findet auf zwei Ebenen statt, die wechselseitig voneinander abhängig sind:

- auf der **Beziehungsebene** zwischen Lehrer und Schüler
Sie bildet mit ihren hauptsächlich **affektiven** Momenten die Grundlage für das gesamte Erziehungs- und Unterrichtsgeschehen. Beziehung bedeutet Zeit haben für den anderen, den Dialog mit ihm pflegen und wissen, was mit ihm vorgeht. Ursachenorientierte Suchtprävention kann daher im wesentlichen nur von einer Bezugsperson ausgehen.

- auf der **Unterrichtsebene**
Mit ihren hauptsächlich **kognitiven** Aspekten bildet sie den vordergründigen Überbau.

* Alleinige Information, Moralisierung und Abschreckung als Methoden der Suchtprävention haben, insbesondere bei Jugendlichen, weitgehend versagt. Mehrere Untersuchungen weisen darauf hin, daß die Bereitschaft von Schülern und Jugendlichen, illegale Drogen zu konsumieren, nach dem Besuch von "Aufklärungsveranstaltungen" zunimmt, d.h. daß ihre Abwehrhaltung gegenüber Drogenkonsum gelockert oder sogar zusammengebrochen ist. "Die Wirkung von Informationsprogrammen auf die Wissensebene ist klar erwiesen: bereits kurze Informationsprogramme vermögen den Wissensstand über Drogen zu heben. Der Effekt solcher Programme auf die Einstellung ist kontrovers. Auf der Verhaltensebene zeigen sich kaum die erwarteten Effekte. Zuweilen lassen sich auch Bumerang-Effekte feststellen" (Schweizerische Fachstelle für Alkoholprobleme 1990, S. 211). Besonders bei denjenigen, die Abenteuer, Wagnis und Auslotung von Grenzsituationen als eine Art Statussymbol betrachten, könnte "Aufklärung" zumindest zum versuchsweisen Konsum führen. "Der Suchtmittelmißbrauch läßt sich nicht auf einen Mangel an Information über die Gefahren zurückführen, sondern letztlich auf einen Mangel an angemessenen Verhaltensmöglichkeiten zur Bewältigung von all-täglichen Problemsituationen" (Regierung von Mittelfranken 1986, S. 14). Eine Untersuchung zum Thema Rauchen im Schuljahr 1988/89 an der HLW Rankweil belegt eindeutig, daß die Raucherinnen (zu diesem Zeitpunkt nur Schülerinnen) sogar besser über die möglichen schädlichen Folgen des Rauchens informiert sind als die Nichtraucherinnen (Wäger 1988).

Aber auch die Strategien der Verharmlosung und des Schweigens sind keine Lösung. Ideal ist vermutlich eine immer wiederkehrende sachliche Grundinformation im Sinne eines spiralförmigen Curriculums. Diese sachliche Grundinformation besteht nun im wesentlichen nicht im Wissen über die einzelnen Suchtmittel, sondern könnte beispielsweise umfassen:

- Wissen über die Ursachen des Suchtmittelkonsums
- Wissen über die Alternativen zum Suchtmittelkonsum
- Wissen über Rechtfertigungsgründe von Suchtmittelkonsumenten
- Wissen über die Rolle von Neugier, Gruppendruck und Image
- Wissen über das Phänomen Sucht
- Wissen über Drogenkonsum und seinen historischen Kontext

* Die Präventionsarbeit in der Schule darf nicht hauptsächlich auf den **kognitiven** Bereich, sondern muß wesentlich auch auf den **affektiven** Bereich zielen. Diese Erkenntnisse müssen in **Handlungsfähigkeit** und **Handlungs-bereitschaft** münden. Einmal internalisierte Handlungsmuster werden im Laufe des Lebens viel weniger leicht vergessen als beispielsweise rein kognitiv angehäufter (womöglich noch unverstandener, unverarbeiteter, nicht in die Person vorgedrungener) Wissensstoff. Die Aufgaben von Lehrern in diesem Feld lassen sich in einem dreistufigen Aufbau darstellen:

- **Erkennen** suchtpräventiver, gesundheitsfördernder Maßnahmen;
- Gemeinsame **Planung** von gesundheitsfördernden Projekten;
- **Konkreter Aufbau** gesundheitsfördernder Verhaltenseinstellung und Verhaltenseinübung (Fröhlingsdorf 1981, S. 91).

* Der Schüler muß erleben können, daß Gefühle wertvoll sind, daß er gültige Bindungen aufbauen und Isolation überwinden kann, daß er als Mensch akzeptiert ist, daß er Schwierigkeiten durch persönlichen Einsatz lösen kann und daß er leistungsfähig ist, und welches für ihn erstrebenswerte Lebensziele sein könnten.

* Die Suchtprävention in der Schule lebt von der engagierten, persönlichen, unspektakulären, langfristigen Arbeit der Lehrer mit den Schülern, in der Art einer "stillen Erziehungs- und Unterrichtsstrategie" (Egger 1984-2, S. 19). "Das Entscheidende ist, daß der Lehrer selbst als Person für seine Schüler sichtbar wird" (Winklhofer 1990, S. 32).

* Prävention (nicht Antisuchtverhalten) muß vorgelebt und gestaltet werden, nicht nur **für**, sondern **mit** den Schülern, sonst ist sie eine leere Formel. Jugendliche spüren das. Prävention ist letztlich eine Lebenshaltung, keine Methode.

* Das bedeutet auch, daß das Heil nicht in einer Erweiterung des Fächerkanons und in einer weiteren Verschulung (Ivan Illich) gesucht wird, sondern in der verstärkten Wahrnehmung der erziehlichen Aufgabe. Denn der Schüler sollte nicht nur in die Fächer eingeführt, sondern auch wieder herausgeführt werden (Otto 1984, S. 158). Die Fächer sollen helfen, die Welt und das Verhältnis des Lernenden zu erkennen, zu befragen, zu interpretieren. Fächer sollen nicht an die Stelle von Welt treten.

* Eine solche Schule fängt gefährdete Kinder und Jugendliche auf und stellt zum richtigen Zeitpunkt die Weichen für eine geeignete außerschulische Beratung und Betreuung.

* Unterricht zur Suchtprävention sollte nicht in ausschließlich vorgefertigten Unterrichtsinhalten und konsumierbaren Unterrichtsformen angeboten werden.

* Suchtprävention sollte vor allem aber auch Freude und "Lust am Leben" (Hildebrandt 1987) vermitteln, nicht erst in ferner Zukunft, sondern jetzt gleich, indem beispielsweise gemeinsam Anstrengungen für ein angenehmes Schulklima unternommen werden.

Suchtprävention geschieht dadurch, daß Lehrer

"- den Schüler ermutigen, sich mit den Problemen seiner Altersstufe auseinanderzusetzen und mit Konflikten umzugehen;

- den Schüler erfahren lassen, dass seine individuelle Problematik über weite Strecken Ausdruck einer **übergreifenden** (alterstypischen und kulturellen) Problematik ist;

kulturellen) Problematik ist;
- den Schüler erleben lassen, dass sich die Probleme seiner Entwicklungsstufe auch als Freiräume und als Chancen betrachten lassen;
- dem Schüler Zeit zur Besinnung geben, wie er seine Bedürfnisse in seinem Leben verwirklichen kann ('Lebenslauf-Planung')" (Vontobel 1989, S. 17).

"Die Jugendlichen sollen dazu in der Lage sein,
- ihre körperlichen, geistigen, seelischen und sozialen Fähigkeiten voll auszuschöpfen und zu entwickeln,
- als handelnde Subjekte altersgemäße Aufgaben und Anforderungen aktiv und selbstbestimmt bewältigen zu können,
- Interessen und Motive auszubilden, die auf eine vorsorgende Verfügung über die eigenen Existenzbedingungen gerichtet sind, um damit an der gesellschaftlichen Kooperation teilhaben zu können (vgl. Holzkamp 1981),
- und sie sollen auf der Grundlage dieser Kompetenz über subjektives Wohlbefinden verfügen (vgl. Zimmer 1981)" (Bartsch/Knigge-Illner 1987, S. 17).

Die Schweizerische Fachstelle für Alkoholprobleme mißt diesen neueren Präventionsansätzen positivere, vor allem aber weniger negative Effekte zu als älteren Programmen (vgl. Schweizerische Fachstelle für Alkoholprobleme 1990, S. 196).

Resümee IX:

Information über Sucht und Suchtmittel ist ein wichtiger, aber nicht hinreichender Teil der schulischen Prävention. Der Stärkung der psychosozialen Kompetenz der Schüler in einem Klima zum Wohlfühlen ist mindestens ebenso großes Augenmerk zu schenken. Daher geht es darum, Schule so zu gestalten, daß sie nicht zum suchtauslösenden Faktor wird.

Schule sollte nicht vorwiegend Wissensschule, sondern auch Lebensschule sein.

X. GESUNDHEITSFÖRDERUNG STATT SUCHTPRÄVENTION

> "Du kannst dein Leben nicht verlängern, noch verbreitern -
> nur vertiefen."
>
> (Sprichwort)

Da

-   das Wort "Suchtprävention" sich in diesem breiten Ansatz beinahe exotisch anhört,

-   Präventionsbegriffe vorrangig auf **"Verhindern"** hinauslaufen (und Erzieher beim "Verhindern" nicht immer sehr erfolgreich sind, da Verbote oft zusätzlichen Druck schaffen und zur Ursache von neuer (unkontrollierbarer) Flucht werden können) (Hielscher 1986, S. 29), möchte ich in Anlehnung an Helmut Hildebrandt (1987) vorschlagen, Bemühungen dieser Art mit der positiven Umschreibung **"Gesundheitsförderung"** zu benennen (auch im Gegensatz zu "Gesundheitsvorsorge" und "Gesundheitserziehung").

1. Begriff: GESUNDHEIT

In unserer heutigen Gesellschaft haben wir derzeit ein Ideal des Sich-um-jeden-Preis-Wohlfühlen-Müssens. Wir sehen keinen Sinn in Unlustgefühlen. "Begriffe wie krank/gesund sind immer abhängig von jeweils herrschenden Normvorstellungen über einen richtigen "Menschen" (Smyrka 1985, S. 567).
Gesundheit soll hier nicht negativ formuliert werden, beispielsweise als Abwesenheit von Krankheit. Wenn sich Gesundheit nur auf dem Weg über Krankheit ableitet, dann deutet dies auf ein großes Defizit hin. Gesundheit ist mehr. Gesundheit ist auch mehr wie körperliche Gesundheit.
"Viele Menschen haben keine direkt spürbaren Krankheitssymptome. Aber sie sind gelangweilt, depressiv, angespannt, ängstlich oder insgesamt unzufrieden mit ihrem Leben. Diese gefühlsmäßigen Zustände führen oft zu körperlichen Beschwerden..." (Teegen 1990, S. 39). Die Definition der Weltgesundheitsorganisation (WHO), wonach Gesundheit ein Zustand körperlichen, geistigen und seelischen Wohlbefindens ist, greift ebenfalls zu kurz. Diese Definition läßt keinen Platz für Alter, Tod und/oder Behinderung.
"Uexküll argumentiert für ein Verständnis von Gesundheit als einem unaufhörlichen Prozeß relativ geglückter Auseinandersetzung " (zit. nach Hildebrandt 1987, S. 13).

Hildebrandt 1987, S. 13). Diese Definition läßt Platz für Alter, Tod, Behinderung und definiert Gesundheit positiv, nicht als Nicht-Krankheit (ebd.) und weist überdies über die derzeitigen Vermarktungstendenzen hinaus.

Ein guter Gesundheitszustand wird als eine wesentliche Bedingung für soziales, ökonomisches und persönliches Wachstum und als entscheidender Bestandteil der Lebensqualität gesehen.

Menschen können ihr Gesundheitspotential nur dann weitestgehend entfalten, wenn sie auf die Faktoren, die ihre Gesundheit beeinflussen, auch Einfluß nehmen und Verantwortung dafür persönlich übernehmen können. Ein "auf Versorgung und permanente medizinische Intervention ausgerichtetes Gesundheitssystem" charakterisiert Illich als "Entmutigung von persönlicher Autonomie" (Illich 1981). Daher reichen medizinische Konzepte und Modelle nicht aus, das Problemfeld Gesundheit lückenlos zu erfassen und daher läßt sich Gesundheit nicht allein durch den Gesundheitssektor fördern und bewahren, sondern verlangt ein koordiniertes Zusammenwirken unter Beteiligung aller Verantwortlichen. Das ist eine gesellschaftspolitische Aufgabe. Gesundheit läßt sich nicht getrennt von anderen Zielen verfolgen. Sie steht für ein positives Konzept, das in gleicher Weise soziale, persönliche und biologische Faktoren umfaßt.

"Öffentliche Gesundheit, das Herstellen und Erhalten von Gesundheit ist kein vorrangig medizinisches, sondern vor allem ein soziales Projekt", meint Helmut Hildebrandt (1987, S. 9). Gesundheit spiegle das Ausmaß gelungener Interaktionen von verschiedenen Menschen auf dem Hintergrund ihrer Lebenswirklichkeit (ebd., S. 9).

Notwendige Voraussetzungen für Gesundheit sind:

Frieden, angemessene Wohnbedingungen, Bildung, Ernährung, Einkommen, ein stabiles Öko-System, eine sorgfältige Behandlung der vorhandenen Energiequellen, soziale Gerechtigkeit und Chancengleichheit.

"Gesundheit wird von Menschen in ihrer alltäglichen Umwelt geschaffen und gelebt (...). Gesundheit entsteht dadurch, daß man für sich selbst und für andere sorgt, daß man in der Lage ist, Entscheidungen zu fällen und eine Kontrolle über die eigenen Lebensumstände auszuüben (...). Füreinander Sorge zu tragen, Ganzheitlichkeit und Ökologie sind Kernelemente bei der Entwicklung von Strategien zur Gesundheitsförderung" (Hildebrandt 1987, S. 112-118). Damit tritt die Vernetztheit von Gesundheit mit Umweltbedingungen im weitesten Sinn immer schärfer hervor. Aber auch Krankheit wird zunehmend ganzheitlich und weniger statisch gesehen. Dynamische Beschreibungen erweisen sich als die treffenderen: Leben, Gesundheit und Krankheit als menschlicher Entwicklungsprozeß. Fassen wir Krankheit als

Entwicklungsprozeß auf und vertrauen wir unserem Körper bei dessen Bewältigung oder bekämpfen wir Krankheiten über unseren Korper hinweg symptomatisch mit (schweren) Medikamenten?

"Zu einer sinnorientierten Erziehung und zur Gesundheitserziehung gehört es deshalb auch, den Menschen fähig zu machen, mit Krankheiten und Grenzen der Lebensgestaltung fertig zu werden" (Knapp 1991, S. 36).

Gesundheit in einem umfassenden Sinne kann nicht statisch, als ein zu bewahrendes Glück, betrachtet werden, sondern als eine individuelle und soziale Leistung.

Wenn wir davon ausgehen, daß Gesundheit ein Wert ist, den es zu schützen, zu erhalten, zu fördern gilt, dann müssen wir offen sein für die Frage "Wozu soll ich gesund sein?" Jungen Leuten bedeutet Gesundheit an sich oft nichts, sonst würden sie sie nicht so oft bedenkenlos aufs Spiel setzen. "So wichtig sie ist, so kostbar sie auch ist, ihren wirklichen Wert erhält sie von ihrem 'Wozu?'. Gesundheit an sich ist kein hinreichender Motivationsgrund für sinnvolles Leben... Menschsein geht nicht auf im Gesundsein, es ist unendlich viel mehr" (Funke 1991, S. 9).

Wenn dieses Wozu gegeben ist, dann ist Gesundheitsvorsorge der Niederschlag und nicht das Ziel der Suchtprävention. Gesundheit in einem anthropologischen, ganzheitlichen Sinne betrachtet, muß auf die Sinnfrage hinzielen.

Jedes Gesundheitsprogramm, das auf diese Frage nicht eingeht, greift zu kurz. "Erfolg zeigt sich, wenn die jungen Leute erleben - und hier spielt eben das Erleben die erste Rolle - wenn sie erleben, erfahren, nicht nur begreifen, daß ihr Tun und ihr Sein wirklich Sinn hat... Der junge Mensch will keine Werte vermittelt bekommen, er will Werte erleben können" (Funke 1991, S. 10).

Gesundheit im Existentiellen ist "das Wissen eines Menschen, was er will, und die Fähigkeit, das, was er will, auch umzusetzen" (Funke 1991, S. 14).

Wenn Gesundheit als primärer Sinn gesehen wird oder wenn der Selbstwert an die Gesundheit gekoppelt ist, zeugt dies nicht von einer "gesunden" Einstellung. Was ist nun Gesundheit, wovon hängt sie ab und womit hängt sie zusammen?

Dies zeigt anschaulich die folgende Graphik, die V. Schneider aufgestellt hat (zitiert nach Knapp 1991, S. 37):

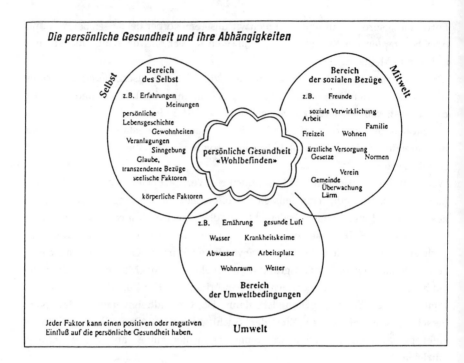

Die persönliche Gesundheit und ihre Abhängigkeiten

Selbst

Bereich des Selbst

z.B. Erfahrungen
Meinungen
persönliche
Lebensgeschichte
Gewohnheiten
Veranlagungen
Sinngebung
Glaube,
transzendente Bezüge
seelische Faktoren

körperliche Faktoren

Mitwelt

Bereich der sozialen Bezüge

z.B. Freunde

soziale Verwirklichung
Arbeit
Familie
Freizeit Wohnen

ärztliche Versorgung
Gesetze Normen

Verein
Gemeinde
Überwachung
Lärm

persönliche Gesundheit «Wohlbefinden»

z.B. Ernährung gesunde Luft

Wasser Krankheitskeime

Abwasser Arbeitsplatz

Wohnraum Wetter

Bereich der Umweltbedingungen

Jeder Faktor kann einen positiven oder negativen
Einfluß auf die persönliche Gesundheit haben.

Umwelt

2. Begriff: GESUNDHEITSFÖRDERUNG

"Preference must be given to messages disseminating the idea of health in the widest and most modern sense oft the term (...) Preference must be given to positive messages (...).
Any message on preventive action should not be communicated in a way that is haughty, moralizing or paternalist" (Liga der Rot-Kreuz und Roten-Halbmond Gesellschaften 1988, S. 15 f.).

Die Anforderungen und Probleme der heutigen Zeit haben sich geändert, sie haben sich vermehrt und sind komplizierter geworden. Notwendigerweise müßten daher auch die Inhalte der "Gesundheitserziehung" und "Gesundheitsvorsorge" den veränderten Bedingungen angepaßt werden. Die Gesundheitserziehung "verstellt sich den Blick durch ungenügende Wahrnehmung der Gefühls-, Gedanken- und Handlungswelten von Jugendlichen und die fehlende Nähe zu ihnen" (Hildebrandt 1987, S. 11).

(Der Begriff) "Gesundheitsförderung" berücksichtigt im Sinne eines vernetzten Denkens eine sehr umfassende Perspektive von Gesundheit, und ist nicht wie "Gesundheitserziehung" bzw. "Gesundheitsvorsorge" direktiv auf einen einzelnen Menschen ausgerichtet, sondern auf einen Menschen, der in Wechselwirkung steht zu seinem "Ich", zu seinen Mitmenschen, zu seiner sozialen Mitwelt und Umwelt.

Gesundheitsförderung betont stärker die partnerschaftlichen und aktivierenden (im Sinne von Ermöglichen und Befähigen) und weniger die belehrenden Aspekte.

Sie zielt nicht so vordergründig wie "Gesundheitserziehung" und "Gesundheitsvorsorge" eher auf Änderung von äußeren Verhaltensweisen ab, sondern setzt tiefer und breiter an in **Handlungsbereitschaft** und **Handlungsfähigkeit** zu einem aktivierenden Lebensmodell.

Mehr innere als äußere Bereiche von Menschen sollen angesprochen werden mit dem Ziel der Bestimmungsfähigkeit, Einordnungsfähigkeit und Verantwortung des einzelnen gegenüber sich selbst, den Mitmenschen und der Umwelt. Die Ottawa-Charta vom 21.11.1986 als das neue Konzept der Weltgesundheitsorganisation benennt Gesundheitsförderung als einen Prozeß, allen Menschen ein höheres Maß an Selbstbestimmung über ihre Lebensumstände und Umwelt zu ermöglichen und sie damit zur Stärkung ihrer Gesundheit zu befähigen. Gesundheitsförderung fällt deshalb nicht nur in die Verantwortlichkeit spezieller Gesundheitsdienste, sondern umfaßt über gesunde Lebensweisen hinaus die Förderung von ganzheitlichem Wohlbefinden.

Damit unterstützt sie die Entwicklung von Persönlichkeit (Hildebrandt 1987). Die positive Besetzung des Begriffes "Gesundheitsförderung" soll auch verstärkt (im Gegensatz zur mitunter moralisierenden Zeigefingerpädagogik der üblichen Prävention und "Gesundheitserziehungs"- und "Gesundheitsvorsorge"-Modelle) Freude und Spaß vermitteln, "ansteckende" Gesundheit sein. "Gesundheitsförderung" will nicht nur Beschäftigung mit der eigenen Gesundheit anstreben, sondern will "Lust am Leben" (Hildebrandt 1987) vermitteln; dies nicht nur begrifflich, sondern auch inhaltlich. In der Suchtprävention sollten wir dabei nicht ausschließlich verstandesmäßig Argumente gegen den Suchtkonsum anbieten, sondern von vorneherein die lebensadäquateren Alternativen aufzeigen, also Gründe vermitteln, um Erwachsensein, Freiheit, Gesundheit, Belastungsfähigkeit, soziale Einstellung, Kreativität etc. als attraktiv darzustellen, damit Lebensfreude, Lebensfähigkeit und Lebenstüchtigkeit als erstrebenswerte Ziele erscheinen. (Elternkreise Bonn und Salzburg o.J., S. 30).

Diese Haltung darf aber nicht verwechselt werden mit dem in unserer heutigen Kultur vorherrschenden, aber nicht unproblematischen Ideal des Sich-um-jeden-Preis-Wohlfühlen-Müssens. Dies kann dann darin gipfeln, daß keine Bereitschaft mehr besteht, Unlustgefühle zu ertragen bzw. zu bewältigen. Auf diese Weise kommt die Suchtgefährdung über die Hintertüre wieder herein.

Gesundheitsförderung (besonders auch in der Schule) darf nicht ein Muß sein, dem man sich seiner Gesundheit zuliebe mit mehr oder weniger zusammengebissenen Zähnen der Notwendigkeit halber unterwirft.

Gesundheitsförderung "sollte als besondere Akzentsetzung von Erziehung im Blick haben, günstige Lebensbedingungen für junge Menschen zu schaffen und sie so kompetent zu machen, daß sie mit Gesundheitsgefährdungen möglichst selbstbestimmt fertig werden. Die jungen Menschen sollen also fähig werden, in Krisen kein ausweichendes Verhalten zu zeigen, sondern Krisen als Chancen zur Weiterentwicklung ihrer Persönlichkeit mit klarem Kopf zu nutzen" (Knapp 1987, S. 35).

Gesundheitsförderung muß sich an einem Bildungsbegriff orientieren, welcher der ganzheitlichen Gesundheit Vorschub leistet, d.h. sich nicht nur an einem koginitv ausgerichteten Bildungsbegriff orientiert. So sieht Schwarz (zitiert nach Winklhofer 1991, S. 28) in der Bildung ein existentielles, sinn- und wertebestimmtes Geschehen. "Es geht um die Gewinnung einer persönlichen Struktur als der Einheit eines Lebensstils. Es geht um die Gewinnung von Maßstäben und fundamentalen Richtungsbestimmtheiten für das Leben des Menschen schlechthin, für seinen Denkansatz, seine Erlebnis- und Fühlweisen, die Beurteilung seiner inneren und äußeren Erfahrung, für die Richtbilder seines Handelns. Es geht also um Sinn- und

Wertmaßstäbe für das Leben als einer je besonderen, aus der Innenwelt der Erbkonstitution und aus der Umwelt der unbewußten Formungen und der reflektierten Stellungnahme erwachsenen Lebensform" (ebd., S. 28). Gesundheitsförderung ist daher nur ein Effekt einer größeren Sinnthematik (vgl. Funke 1991-1, S. 10).

Vielleicht gelingt es uns auf diesem Weg, der Tatsache zu entkommen, daß die Menschen heute einerseits gesundheitsbewußter denn je sind, andererseits aber mehr denn je dazu beitragen, ihre Gesundheit zu ruinieren (Schmidbauer 1986, S. 54).

Resümee X:

Gesundheit bedeutet ein umfassendes Wohlfühlen in einem dynamischen, vernetzten Prozeß der Entwicklung des eigenen Lebens mit dem Leben anderer. Gesundheitsförderung in der Schule läuft auf die **aktive verantwortliche Beteiligung der Jugendlichen an der eigenen Gesundheit** hinaus, mit dem Ziel, sich dieser Herausforderung zu stellen und in deren Bewältigung Freude zu entwickeln.

XI. PROBLEMATIK VON PRÄVENTIONSPROGRAMMEN

"Der Anfang ist die Hälfte des Ganzen."
(Aristoteles)

1. PROBLEMATIK VON (SUCHT) PRÄVENTION

Ganz allgemein nimmt die Bedeutung von Prävention ständig zu,

-   angesichts kaum mehr finanzierbarer Ausgaben für das Gesundheitswesen;
-   angesichts des oft zu späten Einsetzens von Hilfsmaßnahmen, bei dem oft irreparable Schäden nicht mehr korrigiert, sondern bestenfalls gelindert werden können;
-   angesichts der vielfältigen Möglichkeiten, die in der Prävention liegen.

Obwohl die Ansatzpunkte für Präventionsmodelle sehr vielfältig sind, geraten sie schnell unter die Dominanz medizinischer Gesichtspunkte, was sehr leicht zu einer naturwissenschaftlich-technokratischen Verengung der Problemsicht führen kann.

Dabei wird in Zukunft ein Prüfstein sein, inwieweit wir von einer rein mechanistischen und funktionalistischen zu einer ganzheitlichen Beschreibung, Erklärung und Ausrichtung der Wirklichkeit zu kommen vermögen, im besonderen im Bereich der Medizin.

Das Verständnis von einer "Risikopopulation" geht von einem positivistischen Weltbild aus , das nur sinnlich wahrnehmbare Sachverhalte anerkennt. Dies kann einer ganzheitlichen Sichtweise nicht entsprechen.

Wenn es dazu bei Krankheit bzw. Nicht-Gesundheit zu einer durchgehenden, so gut wie verpflichtenden Therapeutisierung und Medizinisierung immer weiterer Lebensbereiche kommt, bedeutet dies für den einzelnen

-   eine spürbare Einschränkung durch Beobachtung, Registrierung und soziale Kontrolle;
-   eine weitgehende Entmündigung durch das Abnehmen der Verantwortung für die eigene Gesundheit;
-   u.U. eine Ausgrenzung für die Nicht-Gesunden durch staatliche Kontrollorgane und Institutionen.

Damit wird Prävention zur Zwangsbeglückung.

Weitere Gefahren von Präventionsprogrammen bestehen darin daß durch eine Institutionalisierung von Prävention neue Probleme entstehen, z.B. Anonymisierung,

- daß die Mittel gegenüber den Zielen die Oberhand gewinnen können;
- daß damit "strukturelle" Gewalt ausgeübt wird;
- daß sie besonders im engen Präventionsbegriff auf das "Verhindern" (von Krankheiten) hinauslaufen und damit negativ besetzt sind;
- daß sie reduziert werden auf eine medizinisch-technokratische Sichtweise, welche die Machbarkeit und die offenbar urmenschliche Sehnsucht nach dem "Alles-im-Griff-Haben" in den Vordergrund stellt. (Dabei gehen oft Ganzheitlichkeit und Vernetzung der Problembereiche verloren);
- daß alle Energie in diese Arbeit hineingelegt wird und andere Ansatzpunkte und Strategien vernachlässigt werden;
- daß sie zur Delegierung von politischer Verantwortung beitragen können; Verantwortliche können sich damit einer (vielleicht unbedankten) Problematik entledigen und Aktivitäten setzen (lassen);
- daß sie als (verdrängende) Alibimittel gesehen werden, um Probleme ins Abseits zu schieben;
- daß sie als Allheilmittel gesehen und auch so "verkauft" werden können:
- daß sie zur Bemäntelung unzureichender und ineffizienter anderer Systeme eingesetzt und damit zur Augenauswischerei werden können; (Wenn die einzelnen Staaten nicht verhindern können, daß ihre Märkte geradezu von Drogen überschwemmt werden, werden suchtpräventive Programme propagiert);
- daß sie dazu verleiten können, dann eingesetzt zu werden, wenn die Rat- und Hilflosigkeit angesichts eines Problems überdeckt werden soll;
- daß sie wiederum in Symptomkuriererei ausarten können, ohne die Probleme an den Wurzeln anzugehen;
- daß dabei die ursprünglichen Ziele aus den Augen verloren werden können;
- daß der Personenkreis der präventiv zu Betreuenden als Machtfaktor oder zur Selbstdarstellung eingesetzt wird und aus Legitimationsgründen oft allzu gerne ausgeweitet wird, was häufig zu Zwangsbeglückung der Betroffenen führt;
- daß sie kaum auf ihre Wirksamkeit hin überprüft werden können, denn gerade dann, wenn Prävention "erfolgreich" ist, stellt sie ihre Notwendigkeit selbst in Frage;

- daß auf diesem Gebiet Arbeitende in Untätigkeit erstarren können, da es ohnedies keine Erfolgsmeldungen und Erfolgskontrollen gibt;
- daß ihre Tätigkeitsbereiche aufgrund der wenig effizienten Möglichkeiten der Erfolgs- bzw. Mißerfolgsüberprüfung um Scheinaktivitäten kreisen können;
- daß sie im Zuge einer beinahe unvermeidlichen Institutionalisierung unter Systemzwang kommen, d.h. ihre Notwendigkeit und Existenzberechtigung ständig beweisen müssen;
- daß die verschiedensten Präventionsprogramme oft nebeneinander herlaufen ohne Interaktion und ohne Abstimmung ihrer Ziele und Mittel. Es entsteht "Unübersichtlichkeit", die der Nutzung entgegensteht;
- daß ihre Handlungsfreiheiten durch konkurrierende Systeme eingeschränkt werden können. (Das Gesundheitswesen ist mehr am Kranken wie am Gesunden orientiert!);
- daß kaum freudvolle Visionen von "Lust am Leben" (Hildebrandt 1987) aufkommen können.

2.   WARUM IST SUCHTPRÄVENTION DENNOCH SINNVOLL?

Wie wesentlich Suchtprävention ist, zeigt sich darin, daß bei Suchttherapien, die erst viel später ansetzen

- äußerst langwierige und kostenintensive Behandlungen durchgeführt werden müssen;
- langfristige Heilerfolge nicht allzu häufig sind;
- die Invaliditätsrate bei Suchtpatienten hoch ist;
- vermutlich bei den Betroffenen ein hoher Leidensdruck liegt;
- auch die Angehörigen von Suchtpatienten oft schwer leiden, da sie sich für das Suchtgeschehen verantwortlicher fühlen als beispielsweise für ein anderes Krankheitsgeschehen;
- "Risikopopulationen" noch erschwerter erhoben und noch sehr bedingter vorausgesagt werden können als bei auf körperliche Risikofaktoren bezogenen Präventionsprogrammen;
- die Gefahr der gesellschaftlichen Ausgrenzung von Risikoträgern erhöht ist.

Mit anderen Worten: Menschen aus einem reißenden Fluß zu retten ist um vieles schwieriger und von geringeren Erfolgsaussichten getragen, als sie vor dem Hineinfallen zu bewahren bzw. aus dem noch seichten Wasser herauszuziehen.
Die in Punkt 1 ausgeführte Problematik spricht nicht gegen durchdachte und

sinnvoll eingesetzte Präventionsprogramme.

Daher müssen Möglichkeiten überlegt werden, wie den oben dargelegten Gefahren
entgegengetreten werden kann:

- Statt engen Präventionsprogrammen müßten umfassende Gesundheits-
  förderungsprogramme entwickelt werden, da ihre allgemeine Akzeptanz
  durch den weiteren und tieferen Ansatz sicher größer wäre. Außerdem
  würde Gesundheitsförderung weder kontrollieren noch einschränken
  noch entmündigen noch ausgrenzen und damit der Emanzipation des
  Menschen entgegenstehen, sondern mit der "positiven Vision" "werben".

- Möglichst "bunte" gesundheitsfördernde Aktionen sollten von den verschiedensten Institutionen angeboten werden mit folgenden Merkmalen:
  - o   Förderung der Eigenverantwortlichkeit ;
  - o   Förderung der Freude an der angemessenen Bewältigung der eigenen
        Befindlichkeit (Gesundheit oder Krankheit);
  - o   Ansatzpunkte bei Persönlichkeitsentwicklung und Sinnfindung
  - o   Ergreifen von Gesundheitspartei in **allen** Belangen und politische   Ver-
        tretung von Gesundheitsinteressen.

  Dazu ist eine Bereitstellung entsprechender (finanzieller und personeller)
  Mittel notwendig.

- Zusammenspannen der verschiedensten gesundheitsfördernden
  Programme zur Steigerung ihrer Effizienz.

Trotzdem müssen wir uns eingestehen, daß auch gute Präventionsprogramme

- den "Istzustand" und auch den "idealen Istzustand", die der genauen Analyse
  widerstehen, nicht genau angeben können

- kein exakt naturwissenschaftlich definiertes Handlungsfeld besitzen, das die
  "Richtigkeit" von Handlungen vorhersagen kann.

- keinen exakten "Sollzustand" vorgeben können.

3. PROBLEMATIK EINES KONZEPTS ZUR SUCHTPRÄVENTION/
GESUNDHEITSFÖRDERUNG IN DER SCHULE

Jede Institution, auch wenn sie ursprünglich aus einer gegebenen Notwendigkeit
geschaffen wurde, braucht im rauhen Überlebenskampf die ständige Legitimation
ihrer selbst, damit sie nicht zum Selbstzweck verfällt.

Mögliche Gefahrenquellen einer suchtmittelspezifischen Prävention in der
Schule sind:

a) aus der Sicht der Schüler,
   -   daß das Thema "Suchtmittel" im Übereifer mit Gewalt aufgedrängt wird
       und nicht günstige Gelegenheiten abgewartet werden;
   -   daß mit Abschreckung und hauptsächlich über die Informationsebene
       (womöglich noch in Großveranstaltungen) gearbeitet wird;
   -   daß sich die Präventionsarbeit in kurzen Alibiaktionen erschöpft;
   -   daß als Form der Vermittlung hauptsächlich der Frontalunterricht oder
       ein Medienspektakel gewählt wird;
   -   daß zuviel zu Oberflächliches und zu wenig Gründliches an "Sucht-
       präventivem" und "Gesundheitsförderndem" angeboten wird, sodaß die
       Anliegen nur noch konsumiert werden;
   -   daß "Unrichtiges", Ungenaues angeboten wird, was in der Folge vom
       Schüler durchschaut wird;
   -   daß der Wissensstand der Schüler nicht vorher erhoben und nicht
       an deren Erfahrungshintergrund angesetzt wird;
   -   daß nicht hauptsächlich eine tatsächliche Verhaltensänderung angestrebt
       wird;
   -   daß mit "self-fulfilling-prophecy-Effekt" und "Halo-Effekt", bei denen
       oft das bloß erwartete Verhalten auch tatsächlich eintritt, gerade in
       Präventionsprogrammen nicht sorgfältig genug umgegangen wird;
   -   daß zum Lehrer für Suchtprävention und Gesundheitsförderung
       keine Beziehung aufgebaut werden kann und man ihn sich nicht aus-
       suchen kann;
   -   daß Schüler aufgrund der Rollendifferenz nicht genügend Vertrauen zu
       den Lehrern haben, um auftauchende Probleme in aller Offenheit zu
       besprechen;
   -   daß nicht alle an Schule Beteiligten miteinbezogen werden.

b) **aus der Sicht der Lehrer,**

- "daß man im Übereifer glaubt, selbst eine Art **Behandlung** auf tauchender Fälle in Angriff nehmen zu müssen" (ein Lehrer für Suchtprävention und Gesundheitsförderung).

Dabei bestünde nicht nur die Gefahr, daß man den Betroffenen keinen echten Dienst erweist, sondern ihnen sogar schadet, wenn aus diesem Grund professionelle Hilfsmaßnahmen nicht rechtzeitig eingeleitet werden.

Außerdem handelt es sich bei Therapieversuchen durch den Lehrer um eine sowohl zeitliche als auch fachkompetenzüberschreitende Überforderung, der er auf Dauer nicht gewachsen sein kann, besonders, wenn er mehrere betroffene Schüler zu betreuen hat. Zumindestens bis jetzt gibt es in Österreich noch keine funktionierenden Modelle einer Bezahlung bzw. einer Stundenermäßigung für auf diesem Gebiet tätige Lehrer.

Es ist bis jetzt noch das Dilemma des Lehrers, mit dem er mehr oder weniger gut zu leben lernen muß: Probleme der Schüler zwar zu erkennen, aber im Einzelfall scheinbar nicht wirklich wirksam helfen zu können. Man fühlt die Verantwortung, kann aber in der Realität solchen Zusatzaufgaben nicht gerecht werden. Hier hilft nur die Weitervermittlung an die geeignete Beratungs- bzw. Therapiestelle.

- daß es zu einer **psychischen Überforderung** kommt, wenn keine Begleitung, z.B. in Form von Supervision, angeboten wird, "da die Belastung oft groß ist, wenn man mit Schülerproblemen direkt konfrontiert wird" (ein Lehrer für Suchtprävention und Gesundheitsförderung).
- daß durch die Vielfalt der an den Lehrer gestellten Aufgaben eine **Überforderungssituation** gegeben ist.
- daß die **Verpflichtung zur "Selbstbestätigung"** zu stark wird, indem man sich unter Druck gesetzt fühlt, endlich Ergebnisse vorzuweisen.
- daß **keine Zahlen**, Daten und Fakten zur Untermauerung der Notwendigkeit des Präventionskonzepts vorgelegt werden können.
- daß auch "Erfolge" und "Fortschritte" **nicht meßbar** und oft nicht einmal sofort spürbar sind.
- daß durch die äußerst spärliche, positive Rückmeldung, die kaum sofort sicht- und greifbaren Erfolge **Entmutigung** und Nachlassen der Bemühungen einsetzt und die eigene Arbeit in Frage gestellt wird.

- daß, wenn - besonders in der Pflichtschule - keine "Fälle" von illegalem Suchtmittelmißbrauch bekanntwerden, ein notwendiges Aufgabenfeld nicht wahrgenommen wird.
- daß Lehrer von "Profis" als **inkompetent** auf diesem Gebiet erklärt werden, was nicht zur Erhöhung ihres Selbstwertgefühls beiträgt. Professionalität in diesem Bereich beinhaltet aber, wie schon ausführlich dargelegt, vor allem pädagogische Kompetenz.
- daß die **Aufgabengebiete** der Lehrer für Suchtprävention und Gesundheitsförderung noch nicht bei allen Beteiligten eindeutig bewußt sind.
- daß durch **verschiedene Bewußtseins- und Wahrnehmungsqualitäten** auf diesem Gebiet die pädagogischen Vorstellungen der einzelnen Lehrer noch weit auseinanderdriften und nicht zu einer gemeinsamen Arbeit im Sinne der Schüler führen.
- daß durch ein System, das bestimmten, genau definierten Lehrern dieses Aufgabengebiet zuschiebt, sich alle übrigen Lehrer ihrer **Verantwortung** für suchtprophylaktische, gesundheitsfördernde Tätigkeiten **entledigen.**

Wenn hier die möglichen Probleme einer suchtpräventiven Arbeit deutlich dargestellt werden, so geschieht dies deswegen, weil erkannte Schwierigkeiten bereits die halbe Lösung darstellen.

Die Problematik von Suchtprävention aufzugreifen bedeutet nicht, darin steckenzubleiben. Trotzdem ist dieses Aufdecken notwendig, um den Blick für die Probleme, gleichzeitig aber auch für die Möglichkeiten zu öffnen. Im selbstreflexiven Hinterfragen der eigenen Bedingungen liegt die Chance zur Entwicklung.

Resümee XI:

Obwohl die Bedeutung von Präventionsprogrammen zunimmt, besteht mit ihnen doch die Gefahr, daß **Verantwortung** vom einzelnen in die Gesellschaft **ausgelagert** wird.

XII. DIE ENTWICKLUNG VON DER DROGENKUNDE ZUR GESUNDHEITSFÖRDERUNG

> Jeder beurteilt nur das richtig, was er versteht.
>
> (Aristoteles)

In den letzten Jahren haben sich entscheidende Veränderungen in der suchtmittelspezifischen Prävention ergeben.

Diese Entwicklung ging von der **Stofforientierung**, wie sie die Methoden der **Drogenkunde** und **Abschreckung** darstellen, über die Verhaltensorientierung, die durch **Imageumkehr** Erfolg einholen will, über die **Ursachenorientierung**, wie Primärprävention und ganzheitliche Prävention, zur **Gesundheitsförderung**.

1. DROGENKUNDE

Die **Drogenkunde** zielt auf die möglichst detaillierte, pharmakologische, juristische, physiologische, soziologische und psychologische Information über Suchtmittel, in der Hoffnung, der so Belehrte würde aufgrund des erworbenen Wissens vom Suchtmittel absehen. Eine solche verstandesmäßige Immunisierung sollte den Suchtmittelmißbrauch verhindern.

Dieser Konzeption wird vorgeworfen, daß sie

- die Neugier wecke,
- mit einem "Scheinwissen" auch eine "Scheinsicherheit" schaffe;
- die Abenteuerlust provoziere;
- die Nachahmung herausfordere;
- durch den Wissenserwerb alleine noch kein bestimmtes Verhalten sichere;
- das Suchtmittel zu sehr in den Mittelpunkt stelle und damit die Ursachen von Sucht aus dem Auge lasse.

2. ABSCHRECKUNG

Abschreckung versucht, mit drastischen Schilderungen, vor allem auch der Begleitfolgen, die Auswirkungen von Suchtmittelmißbrauch aufzuzeigen. Ziel ist, den Suchtmittelmißbrauch aus Angst vor den Konsequenzen zu verhindern. Wenn spektakuläre Filme von Drogenabhängigen (z.B.: Christiane F.) oder Ex-Usern den Sehern und Zuhörern vermitteln, was für ein schreckliches Leben sie zu Zeiten ihrer Sucht geführt haben, gleichzeitig aber auch vermitteln, daß der Ausstieg relativ leicht und die Möglichkeiten der augenblicklichen Tätigkeiten (als Autoren, Vortragende, Filmvorlagen,...) interessant und vielleicht sogar noch finanziell lukrativ sind, wird oft vor allem verstanden: Sucht ist ziemlich spannend und die Betreffenden haben einiges erlebt, von dem sie heute leben können.

Dieser Intention wird vorgehalten, daß sie
- die Neugier und Faszination wecke;
- die Abenteuerlust provoziere;
- mit Angst allein auf Dauer noch kein bestimmtes Verhalten gesichert werde;
- durch die Angst die Suchtanfälligkeit noch zusätzlich stimuliert werde;
- nicht bedenke, daß Jugendliche sich gegen eine Flut von abschreckenden Situationen bereits immunisiert haben;
- zur Abwehr und Rechtfertigung führe;
- Jugendliche glauben machen könnte, daß ihnen Erwachsene oder die Schule nur das Leben vermiese;
- aufgrund der übertrieben Darstellungsweise zur Unglaubwürdigkeit führe;
- kaum eine Verbindung zum konkreten eigenen Leben herstelle;
- nur einen Teil der"Wahrheit" nenne, die Jugendlichen aber auch andere Beispiele von Suchtmittelkonsumenten kennen;
- die "Jetzt-erst-recht"-Mentalität fördere;
- die negative Identifizierung bei besonders gefährdeten Jugendlichen fördere.

Am Aufbau eines positiven Images für die stoffgebundenen legalen Suchtmittel (Alkohol, Nikotin, Medikamente,...) sind Werbung und Medien maßgeblich beteiligt. Das Image der illegalen Drogen ist auch ohne offizielle Werbung nicht unproblematisch, weil es gelungen ist, diese als jugendtypisch darzustellen. Die illegalen Drogen lösen daher bei Jugendlichen andere Assoziationen aus als bei Erwachsenen.

3. IMAGEUMKEHR

Die **Imageumkehr** bemüht sich, ein ganz oder teilweise positives Bild von Suchtmitteln ins Gegenteil zu verkehren und Alternativen zu benennen. Die Wunschvorstellung ist, daß, wer (bessere) **Alternativen** kennt, vom Suchtmittelmißbrauch Abstand nimmt. Diese Zielsetzung läßt außer acht, daß

- auch genügend Alternativen nicht automatisch zur "richtigen" Entscheidung führen müssen;
- sich gerade Gefährdete nicht immer am "positiven" Image orientieren;
- die Imageumkehr niemals in allen gesellschaftlichen Bereichen gleichermassen gelingt und unter Umständen gerade in bestimmten jugendlichen Gruppen verhindert wird;
- Verhaltenstraining nicht zur ausreichenden Stützung der Person ausreicht;
- die Imageumkehr Jugendlichen die Rolle des Objekts zuweist, was an ihrer Person vorbeiführt.

4. PERSONBEZOGENE PRIMÄRPRÄVENTION

Unter **Primärprävention** wird ein Konzept verstanden, das bei der Person und am Umfeld des je einzelnen ansetzt. Ihm soll eigene Entfaltung (z.B.: Stärkung des Selbstvertrauens, der Selbstbestimmung, der Konflikt- und Kommunikationsfähigkeit, der Sinnerfahrung,...) ermöglicht, das Umfeld soll möglichst personbezogen gestaltet werden.
Diesem Konzept wird angelastet, daß

- gesellschaftliche Fehlentwicklungen, die suchtverstärkend wirken können, zu wenig reflektiert würden;
- es zu sehr am Einzelfall orientiert sei;
- es zu breit und zu wenig spezifisch angelegt sei;
- Erfolge (aber auch Mißerfolge) kaum meßbar seien.

5. GANZHEITLICHE PRÄVENTION

Ganzheitliche Prävention schließt möglichst viele Bereiche ein. Bei der **Person** und dem **Umfeld** müssen neben kognitiven auch emotionale, sensorische, intuitive und handlungsbezogene Aspekte angesprochen werden. Das bedeutet, daß in der Schule Suchtprävention nicht auf einzelne Fächer und Lehrer abgewälzt werden kann, sondern daß Suchtprävention als integraler Bestandteil möglichst viele Lehrer betreffen und Fächer umfassen soll. Sie wird umso wirksamer sein, je besser die Vernetzung aller Ansätze gelingt.

Diese Intention vergißt, daß

- Schule diese vielfältigen Aufgabenstellungen aufgrund ihrer Struktur nur sehr bedingt leisten kann;
- Schule damit in Bereiche eingreift, die bisher Eltern vorbehalten waren;
- aufgrund dieses hohen Anspruchs der Prävention alle Bemühungen nur fragmentarisch sein können;
- ein umfassendes ganzheitliches Präventionskonzept noch nicht entwickelt ist (vgl. Niedersächsisches Landesinstitut für Lehrerfortbildung, Lehrerweiterbildung und Unterrichtsforschung 1990, S. 10ff. und vgl. Vontobel 1989-2, S. 15 f.).

6. GESUNDHEITSFÖRDERUNG

Gesundheitsförderung will nicht verhindern, sondern will die unterschiedlichen Möglichkeiten des Menschen und der Gesellschaft fördern, zur Entfaltung bringen. Sie will dem einzelnen helfen, Lebenskräfte und Lebensleitlinien zu entwickeln. Sie zielt auf die Entwicklung der Persönlichkeit, der gleichzeitig auch die Weiterentwicklung der Mitmenschen und der Welt ein Anliegen ist (siehe auch S. 97 f.). Die Kritikpunkte sind die gleichen wie unter Punkt 5.

Resümee XII:

Die Entwicklung der letzten Jahre im Bereich der Prävention ging von einer vorwiegend abschreckenden **spezifischen** Drogenkunde in den **unspezifischen** Bereich der Gesundheitsförderung über.

XIII. KONKRETE ANFORDERUNGEN AN DIE SUCHTPRÄVENTION IN
DER SCHULE

"Man sieht nur mit dem Herzen gut. Das Wesentliche ist für
die Augen unsichtbar".

(Antoine de Saint-Exupéry)

1. SUCHTMITTELSPEZIFISCHE PRÄVENTION

Nachdem die einzelnen Suchtmittel, was die zugrundeliegenden Defizite
anlangt, oftmals beinahe beliebig untereinander austauschbar sind, hat die
suchtmittelspezifische Prävention zwar Bedeutung, vor allem wenn möglichst
viele Suchtmittel einbezogen werden, kann aber trotz allem nur ein schmales
Segment der Suchtprävention abdecken. Sie sollte Schüler, Lehrer und Eltern
erfassen, vor allem um Informationsdefizite und Desinfomationen abzubauen.

a) **Ziele**

Eine suchtmittelfreie Gesellschaft anzustreben, ist in höchstem Maße
unrealistisch.
Eine Gesellschaft - frei von illegalen Drogen - erscheint ebenfalls utopisch (das
Problem, weltweit betrachtet, ist auch, daß in verschiedenen Ländern
verschiedene Drogen legal bzw. illegal sind).
Die Vereinten Nationen halten jedoch trotzdem an dieser Utopie fest. (Vereinte
Nationen 1987, S. 62).

b) **Problematik der suchtmittelspezifischen Prävention**

Eine Untersuchung am Institut für Naturwissenschaften an der Universität
Salzburg zeigte, daß Schüler (es ist anzunehmen, daß es sich um
AHS/BHS-Schüler handelt, obwohl dies aus der mir zugänglichen Quelle
nicht hervorgeht!) bezüglich Drogen in etwa das gleiche Wissen haben wie die
Lehrer, weil beide die Massenmedien als Informationsquellen be-
nutzen (Werner 1983, S. 29). Für den herkömmlichen Frontalunterricht ist

diese Situation deshalb nicht unproblematisch,

- weil sich die Lehrer selbst **nicht genügend qualifiziert** fühlen, um diese Themen aufzugreifen;

- wenn **"Experten" unter den Schülern** mittelbarer oder unmittelbarer Suchtmittelerfahrung (mit denen in jeder Klasse gerechnet werden muß) ihre eigenen Erfahrungen den (womöglich divergierenden) Aussagen der Lehrer offen oder versteckt gegenüberstellen;

- weil dem Anliegen mehr geschadet als genützt wird, wenn zu **"schwarz" gezeichnet** wird;

- wenn Schüler **mit Informationen überhäuft** werden, denen sie emotional nichts entgegensetzen und die sie daher in der Folge nicht verarbeiten können;

- wenn nicht zwischen **Information** und **Erkenntnis** (der persönlichen Aneignung im Lernprozeß) unterschieden wird;

- wenn hauptsächlich über Verbote gearbeitet wird;
  Verbote allein sind kein Weg, wenngleich Verbote nicht von vorneherein abzulehnen sind. 55 % der untersuchten Schüler des Polytechnischen Lehrgangs Rankweil glauben beispielsweise, daß es "sehr richtig" ist, die Schüler vom Rauchen abzuhalten. 19 % erklärten sich damit "ziemlich einverstanden". Das sind nahezu 3/4 aller Befragten (Pfeifer/Durig 1987).
  Ein weiteres Beispiel:
  In vielen Ländern Europas besteht ein Rauchverbot in Schulen, das sowohl für Schüler als auch für Lehrer gilt.
  Dadurch soll in der Praxis untermauert werden, was im Klassenzimmer unterrichtet wird. "Die Ergebnisse einer finnischen Studie (Rimpela, Rimpela und Kaunas, 1983) haben eine Verbindung von geringem Zigarettenverbrauch seitens der Schüler und strenger Kontrolle der Lehrer in Schulgebäuden angedeutet; und mehrere frühere Studien haben gezeigt, daß Schüler mehr in Schulen rauchen, in denen Lehrer, besonders Schulleiter, rauchen, als dort, wo Lehrer nicht rauchen (Adriaaussee und van Reik, 1986). In der Praxis ist es sehr schwierig, den Effekt der Schulumgebung vom Effekt des Unterrichtsinhaltes zu isolieren. Ein umfassendes Auswertungsprogramm in Kanada (Browu, Souti und Best, 1987) hat die Bedeutung beider Elemente gezeigt" (Weltgesundheitsorganisation Bd. 6 o.J., S. 27);

- wenn man sich **zu sehr an den langfristigen Folgen** des Suchtmittelmißbrauchs orientiert.

Einsichtiger für Schüler sind vielmehr die kurzfristigen gegenwartsbe-
zogenen Auswirkungen. Dies wären beispielsweise im Falle des
Rauchens schlechter Atem, verrauchte Kleider und Haare, verfärbte
Zähne, Steigerung des Kohlenmonoxids im Blut,... (Bartsch/Knigge-
Illner 1987, S. 90).

- wenn die **faszinierende Wirkung** von Drogen aufgebauscht und "für
  den Schüler **anregend gezeigt** wird. Jugendliche reagieren auf Farben,
  auf optische Verzerrungen, auf Töne und Geräusche wesentlich stärker
  und vor allem anders als der Erwachsene und haben dazu noch eine
  höhere Risikobereitschaft;
- wenn **detailliert** gezeigt wird, **welche Stoffe** da und dort auf welche
  Weise **hergerichtet, eingenommen** oder **kombiniert** werden (...);
- wenn andererseits **Drogenkonsum, vor allem illegaler, bagatellisiert
  wird;**
- wenn die **Schuld am Süchtigwerden und Scheitern zu einseitig oder zu
  vereinfacht** dargestellt wird bzw. wenn **vom Gefährdeten keine
  Eigenverantwortlichkeit erwartet oder gefordert wird;**
- wenn der Aufklärer **Drogenkonsumenten,** vor allem konkrete Schüler
  öffentlich **diskriminiert;**
- wenn nicht klar wird, daß es **bessere Möglichkeiten** gibt, ein
  erfülltes Leben zu führen als jene, bei denen Drogen eine bedeutende
  Rolle spielen" (Klien 1983);
- wenn **ehemalige Abhängige als Referenten** herangezogen werden.
  Dabei ist besonders zu beachten, daß die Vergangenheit nicht verklärt
  wird. "Der Ex-user darf sich keinesfalls als 'Modell' darstellen, an dem
  risikoreiche, exotische Lebensphasen nachvollzogen werden könnten"
  (Bartsch/Knigge-Illner 1987, S. 167);
- wenn "unangenehme Themen" an schulexterne Experten delegiert
  werden. "Die Einladung eines schulexternen Experten wirkt sich nicht
  immer positiv für den suchtpräventiven Unterricht aus. Vorbereitung
  und eine Auswertung der Unterrichtsstunden müssen auf jeden Fall
  eingeplant werden.(...). Der externe Kollege muß gut auf die Struktur
  und die Probleme der Klasse vorbereitet sein und diese Informationen in
  seine Planung einbeziehen können" (Bartsch/Knigge-Illner 1987, S. 162);
  (vgl. auch S. 109 f.).

Die suchtmittelspezifische Prävention sollte daher sinnvoll vom pädagogisch kompetenten Klassenlehrer durchgeführt werden, "denn nur ein Klassenlehrer ist in der Lage, die persönliche Zusammensetzung und den Reifegrad der Schüler einigermaßen zu beurteilen, nur ein Klassenlehrer kann irgendwie im vorhinein abschätzen, wer bereits Drogenerfahrung hat, wer gefährdet ist, wer fähig ist, zu einem Meinungsbildner im positiven oder negativen Sinn zu werden" (Klien 1983).

Weiters sollte sich die suchtmittelspezifische Prävention aus einem umfassenden Unterrichtsgeschehen entwickeln. "Eine einmalige Unterrichtseinheit wird dann zum Alibi, wenn sie nicht eingebettet ist in eine Alltagspraxis gesundheitsorientierter pädagogischer Prinzipien, die das Kind in seiner körperlichen, seelischen und sozialen Ganzheitlichkeit begreifen" (Bartsch/Knigge-Illner 1987, S. 165).

Wenn Suchtprävention durchgeführt wird, gilt: Sach**information** ist hilfreicher als Sensation und Abschreckung. Sach**diskussion** bringt mehr als Information und Aufklärung, Eigen**betroffenheit** und **persönliche Auseinandersetzung** hilft mehr als sachliche Auseinandersetzung (Aktion Jugendschutz 1981, S. 9).

Veränderte Einstellungen und Handlungskompetenz zu Verhaltensänderungen müßten das Ziel sein. Diese können aber nur vermittelt bzw. verändert werden, wenn

- **wir dem anderen das Gefühl geben, bei dieser "neuen" Lebenseinstellung** etwas zu gewinnen, d.h. wenn wir über seine Vernunft hinaus auch seine Gefühle und seine Befindlichkeit positiv ansprechen können;

- wenn wir **positiv und zielgerichtet argumentieren** (Elternkreise Bonn und Salzburg o.J., S. 18 ff.).

c) **Voraussetzungen für suchtmittelspezifische Prävention**

Eine suchtmittelspezifische Prävention läßt sich erfolgversprechend nur anwenden,

- wenn in der Klasse ein Vertrauensklima herrscht, das es ermöglicht, Gefühle auszudrücken und über die eigene Erfahrungswelt zu berichten;

- wenn sich Lehrer und Schüler gegenseitig gut einschätzen können;

- wenn der Lehrer, der die Information weitergibt, von den Schülern akzeptiert wird;

- wenn der Wissensstand und der Interessensstand der Schüler vorher erhoben und darauf aufbauend Information partnerschaftlich gegenseitig vermittelt wird;
- wenn der Ansatzpunkt am Erfahrungshorizont, an den aktuellen Problemen und an der Person der Schüler aufbaut;
- wenn die Information nicht von außen aufgesetzt, aufgedrängt, abschreckend, moralisierend, unüberlegt, lückenfüllend oder am falschen Platz eingebaut wird;
- wenn die Information sachlich, klar, objektiv, authentisch glaubwürdig, prägnant, unspektakulär, eher trocken, fächerübergreifend, multiperspektivisch, koordiniert und konzertant erfolgt;
- wenn kein Medienspektakel veranstaltet wird, das die Verantwortung des Pädagogen delegiert und zu Konsum und Unterhaltung wird; (Medien mit nichtsuchtmittelspezifischer Thematik eignen sich auch bei der suchtmittelspezifischen Prävention am besten)
- wenn vorwiegend "offene Lernformen" gewählt werden;
- wenn es zu keiner Überbetonung dieser Themen kommt, indem **alle** Lehrer über Suchtmittel und Süchte reden ("Oje, schon wieder!");
- wenn Suchtprävention alle an Schule Beteiligten mit einschließt, also Schüler, Lehrer und Eltern (vgl. Werner 1983, S. 15).

Suchtmittelspezifische Themen haben dann präventive Bedeutung, wenn sie eingebettet sind in nichtsuchtmittelspezifische Erziehungsbemühungen oder den Einstieg dazu verschaffen (vgl. Schlömer 1981, S. 192). Der Lehrer könnte von (s)einem Leitfach ausgehen und möglichst viele weitere Dimensionen berücksichtigen.

2. SUCHTMITTELUNSPEZIFISCHE PRÄVENTION (GESUNDHEITS-FÖRDERUNG)

a) Diskurs

Ausweichendes Verhalten bzw. Suchtmittelmißbrauch entsteht vorwiegend vor dem Hintergrund einer gestörten Entwicklung beim Auftreten von Konfliktsituationen, die allein nicht mehr bewältigt werden können. Daraus ergibt sich, daß suchtmittelspezifische vorbeugende Maßnahmen nur begrenzten Erfolg haben können, weil sie die zugrundeliegende Problematik nicht lösen.

"Da es nun aber zu dem allgemeinen Auftrag des schulischen Unterrichts gehört, den Heranwachsenden in seiner Fähigkeit zu fördern, selbstverantwortlich seine Probleme zu lösen, liegt es nahe, nicht ausschließlich die psychoaktiven Substanzen Alkohol und illegale Drogen zu behandeln, sondern auch auf Ursachen und Folgen von süchtigem Verhalten einzugehen und sinnvolle Alternativen zu erarbeiten" (Scherer 1981, S. 8).

"Den Ursachen potentieller Gefährdungen ist letztlich nur langfristig durch jugend-, familien- und gesellschaftspolitsche Maßnahmen beizukommen" (Köberl 1981, S. 18) .

Daher sollte "die Berücksichtigung der seelischen Grundbedürfnisse des Kindes, die Stärkung seines Selbstwertgefühls und die Entwicklung einer stabilen Kinderpersönlichkeit" (Bartsch/Knigge-Illner 1987, S. 165) zuerst in die Tat umgesetzt werden.

Folglich kann suchtmittelunspezifische Prävention vor allem über engagierte und personenorientierte Langzeitprojekte erfolgreich sein (vgl. Bundeszentrale für gesundheitliche Aufklärung 1984, S. 12), mit der Persönlichkeitsentwicklung und Verstärkung der positiven Lebenskräfte vermittelt werden.

Die Zielsetzung einer suchtmittelspezifischen Prävention an der Schule müßte außerdem in der Verbesserung des Schulklimas liegen.

Eine menschliche Schule wird mehr suchtpräventive bzw. gesundheitsfördernde Arbeit zu leisten vermögen als noch so schöne (direkt-suchtpräventive) Programme. Der Maßstab für eine solche Schule "kann in der **Qualität ihres Beitrags** gefunden werden, den sie **für die Evolution der menschlichen Person zur Persönlichkeit im Sinne ihrer Humanisierung** leistet" (Kratochwil 1988, S. 63).

Die suchtmittelunspezifischen Themen sollten sich weitgehend von den Aspekten "Suchtmittel" oder "Sucht" lösen und über das landläufige Verständnis des fächerübergreifenden Unterrichtsprinzips "Gesundheitserziehung" hinausweisen, allenfalls in einer weiten Sichtweise von "Gesundheitsförderung" angesiedelt sein. Ein vorrangiges Ziel müßte es sein, alle Lebensbereiche vermehrt in die Schule einzubeziehen, um damit Schule als Möglichkeit von "Erfahrung von Leben" werden zu lassen.

Leben erleben statt konsumieren, ist sicher die beste, weil nicht auf einzelne Probleme und Risiken bezogene Gesundheitsförderung, denn das Problem der

Sucht ist nicht vordergründig ein Problem des Suchtmittels, sondern ein **Lebensproblem**, das mit der Suche nach einer harmonischen Beziehung zu sich selbst, zu den Mitmenschen, zu Umwelt und zur Religion in engem Zusammenhang steht. Langfristige Lernerfolge sind überdies nur dann sichergestellt, wenn einzelne Themen in einen größeren Sinnzusammenhang gestellt werden. In einem **ganzheitlich-vernetzten Lernprozeß** gewinnen die so vermittelten Inhalte an Bedeutung für den einzelnen und prägen sich daher besser ein.

Diese Überlegungen sind aber nicht Inhalt einer neuen "Spezialpädagogik", welche die Lehrpläne der Schulen weiter überfrachtet.

Im Gegenteil: Es soll gezeigt werden, wieviele gesundheitsfördernde Ansätze in den Lehrplänen (im Gegensatz zu den Schulbüchern) bereits vorliegen, die nur verdichtet und vertieft werden müßten.

Es versteht sich aus all dem bisher Gesagten schon beinahe von selbst, daß hier nicht hauptsächlich von den kognitiven Inhalten die Rede ist, sondern vornehmlich von den affektiven Inhalten. Solche theoretische Schwerpunktsetzungen können während des normalen Unterrichts, besonders aber bei Schulveranstaltungen oder schulbezogenen Veranstaltungen (Klassenfahrten, Schullandwochen, Einkehrtage, Schiwochen, Projektwochen, Projektunterricht ...) in der Schule umgesetzt werden. Im Zuge der Autonomieförderung für die Schulen gilt es, die entstehenden Freiräume für klimaverbessernde und persönlichkeitsfördernde Aktivitäten zu nutzen.

b) **Mögliche Zielvorstellungen einer suchtmittelunspezifischen Prävention in der Schule**

Einem positiven Klima unter Schülern, Kollegen und Eltern gelingt es vielleicht, daß sich die Schule selbst als suchtfördernder Faktor weitgehend ausschließt. Daneben wird die Schule mit den Impulsen, die von einem solchen Klima ausgehen, auch in die Mitwelt und Umwelt, insbesondere in den Freizeitbereich der Jugendlichen hineinwirken können.

o **Aufbau eines positiven Schulklimas**
-   Aufbau einer Atmosphäre ehrlichen Ernstnehmens und der gegenseitigen Wertschätzung aller an Schule Beteiligten (Schüler, Lehrer, Eltern) durch partnerschaftliche Annahme des anderen;

- Erhöhung der Sensibilität für die Bedürfnisse des anderen;
- Unterstützung, Verstärkung und Vertiefung aller innerschulischen Initiativen im Hinblick auf eine weitergehende Humanisierung der Schule;
- Gestaltung der unmittelbaren Umgebung der Schule, um die meist belanglose, manchmal sogar lebensfeindliche Architektur zu mildern. Schulen sollten auch "körper- und sinnesfreundlich sein", (Hildebrandt 1985, S. 564);
- Abbau der Isolation und Öffnen der Schule für das gesellschaftliche Umfeld;
- Verbesserung der Kommunikation, Kooperation und Integration **aller** in der Schule Tätigen.

o **Aufbau eines positiven Klassenklimas**
- Möglichkeit, soziales Verhalten in der Klasse zu lernen;
- gegenseitiges Akzeptieren, sodaß niemand in der Klasse zum Außenseiter wird;
- gegenseitiges Eingehen auf Freude und Trauer, Aktivitäten und Probleme;
- Erleben von Gefühlen und echten Beziehungen zwischen Menschen, Erhöhung der Kontaktfähigkeit;
- Sich-Einbringen-Können und aktive Mitgestaltungsmöglichkeit erhalten;
- Verstärkung der schülerorientierten, sozialen Lernprozesse (offenes, entdeckendes Lernen, "selbstgesteuertes Lernen", Projektunterricht, Epochenunterricht ...), die der Förderung von Autonomie, Solidarität, Toleranz, Konflikt- und Kommunikationsfähigkeit, Entscheidungsfähig keit und Konsequenz, Selbsttätigkeit und Engagement, Verantwortungs- bewußtsein und Selbständigkeit dienen;
- Persönlich ansprechende, eigenständige Gestaltung des Klassenraumes.

o **Persönlichkeitsentwicklung und Sinnfindung in der Schule**
Persönlichkeitsentwicklung und Sinnfindung können **nicht** wie Fachge- genstände **vermittelt**, sondern nur in der Bereitstellung entsprechender Lernanreize **unterstützt** werden.
Sinn und Werte können nicht gelehrt, sondern nur selbst erfahren werden. Deshalb bleiben Werte- und Sinnverschreibungen so oft oberflächlich und wirkungslos. Denn Werterfahrung und Sinnfindung

sind ein höchst individuelles Geschehen, bei dem der Mensch ganz auf sich selbst zurückgeworfen ist.

Was wir als Erzieher tun können, ist, uns in persönlichen Gesprächen mit eigenen und fremden Werten und Möglichkeiten der Sinnverwirklichung intensiv auseinanderzusetzen. Dabei können wir durchaus Sinnmöglichkeiten aufzeigen, die wir sehen und zu unseren eigenen Wertvorstellungen stehen (sie aber nicht anderen aufzwingen). Kinder und Jugendliche schätzen Rahmen und Rahmenrichtlinien. Aber sie brauchen innerhalb dieses Rahmens auch Freiräume zur persönlichen Gestaltung.

Freiräume müssen intensiv für Lernerfahrungen genützt werden können. Sie dürfen nicht zu Schonräumen werden (Waibel 1988-2, S. 7). Wir könnten ein Menschenbild aufleuchten lassen, bei dem der Mensch derjenige ist, der die ihm gestellten Fragen des Lebens beantwortet (nicht derjenige, der selbst Fragen an das Leben stellt), bei dem der Mensch seine Freiheit erkennt, für eine Sache, Person, Einstellung,... ganz dazusein, bei dem der Mensch nicht in seiner egozentrischen Wunschhaltung verharrt, sondern sein Wollen in die Tat umsetzt. Dies im Sinne von "Freiheit zu..." und nicht im Sinne von "Freiheit von...". Dabei könnten wir auch die tragische Trias von Leid, Schuld und Tod als zum Leben und zum Menschen gehörend im Unterricht behandeln.

Eine wichtige Voraussetzung ist, daß eine persönliche Lernbereitschaft auch von den Erziehern gegeben ist.

Mögliche Ziele könnten im einzelnen sein:
-   Schrittweises Erkennen des Befragtseins vom Leben (der Ver-antwort-ung) sich selbst, den Mitmenschen und der Umwelt gegenüber;
-   Entfaltung der eigenen Kräfte, aber nicht auf Kosten anderer;
-   Möglichkeit, sich in Muße mit sich selbst beschäftigen zu können;
-   Erfahren von Ruhe, Rhythmus und Besinnung;
-   Erleben von Festen und Feiern;
-   Auseinandersetzung mit verschiedenen, oftmals divergierenden Wertkonflikten mit dem Versuch der Lösung;
-   Angemessener Umgang mit Sexualität;
-   Möglichkeiten zur "Selbsterfahrung" bekommen;
-   Ermunterung in den Stärken;

- Hilfe bei dem Versuch, eigene Schwächen zu überwinden;
- Eingeständnis der eigenen Widersprüchlichkeit und Aushalten dieser Spannung;
- Hilfe bei Schwierigkeiten und kritischen Situationen durch anteilnehmendes Gespräch (z.B.: Schülersprechstunde);
- Entwickeln von Kommunikationsfähigkeit;
- Abbau der Illusion von Problemlosigkeit als erstrebenswertes Ziel;
- Hilfe bei der Erlangung von Konfliktfähigkeit und Erlernen der "niederlagslosen" Konfliktbewältigung (Gordon 1972);
- Kennenlernen von Problemlösestrategien;
- Lernen aus Niederlagen und Verarbeitung von Siegen;
- Erweitern der eigenen Verhaltensmöglichkeiten, um Frustrationen aktiv begegnen zu können;
- Erkennen und Abbau von Überspielungsmechanismen und ausweichendem Verhalten, wie Brutalität, Aggression, Hektik, übertriebene Schüchternheit, Flucht in Träumerei, Prahlerei, Überheblichkeit, Konsumverhalten ...;
- Finden der Mitte zwischen Genießen und Verzichten;
- Finden der Mitte zwischen Spannung und Entspannung;
- Finden der Balance zwischen Verstandes- und Gemütsorientierung;
- Zügeln von Gefühlen, ohne sie zu verdrängen;
- Staunen und Wundern lernen;
- Hilfe bei der Erfüllung menschlicher Grundbedürfnisse;
- Finden der Balance zwischen Nähe und Distanz zum anderen;
- Anstreben von Authentizität zwischen Gesagtem und Gelebten;
- Entwickeln von Verständnis für die gegenseitige Bedingtheit menschlichen Verhaltens (Toleranz, Solidarität);
- Erwerb von Entscheidungsfähigkeit, Konsequenz und Selbständigkeit;
- Aufgreifen von vorhandenen Ängsten;
- Auseinandersetzung mit Normen und Werten;
- Erarbeitung von Grundhaltungen, die im Leben Halt geben können (Aufgabe = GABE);
- Finden und Formulieren von Leitwerten für das eigene Leben;
- Erkennen von Transzendenz und Vergänglichkeit;
- Erkennen eines übergeordneten Schöpfungsprinzips;
- Annehmenkönnen des Unveränderbaren, ohne zu vergessen, daß vieles verändert werden kann;

- Erleben von Erfahrungsräumen, in denen sich Jugendliche nützlich fühlen, gestalten, aktionsorientiert arbeiten, Verantwortung tragen und konkrete Ziele erreichen können;
- Ermöglichen von echtem Erleben, sinnvoller Aktivität und ernsthaften Bewährungsmöglichkeiten im Schul- und Unterrichtsgeschehen;
- Erkennen der Erfahrbarkeit von Zufriedenheit, Glück und Freude - trotz aller Begrenzungen;
- Erkennen, daß es Lebensaufgabe und Sinn des Menschseins ist, sich von der zuerst allumfassenden Abhängigkeit von der Bezugsperson zu immer größerer Unabhängigkeit zu entfalten, zu entwickeln;
- Erfahren des Lebens nicht als statisches Geschehen, sondern als dynamischen veränderbaren Spannungszustand, damit es wieder "spannend" wird;
- Wahrung des "Menschenrechts auf Irrtum" (Guggenberger 1987); nicht nur im Leben, sondern auch in der Schule .
- Erkennen des Werts der Langsamkeit
  (vgl. auch Werner 1983, Elternkreise Bonn und Salzburg o.J., Bärsch/Bandlow et al. 1982, Waibel 1988-2, Arbeitskreis für Vorsorge und Sozialmedizin o.J., JRK Tirol o.J.).

o   **"Weltfindung" in der Schule**

In düsteren Zukunftsprognosen und fehlenden Zukunftsperspektiven hängenzubleiben, kann oft zur Erkenntnis führen, daß   alles   doch keinen Sinn habe.
Bedingungen und Mißstände unserer Zeit sollten einerseits nicht verschwiegen, andererseits aber auch nicht so aufbereitet werden, daß sich für den einzelnen keine Veränderungsperspektiven mehr ergeben. Es wird wichtig sein, Mißständen positive Handlungsaspekte gegenüber zu setzen und sinnfällig werden zu lassen. Gerade in der Auseinandersetzung mit Jugendlichen wäre es ein großer Fehler, in einer pessimistischen Weltsicht steckenzubleiben und keine Visionen mehr anzubieten. "Ein Volk ohne Visionen stirbt", sagt Dorothee Sölle (Rieder 1988). Die Spannung zwischen der realen Welt und der idealen Welt aushalten zu lernen und sie zu vermindern versuchen, muß als wichtiges menschliches Streben angesehen werden.

* **Mögliche Zielsetzungen im Bereich der Mitwelt**
Eltern, Verwandte, Bekannte und Freunde

- Bedeutung von Freundeskreisen (der "Clique") erfahren;
- Hinterfragen des Strebens nach Konformität und des Gruppendruckes in den Gruppen der Gleichaltrigen;
  Dabei ist es wichtig, den Gruppendruck auch nicht zu überschätzen. "Zweifellos gibt es kleine Gruppen, deren Mitglieder einander zum Rauchen bringen, und Umfragen haben gezeigt, daß Kinder eher zum Rauchen neigen, wenn sie Freunde haben, die rauchen. Im großen und ganzen ist Gruppendruck jedoch keine sehr überzeugende Idee, weil die Mehrheit der Kinder, den alarmierenden Zahlen zum Trotz nicht rauchen. Sogar von denjenigen, die mit Zigaretten experimentieren, werden weniger als die Hälfte zu Gewohnheitsrauchern" (Weltgesundheitsorganisation, Regionalbüro für Europa, Bd. 7 o.J., S. 25).
- Erkennen und Integrieren der verschiedenen Rollen, die der einzelne in verschiedenen gesellschaftlichen Bereichen zu spielen hat;
- Stellenwert der Familie (Chancen und Probleme) für den einzelnen, für die Gesellschaft.

* **Mögliche Zielsetzungen im Bereich der Umwelt**
Gesellschaft, Kultur, Religion und Natur

- Auseinandersetzung mit gesellschaftlichen Entwicklungen und Erscheinungen, Hinterfragen von gesellschaftlichen Phänomenen;
- gesellschaftliche Strukturen und Probleme;
- Stellenwert und Bedeutung der verschiedensten Institutionen in der Gesellschaft;
- Entwickeln einer sozialen Verantwortung;
- Auseinandersetzung mit der Vergangenheit, Rückbesinnung auf die Wurzeln unserer Kultur;
- Mitgestaltung des heutigen "Kulturlebens";
- Entwickeln von Verständnis für Gegebenheiten, aber auch von Engagement, um Veränderungen zu bewirken;

- Versuch einer vermehrten Annäherung an die Natur durch Naturerlebnisse;
- Versuch einer Überwindung der Entfremdung von der Natur, von den Menschen und von sich selbst, wie sie z.b. durch die Technisierung geschieht;
- Sehen, daß der Mensch als Teil der Natur ohne oder gegen sie nicht existieren kann.

Resümee XIII:

- **Suchtmittelspezifische Prävention** sollte **alle** Suchtmittel umfassen (substanzgebundene und nichtsubstanzgebundene). Trotzdem darf es nicht zu einer undifferenzierten Vermischung in **eine** Gefährlichkeitskategorie kommen.
- Ziel der suchtmittelspezifischen Prävention müßte sein, eine   kritische Haltung zu Mißbrauch, Sucht, Konsum, Werbung, Verführungssituationen und Abhängigkeiten aufzubauen (Arbeitskreis für Vorsorge und Sozialmedizin o.J., S. 6) und eine Verhaltensänderung zu bewirken.
- Bei der **suchtmittelunspezifischen Prävention** muß die Förderung der Persönlichkeit der   Schüler - losgelöst von den Themen Sucht und Suchtmittel - in einem **langfristigen, kontinuierlichen Erziehungsprozeß** erfolgen.
Von diesem Ansatz her sind für die Suchtprävention keine "Suchtspezialisten" nötig, sondern "Pädagogen".

XIV. MEDIENEINSATZ IN DER SUCHTPRÄVENTION

> "Was Du einmal gesehen hast, kannst Du nicht mehr unge-
> sehen machen".
>
> (Linus Dietz 1988)

In der heutigen Schule nimmt das Unterrichten über das Wort einen großen Stellenwert ein. Wenn Dinge anschaulich dargestellt werden, so geschieht dies hauptsächlich über audiovisuelle Mittel aus zweiter Hand. Diese sind teilweise so ausgezeichnet gemacht, daß wir sie manchmal auch dann verwenden, wenn eine direkte Anschauung zwar mühsamer, aber dennoch möglich wäre.

Ganz grundsätzlich ist bei Medieneinsatz (insbesondere bei Filmen) sehr genau zu bedenken, ob bei Schülern damit nicht eine Konsumhaltung gefördert wird, die sie von ihrem alltäglichen Fernsehkonsum ohnehin kennen, eine Konsumhaltung, die schulischem Lernen und gesundheitsfördernden Erziehungszielen entgegengesetzt ist.

Der Medieneinsatz in der Schule tritt damit in Konkurrenz zu Medien, die in der Freizeit konsumiert werden. Deren Inhalte sind aber in der Regel viel aufregender und anregender als bei Schul- und Unterrichtsfilmen. Die Erwartungen werden nicht erfüllt. Enttäuschungen sind vorprogrammiert.

Wenn nun dennoch Medien (Bilder, Broschüren, Bücher, Dias, Folien, Filme ...) eingesetzt werden, geschieht das sinnvollerweise dann, wenn Anschauung in der Realität nicht möglich ist.

Was allgemein gilt, gilt bei der Suchtproblematik im speziellen. Hier ist der Einsatz von Medien noch sorgfältiger abzuwägen, damit nicht das Gegenteil dessen erreicht wird, was bezweckt wird. Denn Schüler sehen Medien oft mit anderen Augen an.

Gerade für gefährdete Schüler sind die Erwachsene abstoßenden Film- und Buchszenen der Junkiewelt anziehend, denn diese Aussteiger haben es (scheinbar) geschafft, unbehelligt von den (spießigen) Erwachsenen(werten) zu leben, die ohnehin in Frage gestellt oder abgelehnt werden.

Filme, in denen Musik und Farben ineinanderfließen, Töne gesehen und Farben gehört werden, machen ebenfalls neugierig.

Medien, in denen Beschaffung und Gebrauch von Suchtmitteln detailliert geschildert werden, haben beinahe Aufforderungscharakter.

So zeigte sich z.B. bei einer großangelegten Aktion der Gesundheitsbehörde Hamburg, "daß die bei etwa 70 % der 15- bis 16Jährigen vorhandene pauschale Ablehnung jeglichen Drogenkonsums durch detaillierte Information eher aufgelockert als verfestigt wurde" (Kolling in: Aktion Jugendschutz 1983-1, S. 23).

Was den Erwachsenen anspricht, kann bei Kindern und Jugendlichen das Gegenteil bewirken, denn gerade Medien haben subtile, vieldimensionale, kaum abschätzbare Wirkungen und sind in Anspruchsniveau und Wirkung nicht immer kalkulierbar.

Medieneinsatz ist nur zu befürworten

- wenn das einzusetzende Medium vom Lehrer vor dem Unterrichtsgebrauch begutachtet wurde;
- wenn es nicht vordergründig konsumiert wird;
- wenn der Mensch (besonders dessen Selbstgestaltungsmöglichkeiten) und nicht das Suchtmittel im Vordergrund steht;
- wenn Alternativen zum Suchtmittelkonsum aufgezeigt werden bzw. die Auseinandersetzung damit angeregt wird;
- wenn Gründe aufgezeigt werden bzw. eine Auseinandersetzung damit erfolgt, was gegen den Suchtmittelkonsum spricht;
- wenn eine Identifizierung mit "negativen Helden" sich aufdrängt;
- wenn die Wege in die Sucht nicht als unausweichlich und schicksalhaft dargestellt werden;
- wenn die Information prägnant, verständlich, klar, glaubwürdig (richtig), nicht moralisierend, nicht mystifizierend, ideologisierend , verfremdend, sensationell, dramatisch ...ist;
- wenn es nicht veraltet und der soziokulturelle Hintergrund stimmig ist;
- wenn konstruktive Betroffenheit hervorgerufen wird;
- wenn es kritisch und sorgfältig auf die jeweilige Altersstufe abgestimmt wurde, also schülerbezogen ist;
- wenn es lernmotivierend ist, zu eigenem Tun und Auseinandersetzung mit anderen anregt;
- wenn es zu keiner "Überfütterung" des Themas durch die Medien kommt;
- wenn das "perfekte Medium" nicht als Ersatz für das persönliche Gespräch oder gar den Unterricht gesehen wird;
- wenn es nicht Selbstzweck wird und sich verselbständigt, sondern Bereicherungs-Funktion hat;
- wenn es selektiv genutzt wird. (Es muß nicht immer alles angesehen werden.);
- wenn der Medieneinsatz vor- und nachbereitet wird, also in den Kontext eines komplexen Unterrichtsgeschehens eingebaut ist (vgl. Dietz 1988,

S. 7, Aktion Jugendschutz 1983-2, S. 7ff.).

- wenn ein Film, Buch... (z.B.: Wir Kinder vom Bahnhof Zoo) deswegen gelesen bzw. angesehen wird, um Vorerfahrungen, welche die Schüler mit diesem Text bzw. Film gemacht haben, aufzuarbeiten.

Wenn mit dem positiven Bild "geworben" wird, ist es ebenfalls ein Vorteil. (Antisuchtmittelwerbung sollte nicht vor allem über das Suchtmittel betrieben werden, sondern Alternativen aufzeigen). Am besten eignen sich in der Suchtprävention daher nichtsuchtmittelspezifische Themen.

Medien lassen sich grundsätzlich auf zwei sehr verschiedene Arten auswerten:

- Schülerorientierte (subjektive) Auswertung:

   Im Mittelpunkt stehen die Zuschauer/Zuhörer/Leser mit den Gefühlen, die das Medium bei ihnen ausgelöst hat.

- Inhalts- oder themenorientierte Auswertung:

   Hier steht die Aussage des Mediums im Vordergrund.

Resümee XIV:

Da Medien in ihrer Wirkung auf Jugendliche kaum eingeschätzt werden können, sind eher solche mit **suchtmittelunspezifischen** Themen vorzuziehen.

XV. KONKRETE ANSATZPUNKTE ZUR GESUNDHEITSFÖRDERUNG IN DER SCHULE

"Mein Körper ist mein Haus, und ich weiß, daß ich mein
ganzes Leben darin verbringen muß".

(Eine Tänzerin)

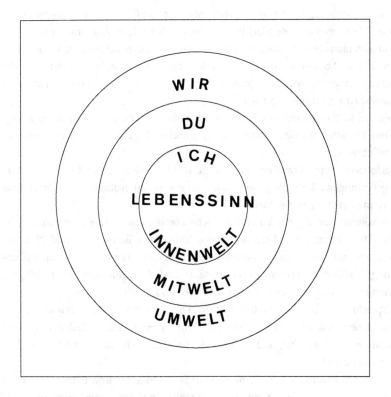

WIR

DU

ICH

LEBENSSINN

INNENWELT

MITWELT

UMWELT

Die drei Ansatzpunkte für Suchtprävention/Gesundheitsförderung

1. DISKURS

Sowenig es eine Monokausalität der Ursachen für Suchtgeschehen gibt, sowenig gibt es eine Monomethodik für Gesundheitsförderung, Prävention und/oder Therapie. Ich bin mir auch dessen bewußt, daß die folgenden Überlegungen (scheinbar) theoretisch und (scheinbar) wenig praxisbezogen sind. Aus meinem Erziehungsverständnis läßt sich dieses Dilemma aber kaum anders lösen.

Denn erzieherisches Handeln erfolgt stets in ganz konkreten unwiederholbaren Gegebenheiten durch eine bestimmte Person an einer bestimmten Person.

Die beiden am Erziehungsprozeß beteiligten Individuen, Erzieher und zu Erziehender, sind in einer ganz bestimmten Situation von (oft) unterschiedlichen und situationsabhängig ganz spezifischen Absichten und Wertvorstellungen erfüllt, die nur bei einem oberflächlichen bzw. behaviouristisch-mechanistischen Erziehungsverständnis als übertragbar angesehen werden können. In Wirklichkeit können diese Absichten und Wertvorstellungen - besonders wenn sie den beteiligten Personen wirklich gerecht werden sollen - auf keinen Fall zum Erziehungsprinzip erhoben werden.

Erziehen heißt, das Wesen des anderen erkennen, indem durch die offen zutage liegenden Tatsachen zu den inneren Beweggründen des Handelns eines Menschen vorgestoßen wird.

Dies erfordert vom Erzieher ganz andere Qualitäten (z.B.: Offenheit, Einfühlungsvermögen,...) als die Übernahme von rezepthaften Ideologien, die fremde Wertsysteme aufdrängen möchten.

Deshalb können nur allgemeine erzieherische Handlungsorientierungen formuliert werden. "Dies verlangt vom Erzieher, dass er Prinzipien, Grundsätze und Ziele auf das Konkrete und Individuelle bezieht. Dies bedeutet, dass für die unmittelbare Erziehungswirklichkeit Prinzipien, Grundsätze und Ziele nur über die beteiligten Menschen Bedeutung erlangen können..." (Wicki 1991, S. 256).

Frankl spricht zwar von der Arzt-Patient-Beziehung, wenn er sagt: "Wir dürfen da niemals schematisieren, wir können nicht genug individualisieren und improvisieren" (Frankl 1990, S. 275). Dies dürfte aber auch für alle pädagogischen Beziehungen zutreffen.

Die folgenden Schwerpunkte für eine verstärkte Erziehungs- und Unterrichtsarbeit in Richtung Gesundheitsförderung sind skizzenhaft und ohne Anspruch auf Vollständigkeit. Wenn dabei der Identitätsfindung relativ breiter Raum zugestanden ist, so deshalb, weil diese sowohl als Einzelaspekt (für die Persönlichkeitsentwicklung) als auch als Integrationsaspekt (die Persönlichkeit durchdringt alle weiteren Bereiche) große Bedeutung hat.

Da außerdem in der Schule realistischerweise nur bei den Faktorenbündeln

"Persönlichkeit" und "Schulklima" ursachenorientiert angesetzt werden kann, kreisen die im folgenden angestellten Überlegungen hauptsächlich um diese Bereiche. Dies bedeutet nun keineswegs, daß die anderen Aspekte, wie die Verfügbarkeit und Wirkungsweise der einzelnen Suchtmittel oder der soziokulturelle Bereich, als weniger wesentlich eingeschätzt werden, sondern daß hier schwerpunktmäßig jener Bereich intensiv ausgeleuchtet wird, der die pädagogische Kompetenz und Handlungsmöglichkeit des Lehrers berührt, nämlich die Auseinandersetzung mit Person und Persönlichkeit des Schülers und die Mitwirkung an einem guten Schulklima. Es ist dies auch jener Bereich, bei dem am schnellsten und effektivsten angesetzt werden kann. Trotzdem möchte ich nochmals auf die vielfältigen Möglichkeiten des Zusammenwirkens zwischen allen drei Ursachenbündeln hinweisen, die zu Verstärkung oder Abschwächung von ausweichendem Verhalten führen können. Ausweichendes Verhalten entsteht nicht aus diesem oder jenem bestimmten Grund, sondern aus mehrfachen sich verstärkenden Einzelbelastungen. Wenn nun **Persönlichkeit** und **Identitätsfindung** zentrale Bedeutung im Geschehen der Gesundheitsförderung haben, müssen zuerst deren Bedeutungsgehalte ausgeleuchtet werden.

2. IDENTITÄTSFINDUNG - INNENWELTSFINDUNG

a) Persönlichkeit

"Volk und Knecht und Überwinder,
sie gestehn zu aller Zeit,
höchstes Glück der Menschenkinder ist nur die Persönlichkeit.
Jedes Leben sei zu führen, wenn man sich nicht selbst vergißt,
alles könne man verlieren, wenn man bleibe, was man ist."
(Johann Wolfgang von Goethe).
Man könnte auch in Anlehnung an Martin Gutl sagen: "Nicht außen, innen wird die Welt **verändert**" (Originalzitat "erschaffen" statt "verändert") oder in Anlehnung an Robert Musil:" Eine Persönlichkeit ist der Ausgangs- und der Fluchtpunkt alles dessen, was **gemacht** wird, und dessen, wie es **gemacht** wird" (Originalzitat "gesagt" statt "gemacht") Auch bei Goethe reizt es mich sehr, das Wort "bleibe" durch das Wort "werde" zu ersetzen. Es hieße dann:" ... alles könne man verlieren, wenn man **werde**, was man ist".
Da Persönlichkeits- und Identitätsmodelle heute richtigerweise zunehmend

dynamisch gesehen werden, gefällt mir das statischere "bleibe" weniger als das dynamischere "werde".

Novalis meint, die höchste Aufgabe der Bildung sei "sich seines transzendentalen Selbst zu bemächtigen." Und Pindar mahnt: "Werde, der du bist!"

Ausgehend vom Alltagsbegriff "Persönlichkeit" möchte ich zum wissenschaftlichen Begriff "Identität" vorstoßen. Viele der einzelnen Tiefen-, Höhen- und Breitenschichten der Persönlichkeit sind wissenschaftlich kaum erfaßbar. Wären sie es, so wären die einzelnen Teile zusammengenommen doch noch niemals das Ganze.

Die einzelnen Teile interferieren, potenzieren oder schwächen sich ab und ergeben in der Gesamtheit eine neue, sich ständig verändernde, individuelle Zusammenstellung.

Um einer Persönlichkeit in ihrer Ganzheit nur annähernd gerecht werden zu können, muß neben dem kognitiven Erkennen auch das affektive Erfassen der Person, die Intuition, eingesetzt werden. Das ist einesteils das Unbefriedigende, andernteils das Faszinierende.

Als Persönlichkeit werden meist zuvorderst jene Personen bezeichnet, die in hohem Ausmaß Selbstbestimmung und Autonomie "praktizieren". Dies geschieht meist aufgrund sehr typischer, "charakteristischer", und unverwechselbarer, meist auch "starker" Eigenschaften. Es ist das Mehr-Selbst-Sein, die Authentizität, was für Außenstehende erkennbar oder doch zumindest spürbar ist.

Auch die individuelle Stellung zum Sinn des Seins fließt in die Persönlichkeit des einzelnen ein. Dies verdeutlichen Ausdrücke wie "selbst**bewußt**, "selbst**sicher**", "selbst**zufrieden**", "Selbstver**wirk**lichung", "Selbst**wert**gefühl", "Selbst**achtung**".

Wie stark die Sinnfrage mit Persönlichkeit verknüpft ist, zeigt Erich Fromm auf. Er meint, "daß die volle Entfaltung der eigenen Persönlichkeit und der des Mitmenschen das höchste Ziel des menschlichen Lebens ist" (Fromm 1987, S. 163).

b)   **Personalisation, Ich-Findung**

Mit Ich-Findung oder Personalisation (nach Igor Caruso) ist der Prozeß der "Personwerdung" gemeint (in Abhebung zu den Begriffen Sozialisation und Enkulturation) (Keller/Novak 1987, S. 264). Er bezieht sich ausschließlich auf ein einzelnes Individuum.

Nach Caruso ist Personalisation ein **dynamischer** Begriff, da das Werden betont wird, ein **aktiver** Begriff, da die Veränderungen zur Personwerdung von der Person selbst ausgehen, ein stark **individuell** betonter Begriff, da die Person in ihrer Einmaligkeit und in ihrem "kulturspezifischen Umfeld" gesehen wird, ein **umfassender** Begriff, da der Mensch als ganzes in seiner Totalität erfaßt wird, ein **ambivalenter** Begriff, weil er sich in ständigem Dialog mit der Umwelt entwickelt, ein **reflexiver** Begriff, weil das "Um-Sich-Wissen" zunimmt und entspricht in etwa dem Frankl'schen Personenbegriff.

Kennzeichen sind das Mehr-und-mehr-Bewußtwerden des Individuums, das Bei-sich-Sein, das Mehr-und-mehr-souverän-Werden, das Sich-Öffnen zur Welt und zu den Mitmenschen, das sich in der Dialogfähigkeit zeigt, die Dekodierung von Entfremdung, Wiederholungszwang, Fixierung und die Hinwendung zu Lebenswesentlichem. Zusammengefaßt könnte Personalisation als "Progression des Humanum" bezeichnet werden. "Der Mensch muß zwar werden, aber **das, was er ist**" (Caruso, zitiert nach Stöger 1987, S. 16).

c) **Identität**

Identität (lat.: idem) bezeichnet die Übereinstimmung mit sich selbst (Willmann Institut 1977, S. 80).

Identitätsgewinnung ist eine nicht abschließbare und stets neu zu erbringende Leistung eines einzelnen oder eines Kollektivs. Sie entwickelt sich in Interaktionsprozessen.

Goffman spricht von **sozialer** und **persönlicher** Identität, die dem Individuum von seinen Interaktionspartnern zugeschrieben werden und stellt diesen beiden Formen die nur subjektiv erfahrbare Ich-Identität gegenüber.

"Unter sozialer Identität ist die Zuschreibung vorgegebener Eigenschaften zu verstehen, die den Charakter normativer Erwartungen haben", also den Wunsch des Individuums beinhalten, so zu sein wie jeder andere. "Im Fall der persönlichen Identität dagegen wird verlangt, sich von allen anderen zu unterscheiden, also so zu sein wie kein anderer" (Rexilius/Grubitzsch 1981, S. 476).

Diese widersprüchlichen Erwartungen bedürfen eines Ausgleiches, der von der Ich-Identität geleistet werden muß.

Die Spannung zwischen sozialer und persönlicher Identität ist nicht ausschließlich von der Logik her bestimmt, sondern auch wesentlich von Gefühlen und Befindlichkeiten. Sie ist lebendig und gelebt.

Identität resultiert daher aus zwei gegenläufigen Prozessen, "der Internalisierung sozialer Rollen, Normen, Werte und der autonomen Distanzierung von ihnen (...). Das erfordert vom Individuum die Fähigkeit, zwischen **sozialer** und **personaler** Identität eine **Balance** zu schaffen (und daraus seine Individualität zu gewinnen); denn es muß einerseits den in Rollenentwürfen formulierten Verhaltenserwartungen seiner Mitmenschen scheinbar **normal** sich fügen, andererseits seinem Interaktionspartner gleichzeitig in einer unverwechselbaren Biographie scheinbar **einzigartig** sich präsentieren"(Willmann Institut 1977, S. 81 ff.).

Diese Balance muß außerdem in verschiedenartigen Situationen zwischen widersprüchlichen Erwartungen und zwischen den Anforderungen der anderen und den eigenen Bedürfnissen aufrechterhalten werden (Krappmann 1982, S. 9). Je stabiler die Balance ist, desto mehr Interaktionsspielraum hat das Individuum (ebd., S. 124).

Identität entwickelt sich aus der Interaktion mit der Umwelt durch Rollenzuweisungen an den einzelnen und Rollenauslegungen durch den einzelnen, wobei sich beide Faktoren wechselseitig und vielfältig beeinflussen. In komplexen industriellen Gesellschaften kommt es zu einer dauernden Identitätsbedrohung, weil konkurrierende Identitäten gefordert sind. "Das Gelingen oder Nichtgelingen der Identitätsbildung (...) hängt einerseits ab von der Art der Bewältigung früherer psychosozialer Krisen und andererseits von gesellschaftlichen Möglichkeiten und Grenzen" (Rexilius/Grubitzsch 1981, S. 486).

Identität kann umso weniger erreicht werden, je mehr Konflikte unterdrückt werden, Angst erzeugt wird, differenzierte Verhaltenskontrollen drohen, rigides, fixiertes und affektives Rollenverhalten gefordert sind (Willmann Institut 1977, S. 81 ff.).

Identität nach Lothar Krappmann ist eine immer wieder neue Verknüpfung früherer und anderer zwischenmenschlicher Kontakte des Individuums mit Erwartungen und Bedürfnissen, die in aktueller Situation auftreten.

Die Art der Verknüpfung ist nicht beliebig, sondern modellhaft. Je mehr Identität ein Individuum bereits gewonnen hat, desto leichter und besser kann es seine Identität präsentieren und repräsentieren und desto leichter und besser ergibt sich ein Zugewinn an Identität (Krappmann 1982, S. 121).

d) **Bewertung**

Da "Identität" nicht nur das Individuum erfaßt, sondern auch dessen Eingebettetsein in sein soziales Umfeld (im Gegensatz zur Personalisation), möchte ich im folgenden vom Begriff "Identität" ausgehen. Der Gewinnung von Identität ist nach dem vorher Dargelegten in Fragen der Gesundheitsförderung, aber auch in allen Fragen der Erziehung größte Aufmerksamkeit zu schenken.

Diese bildet den Brennpunkt aller Bemühungen, vor allem dann, wenn man davon ausgeht, "daß Drogenabhängigkeit im Sinne von Erikson primär eine Störung der Identitätsbildung ist" (Nowak 1988, S. 1).

"-   Je mehr eigene Möglichkeiten ausgeschöpft werden können, desto produktiver (...) wird das Verhalten sein.

-    Je mehr Hilfsmittel eingesetzt werden müssen, desto unproduktiver ist der Mensch, desto stärker werden Genuß oder auch die Stimulierung der eigenen Befindlichkeit im Vordergrund stehen. (...). Ob der einzelne tatsächlich auf Dauer Rauschmittel konsumiert, entscheidet letztlich das Verhältnis des **produktiven** zum **unproduktiven** Verhalten. Je eindeutiger die Unproduktivität dominiert, desto wahrscheinlicher wird der Rauschmittelkonsum" (Bärsch/Bandlow et al. 1982, S. 131).

e)   **Thesen zur Identitätsgewinnung**

o   Identitätsgewinnung ist nicht abschließbar und muß stets neu erfolgen, ist also **dynamisch**;

o   Identitätsgewinnung ist ein **teils aktiv, teils passiv** verlaufender Prozeß;

o   Identitätsgewinnung hängt vom umgebenden gesellschaftlichen und kulturellen Umfeld genauso ab, wie von den unverwechselbaren **individuellen** Voraussetzungen;

o   Identitätsgewinnung umfaßt den **ganzen** Menschen in seiner Einmaligkeit und seinen Gefühlen und nicht nur sein vordergründiges Denken und Handeln;

o   Identitätsgewinnung ist **zyklisch**, weil neue Anforderungen und/oder Erkenntnisse auch immer rückwirkend aufgearbeitet werden müssen;

o   Identitätsgewinnung ist nicht nur ein **kognitiver** Prozeß, sondern mindestens in gleichem Ausmaß ein Prozeß der **affektiven** Wahrnehmung;

o   Identitätsgewinnung ist **vielseitig,** da gleichzeitig verschiedene, auch
    einander widersprechende Konzepte erstellt werden können;

o   Sie kann auch zu Konzepten führen, die nicht zusammenpassen oder sich
    sogar ausschließen;

o   Identitätsbalance entwickelt sich auch aus der Art, wie wir uns anderen
    gegenüber präsentieren, nicht ausschließlich nur aus der Art, wie wir
    sind (vgl. Pervin 1981, S. 189 ff.).

f)   **Ist Identitätsfindung heute schwieriger als früher ?**

Wenn man davon ausgeht, daß Identitätsverluste bei Mitgliedern der
Gesellschaft nicht nur zu persönlichen Defiziten führen, sondern einen
Identitätsverlust der gesamten Gesellschaft bewirken, so wird das Hineinwirken der Identität in die anderen Ursachenbereiche für die Entstehung
von ausweichendem Verhalten wieder besonders deutlich.

Identität und ihre Balance scheint deswegen heute schwerer erreichbar,

o   weil die Pluralität der Möglichkeiten deren grundlegende ethische
    Wertung gar nicht mehr zuläßt; so muß sich der Mensch mit immer
    geringer werdenden "Stützen" durch die Gesellschaft zurechtfinden,
    weitgehend auf sich selbst gestellt. Dies fällt ihm umso schwerer, als
    dieses Überangebot an Möglichkeiten zu Konsumhaltung,
    Orientierungslosigkeit, nach Siegfried Bernfeld zum "Fehlen des
    zentralen Ortes", und damit Heimatlosigkeit des Ich führen kann.
    Letztlich ergibt sich daraus eine Überforderungssituation des Ich. Viktor
    Frankl drückt dies treffend aus, wenn er sagt: "Im Gegensatz zum Tier
    sagen dem Menschen keine Instinkte, was er tun muß, und im Gegensatz
    zum Menschen von gestern sagen dem Menschen heute keine Traditio-
    nen mehr, was er soll, (so) scheint er oftmals nicht mehr recht zu wissen,
    was er im Grunde will. So will er denn nur das, was die anderen tun.
    Oder aber er tut nur das, was die anderen wollen - von IHM wollen"
    (Frankl 1979, S. 142).

o   weil jeder bewußt oder unbewußt erlebt, daß eigenes und gesell-
    schaftliches Handeln (scheinbar?) immer mehr von pragmatischen
    "Systemzwängen" und immer weniger durch eigenes sittliches Verhalten
    gesteuert wird (wie noch bei den "klassischen Helden");

o   weil von den dargebotenen Möglichkeiten nicht immer der einem
    gemäße (da vielleicht unangenehme), sondern oft eher der einem zuerst

als einfacher scheinende bzw. als angenehmer empfundene Weg einge-
schlagen wird;

o   weil wir im Zweifelsfall den (angenehmen, unpersönlichen) Konsum der
    (u.U. unangenehmen, persönlichen) Begegnung mit dem anderen und
    uns selbst vorziehen. Wir betäuben uns mit der "Droge Konsum" oder
    auch anderen Suchtmitteln, weil wir zu bequem, zu ängstlich, zu unfähig
    und/oder zu oberflächlich sind, um unsere Angelegenheiten von Grund
    auf zu ändern. Diese "Droge Konsum" steht oft so im Mittelpunkt aller
    Lebensinteressen, daß wir keine Zeit mehr für Wesentlicheres haben,
    immer mehr davon brauchen und bei Entzug unter heftigen
    Abstinenzerscheinungen leiden.

o   weil zur Befriedigung des Bedürfnisses nach Identität mit Hilfe
    sekundärer Institutionen (Massenmedien, religiöse Institutionen,
    psychologische Beratung und Therapie ...) ein "Identitätsmarkt" entsteht,
    der das Individuum zum "Konsumenten von Identität" degradiert
    (Wellendorf 1973, S. 170);
    Dies ist besonders dann der Fall, wenn ein "Vakuum" an Möglichkeiten,
    Identität zu finden, gegeben ist (z.B. durch Erwachsene, die sich der
    Findung eines eigenen Standpunktes und der Hilfe der Stand-
    punktfindung für die Heranwachsenden entziehen und somit auf deren
    wesentliche Fragen keine Antworten wissen).

o   weil Erlebnisse oft aus zweiter Hand (z.B. Medien) dargeboten und
    konsumiert werden;

o   weil die Massenmedien alle genannten Probleme verschärfen durch das
    Wie und Was der Darstellung (Oberflächlichkeit, Orientierungslosigkeit,
    marionettenhaftes Handeln, Ausrichten auf Konsum ...); Dazu kommt,
    daß das Medium Fernsehen selbst als Suchtmittel wirken kann, wenn es
    zum Ersatz für mitmenschliche Beziehungen wird.

o   weil viele Bedürfnisse nicht mehr aus der Person entspringen,
    sondern durch Werbung gezielt geweckt bzw. unterdrückt werden;

o   weil mitmenschliche Beziehungen aufgrund von zahlreichen anderen
    (attraktiven) Beschäftigungsmöglichkeiten einerseits immer weniger zu-
    stande kommen, andererseits die wenigen eingegangenen Beziehungen
    (etwa in der Familie) häufig emotional überbelastet sind;

o   weil in den Fällen von schwieriger Ablösung von der Herkunftsfamilie
    eine eigenständige Persönlichkeitsentwicklung erschwert ist;

o   weil die Entwicklung einer relativ stabilen Identitätsbalance zuwenig

Anliegen des Elternhauses und der Schule - der Pädagogik - ist und zugunsten kognitiver Ziele zu häufig hintangestellt wird;

o   weil die Gefahr besteht, daß wir durch die angestrengte Konzentration auf das eigene Ich gerade dieses aus den Augen verlieren;

o   weil die Quantität der Eindrücke und Angebote auf Kosten der Qualität geht, wenn man sich mit nichts mehr intensiv beschäftigt; dies führt in der Folge zu großer Oberflächlichkeit und fehlendem Tiefgang.

o   weil zunehmend weniger Bewährungsproben für die Person da sind, welche das Selbstwertgefühl steigern können;

o   weil die Ausbildung individueller Identität in einer technokratisch-normierenden Gesellschaft weniger denn je gefragt ist;

o   weil die Entfaltungsräume immer kleiner, dafür die Schonräume immer größer werden;

o   weil die Zersplitterung unserer Gesellschaft viele, auch sehr divergierende Rollen(erwartungen) mit sich bringt;

o   weil der gesellschaftliche Wandel in einem atemberaubenden Tempo verläuft.

Dies alles bildet den Boden für Lethargie, Engagement-, Sinn- und Wertverlust und führt damit zum Identitätsverlust und in der Folge zur Aushöhlung der Persönlichkeit.

g)   **Welche Konsequenzen ergeben sich daraus für das derzeitige Schulsystem?**

Schule unterscheidet sich von Familie und stellt teilweise die in familiären Interaktionsprozessen erreichte Identitätsbalance der Kinder in Frage (Wellendorf 1973, S. 48).

Wesentlich wäre es, in der Schule insgesamt mehr das Erziehungsgeschehen im Gegensatz zum Unterrichtsgeschehen in den Mittelpunkt zu rücken. Die intellektuelle Förderung darf nicht allzu sehr auf Kosten der genannten Persönlichkeitsentwicklung gehen.

Vor allen Dingen ist die Erreichung von Identität nicht vorrangig ein kognitiver Prozeß, sondern auch ein sehr stark gefühlsmäßig besetzter Bereich.

In einer Schule der Verkopfung und einer damit einhergehenden Vernachlässigung der Befindlichkeiten und Gefühle kann eine Verstärkung der Identitätsfindung und damit der Persönlichkeitsentwicklung   daher nur schwer abgedeckt werden. Einseitige Intellektualisierung hat schwindende Erlebnis- und damit Lebensfähigkeit zur Folge. Damit wird dem Kind die Basis für eine harmonische

Entwicklung entzogen. Die Entfaltung der Persönlichkeit findet eher zufällig und kaum gezielt statt. Oft wird sie sogar behindert.
In der Schule gibt es trotz Pestalozzi bis heute keine Chancengleichheit für "Kopf, Herz und Hand".

Konkrete identitätsfördernde Maßnahmen könnten sein:

o   Förderung von Verhaltensmöglichkeiten und Verhaltensweisen,   die   als "soziales Lernen" zusammengefaßt werden können;

o   Förderung von **persönlichen Beziehungen** von Schülern untereinander, aber auch Lehrer-Schüler und Lehrer-Lehrer-Beziehungen.
Frühkindliche Lernstörungen sind meist Störungen auf der Beziehungsebene, denn Lernen erfolgt eingebettet in die Beziehungs- und Lebenswelt des Kindes.

Daher ist die personale Begegnung zwischen allen Beteiligten ganz wichtig. Voraussetzungen für personale Begegnung:

sich kennen

Zeit haben

geben und nehmen

die Person des anderen achten

Vertrauen

Offenheit

die Intentionen der Kinder und Jugendlichen wahrnehmen

Vor-urteile vermeiden

o   Förderung einer Atmosphäre insgesamt, die Identifikationsmöglichkeiten bietet und Wünsche nach Identifizierung mit den Zielen, Inhalten und Personen erleichtert;
(Damit Jugendliche ihre Identitätsbedürfnisse nicht ausschließlich über Medien, Konsum, Sekten, Drogen ..... befriedigen müssen. Wer keine stabile Identität hat, ist auf derartige "Requisiten" angewiesen).

o   Möglichkeit, **Empathie** zu erfahren und selbst zu lernen. (Diese Fähigkeit wiederum hängt eng mit der Sprachentwicklung zusammen);

o   Förderung des **affektiven Bereichs**, des Erlebens und Fühlens;

o   Förderung der **Offenheit**;

o   Förderung des **Angstabbaus**, da Gefühle von Angst das Selbstwertgefühl beeinträchtigen, welches wiederum massive Auswirkungen für die Identitäts-balance hat;

o   Förderung der **Umgangsmöglichkeiten mit aggressiven Impulsen** (keine Verdrängung oder Unterdrückung);

o   Förderung der **reflexiven Auseinandersetzung** mit dem anderen, mit der Mitwelt und der Umwelt;

o   Förderung der **Konfliktfähigkeit** und **Konfliktlösefähigkeit;**

o   Förderung der **Frustrationstoleranz,** da niemals alle Bedürfnisse befriedigt werden können;

o   Förderung des **Dialogs** als **das** zwischenmenschliche Interaktionsprinzip;

o   Förderung der **sprachlichen Ausdrucksfähigkeit,** insbesondere des "analytischen" und "reflexiven" Sprachgebrauchs (Habermas), um in erweiterte Interaktionsprozesse eintreten zu können;

o   Förderung der Fähigkeit, einerseits sich **Normen** gegenüber **reflektierend** und **interpretierend** verhalten zu können, andererseits aber auch Einbringen von klaren Standpunkten, die im Entscheidungsfindungsprozeß Reibebäume bzw. "Stütze" und konkrete Möglichkeit zur Identifikation bieten können.

Schon Piaget belegte durch seine Untersuchungen, daß ein "reiferes, moralischeres Urteil die Kinder befähigt, die Einhaltung der Regeln als notwendigen Bestandteil einer Moral der Kooperation zu begreifen" (zitiert nach Krappmann 1982, S. 139), wenn der Moralentwicklung genügend Aufmerksamkeit gewidmet wird.

o   Förderung **flexibler Normensysteme** in der Schule, damit Raum zu subjektiver Interpretation und individueller Ausgestaltung des Verhaltens bleibt. In "totalen Institutionen" (z.B. Krankenhaus, Militär , Kloster ...) kann nämlich Identität kaum aufrechterhalten werden (Krappmann 1982, S. 40).

"Die Gefahr, daß die Institutionen verfallen, weil die internalisierten Normen als Repression durchschaut werden und daher ihre Erfüllung wo immer möglich hintertrieben wird, ist größer als das Risiko der Institution, sich mit den Bedürfnisstrukturen des Individuums zu arrangieren, indem sie der subjektiven Interpretation von Normen Raum läßt" (ebd., S.125).

Ansonsten besteht auch die Gefahr, daß Jugendliche sich so wenig mit vorgegebenen Zielen und Inhalten identifizieren können, daß sie eine verstärkte Provokation des erwachsenen Repräsentanten des Systems suchen (um einen Widerpart zu finden, von dem man sich absetzen und eigene Identität finden kann) (Wellendorf 1973, S. 172).

o   Möglichkeit, die bisherigen **lebensgeschichtlichen Erfahrungen** in das Schulleben einzubringen. Erst wenn verschiedene An- und Absichten reflektiert werden können, kann eine relativ stabile Balance zwischen persönlicher und sozialer Identität gewonnen werden (ebd., S. 199);

o Entdeckung und Förderung der bislang **"unentdeckten" Eigenschaften** des einzelnen und Möglichkeiten deren Einsatzes suchen;

o Förderung des **Engagements,** der Aktivität, des aktiven Sich-Einbringens in die Welt, indem dem einzelnen Veränderungsmöglichkeiten eröffnet und zugestanden werden;

o Ermöglichung von Bewährungsproben, welche die Erlangung von **Selbstwertgefühl** ermöglichen;

o Aufarbeitung der Geschlechtsrollen.

Nach Dale Spender werden in koedukativ geführten Klassen durchwegs die männlichen gegenüber den weiblichen Schülern auf verschiedenste Arten bevorzugt (Spender 1985).

Schließlich sind gerade die Geschlechtsrollen in den Klassen mit hohem Gastarbeiteranteil mit islamischer Religion verstärkt anfällig für vielerlei Probleme, von denen sich ein großer Teil auf unterschiedliche Definitionen der Geschlechtsrollen zurückführen lassen.

o "Natürlicher Umgang" mit **Sexualität:**

Zu wünschen wäre eine Sexualerziehung, die nicht nur Sachinformationen vermittelt, sondern die gesamte Personalität des Menschen erfaßt. Deren Ziel es auch ist, der "Sprachlosigkeit" der Schüler auf diesem Gebiet, die schichtspezifisch ist, entgegenzuwirken.

o Hinterfragung der **Leistungsanforderungen,** der Noten und der Selektionsfunktion der Schule;

o Hinterfragung von **schulischen Ritualen;**

o **Öffnung** der Schulen und Schulhäuser gegenüber der "Restgesellschaft";

o Förderung von **klassenübergreifenden Aktivitäten,** um aus der Jahrgangsghettosituation herauszukommen.

Aus all dem Gesagten ergibt sich, daß Identitätsfindung und Ablöseprozeß einander bedingen.

3. AUSEINANDERSETZUNG MIT DER MITWELT

a) Zielsetzung

Im Gegensatz zur Umwelt soll hier das konkrete Miteinander mit den

Mitmenschen, die persönliche Begegnung angesprochen werden, was unter anderem für ein positives Schulklima von großer Bedeutung ist.

b) **Welche Konsequenzen ergeben sich daraus für das derzeitige Schulsystem?**

- Auswahl der Unterrichtsstoffe nicht nur nach ihren kognitiven, sondern verstärkt auch nach ihren **affektiven** Inhalten.
- Verstärkte Anwendung von **offenen** und **sozialen** Lernformen.
- Weitgehende **Integration** (der Ausländer, der Begabten, der geistig/körperlich Behinderten, der sozial Benachteiligten,...) bei gleichzeitiger Bemühung um **Individualisierung** des Unterrichts.
- Möglichkeiten für **individuelle Schwerpunktbildungen** durch Schüler.
- Gestaltung der **Schule** und des Unterrichts als **Lebens- und Erlebnisraum** durch gemeinsame Aktivitäten, Projekte, Feste, Feiern,...
- Förderung eines **guten Klassenklimas**.
- Förderung der Aufgeschlossenheit der Schüler für die **Begegnung mit Menschen**, insbesondere mit deren Schwächen und Unzulänglichkeiten.
- Bei Bedarf Möglichkeiten zu einer teilweise **ganztägigen Betreuung** der Schüler mit Mittagstisch und kreativer Freizeitgestaltung.
- Einführung von **Teamteaching, Begleit- und Stützlehrersystem**.
- Einrichtung von **regelmäßigen Arbeitskreisen** zu verschiedenen pädagogischen Themenbereichen schulintern bzw. schulübergreifend.
- Verstärkte **fachkundige Hilfestellung** durch kompetente Ansprechpartner, die kostenlos in Anspruch genommen werden können, nach Möglichkeit eingebettet in ein Projektservice- und Kommunikationszentrum.
- Anbieten von Hilfe bei schulischen und privaten Konflikten durch "**Ansprechlehrer**".
- Möglichkeit und In-Anspruchnahme von **Supervision**, Fallanalyse und Selbstreflexion durch die Lehrer.
- **Senkung der Klassenschülerzahl.**
- Intensivierung der **Elternarbeit**
  (vgl. auch Waibel 1991, S. 25 f.).

4. AUSEINANDERSETZUNG MIT DER UMWELT

In dieser letzten "Schale" Umwelt sollen vor allem **Gesellschaft, Kultur** und **Natur** angesprochen werden.

a) **Gesellschaft**

Durch gesellschaftliche und kulturelle Veränderungen, die Beziehungsverlust, Isolation, Materialismus und Konsum, Vermassung, Segmentierung, Institutionalisierung, Bürokratisierung und schließlich ein existentielles Defizit oder gar eine existentielle Frustration zur Folge haben, wird die **Not**wendigkeit einer Gegensteuerung und kompensatorischen Erziehung immer größer.

Aus all den bereits genannten Entwicklungen und Strömungen in unserer Gesellschaft ergibt sich deren Menschenbild, das zwar kaum konkret faßbar ist, aber dennoch den Hintergrund allen Geschehens bildet.

Zu hohes Prestige genießen heute Werte wie Geld, Konsum, Leistung, Macht. Zu kurz kommen hingegen Werte wie Demut, Verzicht, Liebe, Verantwortung ... **Quantitäten** haben viel größere Bedeutung als **Qualitäten**. Dazu kommt, daß sich unser Menschenbild vor allem an jüngeren, leistungsfähigen und gesunden Personen orientiert (siehe Jugendlichkeitskult).

Arme, Alte, Kranke, Behinderte, Kinder ... werden "ausgeschieden" aus dem gesellschaftlichen Alltag. Damit ist ihre Außenseiterposition beinahe vorprogrammiert. Wir haben es bisher nicht geschafft, alle wieder hereinzuholen. Im Gegenteil: Wir segmentieren immer mehr. Jeder lebt unter seinesgleichen in ghettoähnlichen Situationen.

Der Wert einer Gesellschaft muß aber daran gemessen werden, wie ihre Integrationsfähigkeit ist, wie sie mit ihren schwächeren Mitgliedern umgeht. Wen wundert es daher, wenn viele junge Menschen aufgrund dieser Gegebenheiten die derzeitigen politischen und wirtschaftlichen Verhältnisse ablehnen, was sich in einer pauschalen Ablehnung der Gesellschaft niederschlagen kann.

b) **Kultur und Kunst**

Wenn Kultur die Wesensentfaltung des Menschen und seine Auseinandersetzung mit der Umwelt und deren Gestaltung umfaßt (vgl. Herder Verlag 1967), dann bestimmt die Art der Kultur, in der wir leben, im weitesten Sinn über unser Dasein, über die Art unseres Bewußtseins und Denkens, genauso wie dies Sprache vermag.

Kunst und Medien entstehen aus der Kultur und wirken auf sie zurück. In ihnen spiegeln sich Daseinserfahrung und geschichtliches Bewußtsein.

c)   **Natur**

Entfremdungsvorgänge durchziehen zunehmend alle Lebensbereiche und treten durch die sich verselbständigende und überhandnehmende Technisierung und Mechanisierung besonders auch im Kontakt des Menschen zur Natur auf. Der Mensch hat sich über die Natur erhoben und vergessen, daß er selbst ein Teil von ihr ist. Mit ihrer Zerstörung entzieht er sich selbst die unumgänglich notwendige Lebensgrundlage. "Die alten Dakota waren weise. Sie wußten, daß das Herz eines Menschen, der sich der Natur entfremdet, hart wird; sie wußten, daß mangelnde Ehrfurcht vor allem Lebendigen und allem, was da wächst, bald auch die Ehrfurcht vor den Menschen absterben läßt. Deshalb war der Einfluß der Natur, die den jungen Menschen feinfühlig machte, ein wichtiger Bestandteil ihrer Erziehung" (Standing Bear 1983, S. 29).

d)   **Welche Konsequenzen ergeben sich für das derzeitige Schulsystem?**

o   Beteiligung an der Entmythologisierung der Medien. (Zeitschriften, Zeitungen, Bücher, Comics, Werbung, Radio, Fernsehen, Video, Computer ...);

o   Anleitung für junge Menschen, die Symbole ihrer Kultur zu interpretieren (vgl. Postmann 1985, S. 197 f.);

o   Effektivere und intensivere Medienerziehung:
     Medien nicht vordergründig abhandeln, sondern ihre vielfältigen Auswirkungen zu einem wesentlichen Lerngegenstand machen;

o   Beschäftigung mit den verschütteten Wurzeln unserer abendländischen Kultur;

o   Beschäftigung mit anderen Kulturformen;

o   Die Bedeutung des künstlerischen Schaffens (Bildende Künste, Musik, Dichtung, Theater, Tanz ...) von Gegenwart und Vergangenheit erfahrbar werden lassen;

o   Eigene Formen des künstlerischen Ausdrucks finden lassen;

o   Versuch einer Einordnung der Stellung des Menschen in der Natur;

o   Bedeutung einer intakten Natur erkennen;

o   Naturschönheiten erfahren, Naturerlebnisse vermitteln, die zum Staunen führen;

o   Bedeutung des Umweltschutzes erkennen;

o   Im überschaubaren Bereich selbst aktiv Umweltschutz betreiben.

5) SINNFRAGE

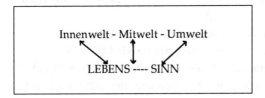

a)   **Diskurs**

Die **Sinnfrage** steht in vielfältigen, untereinander interagierenden Wechselbeziehungen zu Innenwelt (Identität), Mitwelt und Umwelt. Sie verknüpft diese Themenbereiche gewissermaßen zu einem sinnvollen Ganzen.

In unserer Zeit ist die Sinnfrage aufgrund der existentiellen Frustration (siehe S. 53 f.), von der ein Teil der Menschen mehr oder weniger intensiv erfaßt ist, aktuell geworden. Viktor Frankl meint, daß die Frage nach dem Sinn des Lebens typisch menschlich ist, denn Tiere und Pflanzen fragen nicht danach. "Das tut eben nur der Mensch, und das ist nicht **Ausdruck einer seelischen Krankheit**, sondern der **Ausdruck geistiger Mündigkeit**(...). Denn es ist geistige Mündigkeit, wenn jemand es verschmäht, eine Antwort auf die Sinnfrage einfach aus den Händen der Tradition entgegenzunehmen, vielmehr darauf besteht, sich selber und selbständig auf die Suche nach Sinn zu begeben" (Frankl 1991, S. 239).

Denn, "wovon der Mensch zutiefst und zuletzt durchdrungen ist, ist weder der Wille zur Macht, noch ein Wille zur Lust, sondern ein Wille zum Sinn" (Frankl

1986, S. 101).

Verbindliche Sinnantworten sind infolge der Pluralität der Normen und Werte in unserer Gesellschaft nicht mehr vorgegeben. Die Lebenswege sind immer weniger traditionsgebunden und können in Orientierungsschwierigkeiten und Orientierungsverlust münden. Sinn kann aber nicht gegeben und nicht theoretisch vermittelt werden.

Alfried Längle, ein Schüler Frankls, auf dessen kurze und anschauliche Zusammenfassung der Thematik hier zurückgegriffen wird, hat in seinem Buch "Sinnvoll leben" folgende Thesen zum Lebenssinn aufgestellt:

- "Sinnvoll leben heißt, auf einen einfachen Nenner gebracht, die **Aufgabe, die gerade ansteht, erfüllen.**(...)
- Sinn kann nicht gegeben werden. Sinn ... muß **erkannt**, er muß **gefunden** werden.(...)
- ...die **Sinnangebote liegen in der Welt,** ... Sinn ... ist eine **Möglichkeit zwischen den Zeilen der Wirklichkeit.**(...)
- **Den Sinn für alle Zeiten** - ihn erfassen wir nicht.(...) **Sinn wechselt somit mit jeder Veränderung der Situation.**(...) Sinnvolles Leben heißt **Flexibilität** in der Wahrnehmung der Werte.(...)
- **Sinn wird nicht erdacht.**(...) Was einen Sinn darstellt, **erfaßt mich ganzheitlich,**..." (Längle 1989, S. 51 ff.).

Wie kann der Sinn erspürt und gefunden werden? Sinn kann höchstens teilweise verstandesmäßig erfaßt werden. Im wesentlichen muß er intuitiv erspürt werden.

Welches sind die Werte, die mich anziehen und deren Verwirklichung zur Sinnerfüllung führt?

Für Frankl spielt dabei das Gewissen die Hauptrolle. Er bezeichnet das Gewissen als "Sinn-Organ". "Es ließe sich definieren als die Fähigkeit, den einmaligen und einzigartigen Sinn, der in jeder Situation verborgen ist, aufzuspüren" (Frankl 1986, S. 156). Da das Gewissen als "Sinn-Organ" wirkt, müßten Bemühungen um Sinnfindung bei der Ausgestaltung und Verfeinerung des Gewissens ansetzen, "so daß der Mensch hellhörig genug ist, um die jeder einzelnen Situation innewohnende Forderung herauszuhören. In einem Zeitalter, in dem die Zehn Gebote für soviele ihre Geltung zu verlieren scheinen, muß der Mensch instand gesetzt werden, die 10.000 Gebote zu vernehmen, die in den 10.000 Situationen verschlüsselt sind, mit denen ihn sein Leben konfrontiert. Dann wird ihm nicht nur eben dieses sein Leben wieder sinnvoll (und sinnvoll heißt voller Aufgaben) erscheinen, sondern er selbst wird dann auch immunisiert sein gegenüber Konformismus und Totalitarismus - diese beiden Folgeerscheinungen des existentiellen Vakuums; denn ein waches

Gewissen allein macht ihn 'widerstands'-fähig, so daß er sich eben **nicht** dem Konformismus fügt und dem Totalitarismus beugt.

So oder so: Mehr denn je ist Erziehung - Erziehung zur Verantwortung. Und verantwortlich sein heißt selektiv sein, wählerisch sein.(...) Wollen wir nicht in der Flut all dieser Reize, in einer totalen Promiskuität untergehen, dann müssen wir unterscheiden lernen, was wesentlich ist und was nicht, was Sinn hat und was nicht, was sich verantworten läßt und was nicht" (Frankl 1986, S. 157).

Der **Sinn**frage geht die **Wert**frage voraus. Indem ich Werte verwirkliche, komme ich zur Sinnerfahrung.

Da die Verwirklichung von eigenen Werten zur Sinnerfüllung führt, ist Wertesehen-lernen eine erste Voraussetzung, um den einen oder anderen Wert als den eigenen erkennen zu können. Dies geht aber nicht ausschließlich über Wissensvermittlung, weil Werte ja auch intuitiv erfaßt werden. Werterleben wird durch Vorbilder und durch die Art des Zusammenlebens in kleineren und größeren Gemeinschaften vermittelt.

Eine ebenfalls wichtige Voraussetzung zur Sinnfindung ist die von Frankl so bezeichnete "Kopernikanische Wende". Sinnerfüllung wird seiner Meinung nach erst dann möglich, wenn nicht der einzelne Anforderungen an das Leben stellt und damit seine Vorstellungen von Leben verwirklichen will, sondern wenn er sich als ein vom Leben Befragter ansieht, der auf vorliegende Aufgabenstellungen antwortet und damit seine Ver-antwort-ung lebt. D.h. wir wenden uns von einer inexistentiellen fordernden Haltung in eine existentielle ver-antwort-liche Haltung. Frankl sagt, daß es eigentlich nie und nimmer darauf ankommt, was wir vom Leben noch zu erwarten haben, viel mehr lediglich drauf, was das Leben von uns erwartet (Frankl 1986-1, S. 124).

"Der Mensch ist der immer schon Befragte, der durch seine Handlungen und durch sein Verhalten die Antworten gibt auf die Fragen seines Lebens. Und er gibt die Antworten mit dem Gewicht seines Daseins, im Einsatz seiner je konkreten ... Existenz.

Gibt er beliebige Antworten und versucht er nicht, die Antworten nach bestem Wissen und Gewissen zu geben, versucht er nicht, sein Dasein zu ver-antworten, so scheitert er essentiell. Dies ist ein Ursprung jener Sinnlosigkeitsgefühle des 'existentiellen Vakuums'" (Längle 1986, S. 88).

Sinn verwirklicht der Mensch nun eben dadurch, daß er sich ganz einer Aufgabe oder einem Menschen hingibt und sich dabei selbst aus dem Auge verliert (Frankl 1989, S. 147).

"Aber nur in dem Maße, in dem der Mensch Sinn erfüllt, in dem Maße verwirklicht er auch sich selbst: Selbstverwirklichung stellt sich dann von selbst ein, als eine Wirkung der Sinnerfüllung, aber nicht als deren Zweck" (Frankl 1987, S. 101).

Eine letzte Möglichkeit zur Sinnverwirklichung besteht in der Einstellungsänderung, wenn der Mensch mit der "tragischen Trias" (Frankl) Leid-Schuld-Tod, als Bestandteil des Lebens konfrontiert wird. Dabei geht es darum, **wie** ein unabänderliches Schicksal gestaltet wird bzw. **wozu** ich es auf mich nehme. Dies ist die letzte Bastion der Freiheit des Menschen. Was auch immer das Schicksal für mich bereithält, meine Einstellung zu jedem Schicksal(sschlag) ist und bleibt frei.

Damit wird noch einmal deutlich, daß die Frage nach dem Lebenssinn nur von einer konkreten Person in einer konkreten Situation individuell beantwortet werden kann. "Die Frage nach dem absoluten Sinn zu beantworten, ist der Mensch außerstande" (Frankl 1990, S. 318). Sinnvolles Leben setzt keinen Glauben an Gott voraus und hängt auch nicht von der Länge des Lebens ab" (Längle 1988, S. 46).

Ob ein Kind oder ein Jugendlicher nun sinnvoll handelt, kann von außen kaum beurteilt werden. "Auch hinter den scheinbar vordergründigen Zwecksetzungen des Handelns oder einem allgemein gesetzten Lebenszweck kann mehr Sinngehalt verborgen sein, als das erkennbare Äussere auf den ersten Eindruck hergibt. Selbst hinter noch so unbeholfenem und unreifem Verhalten kann etwas richtig Gemeintes zum Ausdruck kommen" (Schmid 1987, S. 280).

b) **Welche Konsequenzen ergeben sich daraus für das derzeitige Schulsystem ?**

Junge Menschen ziehen sich oft auch deshalb zurück, weil wenig Interesse an ihrer **Person** besteht, aber umso mehr an ihrer **Funktion**.

Wenn dies zu einem Lebensgefühl wird, dann "kommt es zu dem Phänomen, das wir in der Existenzanalyse 'Verweigerung' nennen. Verweigerung bedeutet, existentiell betrachtet: Ich ziehe mich zurück,(...), die Tendenz der Verweigerung ist das Schützen des Personalen" (Funke 1991, S. 11 f.).

Wesentlich wird auch sein, daß wir verstehen lernen, **was** Jugendliche mit ihren Handlungen beabsichtigen, mit anderen Worten: "Verstanden werden heißt, daß ich den Menschen in seinen Intentionen auf die Welt hin folgen kann, weil alles Handeln Werte anpeilt (...). Wir haben nur leider oft nicht mehr die Sensibilität und auch gar nicht mehr den Verstehenshorizont, um diese Wertaffektion, die in den Handlungen der Kinder und Schüler vorliegt, zu sehen und ihnen zu folgen" (Funke 1991, S. 13).

Für Erzieher ist es wesentlich, sich immer wieder selbst vor Augen zu halten, daß auch die eigene Erkenntnis eine vorläufige ist und daß wir uns daher nicht anmaßen sollten, anderen allgemeingültige Wertvorstellungen vorzugeben.

Weitere Möglichkeiten sind:

o   den **Selbstwert stärken**;

"Kinder sind zuerst **nicht** an Werte heranzuführen, die im Außen liegen, sondern sie brauchen eine Begleitung, in der sie lernen können, ihren Selbstwert zu entdecken und diesen Selbstwert unverrückt zu glauben(...). In der Pädagogik wie in allem mitmenschlichen Sein ist das Verstehen und Begleiten von primärer Bedeutung. Nur ein Kind, das verstanden wird, kann sich selbst in seinem Wertsein erleben" (Funke 1991, S. 117).

o   Jugendliche in ihren **Wertvorstellungen unterstützen**, ihren Idealismus fördern;

o   Hilfen zur **persönlichen Sinnfindung** anbieten, indem Kinder ermutigt und unterstützt werden, ihren eigenen Werten zu folgen;

o   Lernen, sich einer **gestellten Aufgabe zu widmen**: Es "ist deshalb ausserordentlich wichtig, dass auch für das Kind und mehr noch den Jugendlichen, das, was sie innerlich gepackt hat und erfüllt, in ihrem Leben sichtbare Gestalt annehmen darf,..." (Schmid 1987, S. 279).

o   Sehen, wo meine **Aufgaben für den anderen** und/oder die Gemeinschaft liegen;

o   Mit verschiedenen gesellschaftlichen Strömungen, **Werten und Normen**, mit der Vielfalt der Lebenshaltungen auseinandersetzen, um daraus Mut für den eigenen Weg zu gewinnen;

o   Die **Verantwortung** stärken, aber auch Freude vermitteln gegenüber der Gestaltung und Aufrollung des eigenen Lebens (Kinder erfahren lassen, daß ihre verwirklichten Werte ihnen als unwiederbringliche Vergangenheit **vor**liegen);

o   **Lebenspläne** entwerfen;
Kinder aber auch erfahren lassen, daß erst die Umsetzung in die Tat einer Wertverwirklichung gleichkommt;

o   Sich öffnen gegenüber **Transzendenz** und nicht naturwissenschaftlich erklärbaren Phänomenen;

o   Mit Endlichkeit und Tod auseinandersetzen;

o   **Toleranz** vorleben und üben;

"Werttoleranz ist kritisches Offensein für andere Werthaltungen im Wissen darum, dass man trotz eigener Erkenntnis auf der Suche bleibt.(...). Toleranz bedeutet nicht Nachgiebigkeit, sondern Bereitschaft zur Auseinandersetzung" (Schmid 1987, S. 280).

o   **Diskutieren von Wertfragen** in möglichst vielen Unterrichtsgegenständen;

"In der Schule wird man im allgemeinen gut sein, wenn man es schafft, sich selbst herauszuhalten, das Eigene zurückzustellen, wenn man sich an die Regeln hält, daran, wie z.B. ein Gedicht zu analysieren ist, womit schon vorgegeben ist, wie es zu fühlen bzw. zu sehen ist. Warum eigentlich bewirken die tiefen Texte der Dichtung so wenig - und wir haben doch eine große Fülle davon? Darf man Texte noch spüren, fühlen, selber schauen oder ist auch da alles vorgegeben und vorgekaut?" (Funke 1991, S. 121).

Resümee XV:

Wenn das Auftreten von ausweichendem Verhalten vor allem auf eine gestörte Identitätsentwicklung zurückzuführen ist (Jürgen vom Scheidt nennt es "Der falsche Weg zum Selbst", 1984), so wird daraus deren Bedeutung ersichtlich. Wenn es stimmt, was Ronald D. Laing in "Das Selbst und die Anderen" (1984, S. 9) schreibt, daß nämlich jeder zur Erfüllung oder Zerstörung des anderen beiträgt, so ergeben sich aus dem **persönlichkeitszentrierten Ansatz** viele Rückwirkungen auf die Person und damit auf die Gesellschaft.

Der von Produktion, Konsum, Technik und Medien bestimmte Lebensrhythmus erstickt die **Entfaltung der Gemeinschaft**. Man spricht nicht mehr miteinander, sondern unterhält einander (vgl. Postman 1986, S. 116).

Die **Sinnfrage** ist verknüpft mit gesellschaftlichen und kulturellen Fragen und mit der Einstellung zur Natur. Sie kann nicht von der Suchtproblematik entkoppelt werden. Unsere eigene Sinnorientierung wirkt (ausgesprochen oder unausgesprochen) tiefgreifend hinein in unseren Umgang mit Kindern.

XVI. GESUNDHEITSFÖRDERUNG/SUCHTPRÄVENTION AUF VERSCHIEDE- NEN SCHULSTUFEN

> Es ist wichtiger, daß jemand sich über eine blühende Blume
> freut, als daß er ihre Wurzel unter das Mikroskop bringt.
>
> (Oskar Wilde)

1. UNTERSTUFE (1.-4. SCHULSTUFE)

Suchtprävention/Gesundheitsförderung sollte als Konsequenz des breiten Ansatzes möglichst frühzeitig beginnen. "Es gehört zu den Binsenweisheiten der Pädagogik, dass erzieherisches Bemühen zur Beeinflussung von Konsumverhalten vorteilhaft zu einem Zeitpunkt einzusetzen hat, bevor sich Konsummuster bereits etabliert haben" (Schweizerische Fachstelle für Alkoholprobleme 1990, S. 218).

Daher beginnt Suchtprävention bereits in der Familie gleich nach der Geburt des Kindes und sollte institutionell in Kinderkrippen und Kindergärten fortgesetzt werden. Frühe Suchtprävention beginnt damit, daß wir uns der wirklichen Bedürfnisse von Babys und Kindern annehmen und nicht jedes Schreien des Kindes z.B. als Hunger interpretieren. Dies kann dann dazu führen, daß wir statt Zuwendung und Liebe schnell gesüßte Säfte oder Tees, Lutscher und andere Süßigkeiten sowie generell Eßbares anbieten.

Wie oft bieten wir Essen und Süßigkeiten bei Schmerzen als Trost, bei Langeweile oder Streßsituationen an?

Wie oft sind wir froh, wenn sich Kinder brav vor dem Fernseh- oder Videoapparat oder mit Videospielen beschäftigen, nur damit wir nicht gefordert sind?

Wie oft bekommen Kinder Berge von Spielzeug, nur damit sie uns in Ruhe lassen?

Sind es unsere oder die Bedürfnisse der Kinder, wenn wir sie in den letzten Kindermodeschrei wickeln - und sie sich danach nicht mehr schmutzig machen dürfen?

Im Bereich Schule gilt das Grundschulalter als das Probieralter für die Alltagsdrogen Nikotin und Alkohol, fallweise auch fürs "Schnüffeln".

Medikamentenmißbrauch kann beginnen oder sich verschärfen (vgl. auch S. 151 f. und S. 180 f.).

Problematisches Eßverhalten (Naschsucht, Eßsucht, Nahrungsverweigerung) verfestigt oder entwickelt sich.

Die oben dargestellten frühen Suchtanbahnungen lassen sich zumindest im einen oder anderen Fall aufweichen oder doch wenigstens einer weiteren Verhärtung entziehen.

a) Eßstörungen

Dazu zählen zu große bzw. zu geringe Nahrungsaufnahme, qualitativ falsche Ernährung, einseitige Ernährung (z.B. übermäßiger Süßigkeitskonsum -> Naschen). Sehr gute Unterrichtsmaterialien zum Thema "Naschen" wurden von der Bundeszentrale für gesundheitliche Aufklärung in Köln herausgegeben (Bundeszentrale für gesundheitliche Aufklärung 1990-1).

b) Alkohol

Kinder vertragen Alkohol viel schlechter als Erwachsene. Für ihre größere Empfindlichkeit ist das geringere Körpergewicht, die noch nicht vollständig entwickelte Leber, aber auch die intensivere körperliche Wirkung des Alkohols auf Gehirn und Nervensystem verantwortlich. Eine Abhängigkeit entwickelt der Organismus bei Kindern sehr viel schneller.

Nicht unproblematisch ist die frühe Gewöhnung an Alkohol in Form von Alkoholpralinés und süßen Likören.

Von vielen Erwachsenen werden Kinder dazu gedrängt oder aufgefordert, Alkohol zu probieren, was einer frühen Gewöhnung ebenfalls Vorschub leistet.

c) Nikotin

Dies kommt im Falle des Nikotins viel seltener vor. "Früh und regelmäßig rauchende Kinder werden in ihrer körperlichen Entwicklung gehemmt. Das Wachstum der Körperlänge und des Brustumfangs ist erheblich eingeschränkt. Infolge einer behinderten Lungenatmung und einer raschen Ermüdbarkeit der Muskeln bleiben die sportlichen Leistungen stark hinter denen der Nichtraucher zurück. Frühes Rauchen fördert die Aknebildung"

151

(Bartsch/Knigge-Illner 1987, S. 167). Zu diesem Thema wurden ebenfalls Unterrichtsmaterialien von der Bundeszentrale für gesundheitliche Aufklärung für die 3. und 4. Klasse der Grundschule herausgegeben (1990-2). Die legalen Suchtmittel gelten als die Wegbereiter der illegalen Drogen. Heute wird sogar von der Einstiegsdroge Nikotin gesprochen. Da Haschisch und Marihuana normalerweise ebenfalls geraucht werden, greifen raucherfahrene Jugendliche wesentlich leichter danach. "Daraus folgt, dass eine Prävention, die darauf abzielt, frühe Erfahrungen mit legalen Drogen zu verhüten, auch für die Verhütung des Mißbrauchs illegaler Drogen sinnvoll ist" (Schweizerische Fachstelle für Alkoholprobleme 1990, S. 171).

d) **Schnüffelstoffe**

Viele Lösungsmittel (Benzin, Lacke, Verdünner, Reinigungsmittel, Äther u.a.) erzeugen beim Einatmen eine mehr oder weniger leichte Benommenheit. Diese Wirkung machen sich manche Jugendliche gezielt zunutze, um sich stark oder wohl zu fühlen.
Die Substanz wird inhaliert, "geschnüffelt". Über den Kopf gestülpte Plastiksäcke erhöhen die Wirkung.
Diese besteht zunächst in Übelkeit, Kopfweh und Atemnot. Nach Überwindung dieser Phase kommt es zu einer gesteigerten optischen und akustischen Sinneswahrnehmung, evtl. zu optischen und akustischen Illusionen. Andere Geschehnisse werden in Zeitlupe wahrgenommen. Man fühlt sich wohlig-gedämpft.
Neben dem Entstehen von psychischer Abhängigkeit können vor allem das Gehirn, aber auch verschiedene andere Organe (Niere, Leber, Blut, Lunge und Bronchien, Herz, Kreislauf und Haut) irreversibel geschädigt werden (vgl. Jugendamt Basel 1990, S. 56 f.).

e) **Medikamente**

Medikamentenmißbrauch beginnt oft schleichend in der Kindheit, wenn Verhaltensausweichungen als Symptome einfach wegtherapiert werden sollen, wenn bei geringsten körperlichen Beschwerden sofort der Griff zu Tablette erfolgt, wenn Kinder lernen, über bestimmte Medikamente bestimmte erwünschte körperliche und seelische Zustände herbeizuführen und wenn in der Umgebung ständig die Notwendigkeit nach Unterstützung durch Medikamente vorgelebt wird.

Kinder reagieren aufgrund ihres geringeren Gewichts und ihrer noch nicht funktionstüchtigen Organe empfindlicher als Erwachsene gegenüber Medikamenten.

Viele Eltern von später Heroinabhängigen berichten über frühen Medikamentenmißbrauch.

Die Vorarlberger Jugendstudie ortet ebenfalls ein großes Problem im zunehmendem Medikamentenmißbrauch. 42 % der Vorarlberger Jugendlichen (bis 21 Jahre) sind bereits mit Aufputsch- und Beruhigungstabletten konfrontiert. "Schon ein Drittel (32 %) der bis zu 15jährigen Jugendlichen ist in bezug auf Beruhigungs- und Aufputschmittel als gefährdet zu bezeichnen" (Vorarlberger Landesregierung 1990, S. 61).

Trotzdem sollten wir unser Augenmerk "nicht ausschließlich auf die Beseitigung von süchtigem Verhalten richten, sondern vor allem auf die Förderung von Merkmalen einer stabilen Persönlichkeit" (Bartsch/Knigge-Illner 1987, S. 172). Wesentlich ist, nicht hauptsächlich von den Defiziten der Kinder auszugehen, sondern deren Ressourcen zu erschließen. "Ein zweiter Schritt ist das unablässige Bemühen, für die seelischen Bedürfnisse der Kinder sensibel zu werden:

- Kinder immer ernst zu nehmen;
- Fremdbestimmung zu vermeiden, wo Selbstbestimmung des Kindes möglich ist;
- Kindern zu bleibenden Erlebnissen zu verhelfen (Schullandheimaufenthalte, eine Klassenchronik erstellen, Ausstellungen vorbereiten, Hobbies anregen);
- jede Chance zum spielerischen Lernen zu nutzen;
- die Lernatmosphäre zu entspannen" (Bartsch/Knigge-Illner 1987, S. 172).

f)   **Lehrbehelfe für die Unterstufe:**
- "Thema: Naschen" (Bundeszentrale für gesundheitliche Aufklärung 1990-1)
- "Thema: Nichtrauchen (Bundeszentrale für gesundheitliche Aufklärung 1990-2)
- "Curriculum Alkohol, Rauchen, Selbstmedikation, Werbung und Gesundheit" (Bundeszentrale für gesundheitliche Aufklärung 1975)

Gesundheit" (Bundeszentrale für gesundheitliche Aufklärung 1975)

2. MITTELSTUFE (5.-8. SCHULSTUFE)

Hier sind dieselben Themen wie in der Unterstufe aktuell, das Gefährdungspotential steigt deutlich an. Die Information müßte von neuen Aspekten her nochmals aufbereitet werden:

a)   **Eßstörung, Schnüffeln, Medikamente**

(siehe Unterstufe)

b)   **Alkohol**

gewinnt eine größere Bedeutung. Trinkverhalten gerät unter Gruppendruck.

c)   **Nikotin**

Die Gefährdung durch Nikotin steigt mit zunehmendem Alter deutlich an. War das Rauchen zunächst noch Probierverhalten, kann es sich im Alter ab 11 Jahren bereits manifestieren.

d)   **Illegale Drogen**

Die ersten Kontakte finden vorzugsweise im Alter der 10-14jährigen statt.

e)   **Lehrbehelfe für die Mittelstufe:**

-   "Alkohol und Gesundheit" (Bundeszentrale für gesundheitliche Aufklärung 1977)
-   "Gesundheitserziehung und Schule" (Bundeszentrale für gesundheitliche Aufklärung 1980)
-   "Ich und die anderen" (Schweizerische Fachstelle für Alkoholprobleme SFA/SPA 1986)
-   "Suchtprophylaxe" (Schulinspektorat des Kantons Schaffhausen 1986)

- "Fata Morgana" (Baumann 1989-2)
- "Suchtvorbeugung in der Schule - mal ganz anders" (Voigt-Rubio 1990)
- "Hilfe für die schulische Erziehung im Bereich Suchtprävention   und Drogenproblematik für den Sekundärbereich I" (Niedersächsisches Landesinstitut für Lehrerfortbildung, Lehrerweiterbildung und Unterrichtsforschung 1990)
- "Materialien zur Suchtprophylaxe" (Koller/Pfeifer 1990)
- "Das Anti Drogen ABC" (Meyer u.a. 1991)
- "Drogen, Sucht, Ursachen, Wirkungen" (Bundesministerium für Gesundheit, Sport, Konsumentenschutz in Zusammenarbeit mit dem Bundesministerium für Unterricht und Kunst, o.O. 1991)

Broschüre für Schüler:
- "Auf der Suche nach..." (PLUS Fachstelle für Sucht- und Gesundheitsfragen des Kantons Bern o. J.)

Broschüre für Lehrer:
- "Eine Wegleitung für den Lehrer im Umgang mit Drogen und Suchtproblemen" (Baumann 1989)
- "Kapp die Kippe" (Hallmann 1990)
  Dokumentation über ein Projekt zur Förderung des Nichtrauchens in Mühlheim/Ruhr.

3. **OBERSTUFE (9.-13. SCHULSTUFE)**

Neben den Materialien für die Mittelstufe sind noch folgende Unterlagen eher für die Oberstufe geeignet:
- "Smoke off" Materialien zum Thema Rauchen. Für den Unterricht ab der 8. Schulstufe (Bundeskanzleramt, Sektion Volksgesundheit in Zusammenarbeit mit dem Bundesministerium für Unterricht, Kunst und Sport 1990)
- "Drogen" (Bundeszentrale für gesundheitliche Aufklärung 1990)

4. VORSCHLÄGE FÜR THEMEN EINER PROJEKTWOCHE:

- Gesund sein - Gesund bleiben
- Gesundheit und Entwicklungshilfe
- Die vernachlässigte innere Uhr
- Beeinflussung der Gesundheit durch Mode und Medien
- Umwelt und Gesundheit
  (Haarentfernungsmittel, Schminkschichten, Haarspray, Armspray,   Hautkrankheiten, Naturkosmetik,...)
- Zahnprophylaxe
- Wie wir miteinander umgehen
- Medien (Realität, Werbung,...)
- Konsum
- Gesunde Ernährung
- alkoholfreie Getränke
- Feste feiern, ohne Alkohol und Nikotin -> Vitaminparty
- Thema Alkohol
- Thema Drogen
- Thema Nikotin
  (vgl. Meyer 1991, S. 159)

Im Rahmen solcher Projekte könnten auch Modelle zur Persönlichkeitsentwicklung mit Schülern erprobt werden, die sie befähigen,
"- sich selbst und andere differenzierter wahrzunehmen und zu beurteilen,
- mehr Offenheit gegenüber eigenen und fremden Gefühlen, Bedürfnissen und Erfahrungen zu entwickeln,
- eine größere Unabhängigkeit von äußeren und inneren Normen und Zwängen zu gewinnen und
- mehr Verantwortlichkeit für das eigene Tun zu entwickeln und sich von eigenen Zielsetzungen und Bedürfnissen bestimmen zu lassen" (Bartsch/Knigge-Illner 1987, S. 238).
"Suchtprävention ist nicht primär Weitergabe von Expertenwissen, sondern von Lebenserfahrung. Sie vollzieht sich nicht so sehr in Sonderveranstaltungen oder in einem speziellen Unterrichtsfach, sondern in den alltäglichen Lern- und Erziehungsprozessen" (Schweizerische Fachstelle für Alkoholprobleme SFA 1991, S. 23).

Resümee XVI:

Konkrete Suchtprobleme auf den verschiedenen Schulstufen können Eßstörungen, Alkohol-, Nikotin-, Lösungsmittel-, Medikamente- und illegaler Drogenmißbrauch sein.

XVII. AUFGABEN UND FUNKTION VON LEHRERN FÜR SUCHT-PRÄVENTION UND GESUNDHEITSFÖRDERUNG

> Wer den Leidenden nicht mehr wahrnimmt,
> erblindet auch für die Rose.
>
> (H. Spaemann)

1. SUCHTPRÄVENTIV TÄTIGE AN DER SCHULE

Es ist nicht sinnvoll, Suchtprävention an einzelne Lehrer, Psychologen und Sozialarbeiter zu delegieren, weil Delegieren auch Abschieben von Verantwortung von vielen auf einzelne wenige bedeutet.

"Meines Erachtens kann man die Einrichtung von Psychologen- und Sozialarbeiterstellen in der Schule als einen institutionellen Aspekt dieser Delegation verstehen. Anstatt die Kompetenz der Lehrer für psychosoziale Probleme zu erhöhen und ihnen mehr Raum für die Bearbeitung zu geben (z.b. kleinere Klassen), werden dort im Sinne einer ökonomischen Optimierungsrechnung Probleme gesammelt und an Spezialisten delegiert. Eine solche Zergliederung pädagogischer Zuständigkeiten dürfte die Probleme auf lange Sicht allerdings eher vermehren als vermeiden" (Nöcker 1991, S. 31).

Das Delegieren der Prävention ist sehr problematisch und stellt sich ihren eigenen Zielen entgegen. Daher müßten konsequenterweise möglichst alle Lehrer mit Suchtprävention befaßt werden, damit - als Wunschvorstellung - **alle integrativ suchtpräventive Unterrichts- und Erziehungsarbeit** leisten.

Dies umso mehr als Suchtprävention keine Spezialerziehung verlangt, sondern "nur" Engagement an der Erziehung. Ein auf diesem Gebiet tätiger Lehrer sollte "reflektierter, überlegter und daher sensibler - ein Experte für Menschen sein" (Müller 1987).

Wenn nun zusätzlich die Verantwortung auf Nichtpädagogen verlagert wird, werden ureigenste Kompetenzen der Lehrerschaft beschnitten, die dazu führen könnten, daß Lehrer sich hauptsächlich nur mehr der Unterrichtsarbeit und immer weniger der Erziehungsarbeit widmen, was allen Vorstellungen von Ganzheitlichkeit zuwiderläuft. Zudem könnten sich vermehrt hierarchische Strukturen im hierarchischen System Schule manifestieren, was allen Bestrebungen nach partnerschaftlicher Gemeinsamkeit entgegensteht. Diese Überlegungen schließen nicht aus, daß zur wirkungsvolleren Arbeit an einer Schule einzelne Lehrer (nach Möglichkeit nicht **ein** einzelner) in Teamarbeit inhaltliche Impulse und organisatorische Schritte zur Suchtprävention setzen. Gerade wenn Fälle von Suchtmittelkonsum oder -mißbrauch an einer Schule auftreten, ist es äußerst hilfreich, wenn man mit Kollegen die eigene Einschätzung der Situation aufarbeiten kann.

In der Folge mag es sogar zweckmäßig sein, einen (ständigen) Arbeitskreis eventuell unter Einbeziehung von Eltern und Schularzt zur Klärung der (begleitenden pädagogischen) Maßnahmen einzurichten.

2. EIGENE AUSEINANDERSETZUNG MIT DEM THEMA

"Jeder Lehrer, der sich bemüht, sich auf die Lebenswelt seiner Schüler einzulassen, sich ihren Schwierigkeiten zu widmen, schafft gleichzeitig für sich selbst die Voraussetzungen, mit seinen Berufsanforderungen besser umgehen zu können" (Bartsch/Knigge-Illner 1987, S. 161).

Wer sich damit beschäftigt, wie er andere vor Suchtgefahren bewahren kann, wird - wenn er seine Aufgabe ernst nimmt - selbst in eine Auseinandersetzung mit dem Thema "Sucht" einbezogen. Diese Erfahrung mit einzelnen Aspekten von süchtigem Verhalten läßt einen neuen und tieferen Zugang finden. Daher ist der persönliche Lernprozeß eine wichtige Voraussetzung für eine suchtpräventive Tätigkeit, denn "als Erzieher können wir nur das überzeugend weitergeben, womit wir uns persönlich auseinandergesetzt, was wir selber begriffen und in irgendeiner Weise erfahren haben" (Schweizerische Fachstelle für Alkoholprobleme SFA 1991, S. 10 f.). Was Erzieher bewegt, hat auch die Kraft die zu Erziehenden zu bewegen.

Trotzdem ist es auch wichtig, die eigenen Grenzen zu erkennen, um die eigenen Möglichkeiten nicht zu überschätzen. Dieser Lernprozeß läßt sich nun übersichtlich und vereinfacht in sechs Phasen aufteilen, die nicht so sehr fortschreitende Erkenntnisstufen sind als vielmehr verschiedene Ansatzpunkte, "wodurch unser Verständnis des Problems immer differenzierter und ganzheitlicher wird" (Schweizerische Fachstelle für Alkoholprobleme SFA 1991, S. 22). Selbstverständlich verläuft dieser Lernprozeß nicht für alle Menschen gleich. Aufgrund dieser Einteilung kann jedoch der eigene Standpunkt eingeschätzt werden.

Wir hören und lesen zwar in den Medien über das Drogenproblem, diskutieren mit Familie, Freunden und Bekannten daruber, aber wir kennen Betroffene und die Situation meist nicht persönlich.

Wir sind weit weg von diesen Schwierigkeiten und hoffen, daß andere diese Probleme lösen. "Irgendwann holt uns aber die Erkenntnis ein, dass wir sehr wohl eines Tages mit Suchtproblemen zu tun haben könnten. Was, wenn ich als Lehrer entdecke, dass Schüler meiner Klasse haschen? Wenn ich als Mutter erfahre, dass eines meiner eigenen Kinder Kontakte mit Jugendlichen hat, die schon einmal Drogen ausprobiert haben?"(Schweizerische Fachstelle für Alkoholprobleme SFA 1991, S. 11).

Diese Möglichkeit negieren wir zunächst einmal. Doch die Angst bleibt. Diese Angst kann sich z.B. im Gefühl des möglichen Versagens ausdrücken.

- **Helfen wollen**

Wir fühlen uns betroffen.

"Plötzlich fallen uns Dinge auf, die ein Indiz sein könnten: Die Leistungen eines Schülers lassen rapide nach, eine Schülerin wird immer mehr zur Einzelgängerin, eine andere macht einen verstörten Eindruck, auf dem Schulhof liegt eine Spritze. Als Eltern fällt uns die zunehmende Verschlossenheit der Tochter auf, die Aggressivität des Sohnes. Oder wir nehmen wahr, dass einer unserer Schüler oder eines unserer Kinder schon einmal Drogen ausprobiert hat" (ebd., S. 13).

Wir bekommen Angst um diejenigen, die uns anvertraut sind. Wir möchten helfen, signalisieren einerseits Verständnis für die Betroffenen, vermehren andererseits aber auch die Kontrolle und wollen die anderen von möglichen Gefahren abhalten. Dies kann Abwehr- und Trotzreaktionen hervorrufen. Wir können auch heimlich Verbündete der Gefährdeten werden (Co-Alkoholismus, Co-Drogenkonsum). "Das kann tragische Züge annehmen: Hin und wieder verheimlichen 'Helfer' die Suchtprobleme derer, denen sie helfen wollen, oder sie beschaffen ihnen die Suchtmittel, wenn auch aus lauter Verzweiflung und in der Hoffnung, den anderen schon noch irgendwann endgültig vom Stoff wegzubekommen" (Schweizerische Fachstelle für Alkoholprobleme SFA 1991, S. 14).

Wenn unsere Hilfe ins Leere geht, indem Süchtige nur ihrerseits ihr Verhalten uns gegenüber verheimlichen und uns gleichzeitig glauben machen, daß wir ihnen zu helfen vermögen, oder indem das Problem einfach verlagert wird, kommt es zu einer Krise.

Wir fühlen uns hilflos und verletzt. Es besteht die Gefahr zu resignieren.

- **Begreifen, wie Sucht entsteht**

Wir möchten erfahren, wie Sucht entsteht und wie wir den Betroffenen möglichst frühzeitig helfen können.

Wir erfahren, daß "Sucht da anfängt, wo wir die Genussmittel nicht wirklich geniessen können, sondern sie missbräuchlich verwenden mit dem Ziel, aus irgendwelchen Problemen zu fliehen oder Sehnsüchte auf einfache Weise zu befriedigen. Dass Sucht also ein Versuch des Süchtigen ist, sich aus scheinbar unlösbaren Konflikten oder von tiefen seelischen Verwundungen zu befreien...Wir begreifen, dass man so ziemlich alles missbrauchen, und deshalb auch von ziemlich allem abhängig werden kann, nicht nur von Drogen und Alkohol. Unser Blick wird geschärft für andere Suchtformen: Medikamentensucht, Arbeitssucht, Spielsucht, Fernsehsucht, Essucht, Putzsucht etc., für illegale und legale Süchte" (ebd, S. 15).

Neue Einsichten drängen sich auf. Nicht mehr die Suchtmittel stehen im Mittelpunkt des Interesses, sondern die Frage, wie Menschen lernen können, mit ihren Konflikten umzugehen. Und wie wir selbst mit unseren Konflikten umgehen. Wie befriedigen wir unsere Bedürfnisse? Wie gehen wir mit unseren Defiziten um? Welches sind unsere Ersatzbefriedigungen? Erfolg um des Erfolges willen, Luxus, Extremsport, Essen, Nikotin, Alkohol, Sexualität? Was ist uns eigentlich wirklich wichtig? Welche Werte möchten wir an unsere Kinder weitergeben?

"Eben darin liegen die präventiven Möglichkeiten dieser Phase. Indem wir selber wieder lernen, wirklich zu geniessen und nach echter Befriedigung zu streben, ermöglichen wir dies auch unseren Kindern" (ebd., S. 16). Je mehr wir uns mit dem Thema Sucht auseinandersetzen, desto komplizierter wird alles.

- **Auf der Suche nach den Ursachen**

Nun beginnen wir uns dafür zu interessieren, **warum** Süchtige mit ihren Problemen nicht fertig werden.

Sucht entsteht dann, wenn zu viele Belastungen auftreten, die der einzelne nicht mehr verarbeiten kann.

"Das ist dann der Fall, wenn zuviel zusammenkommt. Zuviele Belastungen und Konflikte. Es ist nie eine einzelne Ursache, die einen

Menschen dazu bringt, zu Suchtmitteln zu greifen, vielmehr handelt es sich immer um das Zusammenspiel verschiedener Ursachen. Die Belastungen verstärken sich gegenseitig, und das überfordert den Menschen" (ebd., S. 17).

"Wenn der Schüler es nicht verkraftet, sich jede Stunde auf ein neues Thema einzustellen, wenn er sich vom Lehrer nie ganzheitlich akzeptiert fühlt, weil in der Schule nur Mathematik und Deutsch zählen, wenn er die Konkurrenzsituation unter den Mitschülern nicht aushält, wenn andererseits der Lehrer weder Kontakt mit den Eltern aufbauen noch ein solidarisches Verhältnis zu den Kollegen und Kolleginnen pflegen kann, dann hat das alles nicht nur mit den individuellen Lebensbedingungen zu tun, sondern sehr viel mit dem Schulsystem und den gesellschaftlichen Strukturen, innerhalb derer sich unser tägliches Leben abspielt" (ebd., S. 18).

Wenn wir zu dieser Erkenntnis gelangt sind, werden wir auf einer tieferen Ebene handlungsfähig. Wir können auf unsere Mitmenschen zugehen und sie in ihrer ganzen Person wahrnehmen, mit ihren Sehnsüchten, Ängsten und Verletzungen.

Daß wir wissen, wie komplex die Ursachen sind, bedeutet für uns eine Entlastung. Trotzdem werden die Wege der Vorbeugung in der Suchtprävention immer komplexer.

- **Strukturen verändern**

    Wir erkennen, daß Suchtprobleme nicht nur individuelles Schicksal sind, sondern daß gesellschaftliche Strukturen mitverantwortlich sind. Nicht zufällig treten Suchtprobleme in sogenannten hochtechnisierten, zivilisierten Gesellschaften gehäuft auf. Daher beginnen wir uns zu fragen, wie weit es sinnvoll ist, nur den einzelnen ins Blickfeld zu nehmen und nicht auch die Veränderung von Strukturen anzupeilen.

    Vorsorge wird damit auch zu einer politischen Aufgabe. "Die Auseinandersetzung mit den Strukturen kann dazu führen, dass wir Zorn empfinden auf die Politiker, die Wirtschaftsmächte, die Behörden. Gleichzeitig kommt uns unser Zorn auch ungerecht vor, da ja niemand persönlich für die Strukturen verantwortlich gemacht werden kann und wir alle Täter und Opfer zugleich sind. Wir spüren allerdings, dass unser Zorn nicht ein Ausdruck von Hass und Ablehnung ist, vielmehr ein Ausdruck der Liebe und Besorgnis und somit vielleicht ein Indikator für die Ernsthaftigkeit unserer Sorge um unsere Schüler und Kinder. Die Krise dieser Phase liegt darin, dass wir erfahren, wie langwierig gesellschaftliche Veränderungsprozesse und wie beschränkt unsere

Einflussmöglichkeiten sind. Manchmal werden wir mit unseren präventiven Bemühungen in Streitigkeiten um Konzepte und Rezepte verstrickt. Gefühle der Überforderung kommen auf. Und eine Frage beginnt uns zu beschäftigen: Gute Verhältnisse schaffen zwar gute Menschen, aber wer schafft die guten Verhältnisse?" (ebd., S. 20).

- **Neubesinnung auf die eigenen Möglichkeiten**
Wir versuchen nun wieder mehr, in unseren unmittelbaren Einflußbereich hineinzuwirken, da wir nicht die Welt verändern können, und nach dem Motto zu wirken, "Nur wer sich selbst verändert, verändert die Welt".
"Wenn wir selber einen Lebensstil pflegen, der uns Zeit zum Atmen lässt, schaffen wir in unserer Umgebung ein Klima, in dem man frei atmen, sich frei bewegen kann. Wenn wir selber lernen, Konflikten nicht aus dem Weg zu gehen, helfen wir anderen, Konflikte auszuhalten und auszutragen. Wir entdecken die Macht und die Wirkung persönlicher Veränderungen" (ebd., S. 21).
Es wird uns auch bewußt, wie wichtig es ist, die verschiedensten Bemühungen zu vernetzen, ohne daß wir der Illusion einer suchtfreien Gesellschaft nachhängen. "Es gibt keine Abkürzungen...In dieser Phase wird uns erst so richtig bewusst, dass wir nicht nur einen persönlichen Lernprozess durchlaufen, sondern vielmehr Teil eines grossen gesellschaftlichen Prozesses sind, den wir selber aktiv mitgestalten können" (ebd., S. 20 f.).
Vielleicht kann die Betrachtung der verschiedenen Sichtweisen dazu führen, daß wir verständnisvoller und differenzierter miteinander diskutieren und daß wir das gemeinsame Interesse obenauf stellen können.

3. GRUNDQUALIFIKATIONEN FÜR SUCHTPRÄVENTIV DENKENDE UND TÄTIGE LEHRER

Folgende wesentliche Qualifikationen sind Bedingungen für suchtpräventives, gesundheitsförderndes Denken und Handeln:

o **"Pädagogische Liebe" und Offenheit:** Sie bezeichnet die Freude im Umgang auch mit schwierigen Kindern und ermöglicht deren Verstehen im Hier und Jetzt ohne wissenschaftliche Begründungen. Heute fällt es uns beinahe schwer, ein Kind im Kontext, im konkreten Handeln, in der Alltagssituation zu verstehen. Die vorurteilslose Wahrnehmungsfähigkeit ist uns verlorengegangen. Am Kind wird so gehandelt, als ob die Ideale der absoluten Vernunft gegeben wären.

Es kommt aber darauf an, nicht **alles** begreifen zu wollen, sondern zu begreifen, was dieses bestimmte Kind **jetzt** von mir will. Die gesamte Persönlichkeit des Kindes steht also im Mittelpunkt der Betrachtungen und nicht beispielsweise nur dessen Leistungsbereich.

Nachdem die Leistungsmessung einen immer höheren Anteil am Schulgeschehen einnimmt, wird es dem Lehrer zunehmend erschwert, seine Aufmerksamkeit der Gesamtpersönlichkeit des Schülers zuzuwenden.

Daneben tut sich der Lehrer aufgrund seiner oft vorrangigen Kontroll- und Beurteilungsfunktionen oft äußerst schwer, ein Vertrauensverhältnis respektive eine positive Beziehungsebene zu den Schülern aufzubauen. Das ist aber Voraussetzung für jede Form von Prävention und Gesundheitsförderung, die ja nicht vor allem über den Kopf, sondern ganz besonders "über den Bauch" erfolgt!

Auch verschiedene Strukturen im Schulsystem (große Schulen, hohe Klassenschülerzahlen, zunehmende Auflösung der Klassenverbände,...) erschweren den Aufbau von persönlichen Beziehungen.

o **Einlassen auf eigene Betroffenheit:** Auch wenn es manchmal hart ist, sich mit der eigenen Betroffenheit auseinanderzusetzen, bleibt es doch den suchtpräventiv Tätigen nicht erspart, sich etwa folgende Fragen vorzulegen:

Welches sind **meine** Such-, Sucht und Fluchtmechanismen?

Wie stehe ich selbst zu Gesundheit und Krankheit?

Wie gehe ich mit meinen eigenen Unzulänglichkeiten um?

Helfe ich, weil ich selbst Hilfe brauche?
Gesundheitsförderung heißt, sich fortzubewegen und sensibler
Weggefährte zu sein.

o **Kontinuierliche, langfristige, engagierte, dialogische Arbeit am Thema,**
das einem ein echtes Anliegen sein sollte.
Gesundheitsförderung erfordert Mut, Sicherheit, Ausdauer und
Fachwissen, aber auch die Fähigkeit, Spannungen und Widersprüche
auszuhalten.

Diese Aufgabengebiete wahrzunehmen ist für den Lehrer nicht leicht, steht er doch
neben seiner pädagogischen Aufgabe den Schülern gegenüber unter zusätzlichem
(manchmal gegenteiligem) Erwartungsdruck von seiten der Kollegen, Eltern und
Schulaufsicht (ganz besonders bei "heiklen" Themen). Dazu kommt, daß die
scheinbar untrennbar zusammengehörenden Axiome von Erziehungs- und
Unterrichtszielen sehr oft auseinanderdriften.

4. FRAGEN AN ENGAGIERTE PÄDAGOGEN

Zum Nachdenken

* Wozu (nicht warum) mache ich Pädagogik?
* Wozu bin ich immer noch in meinem Beruf?
* Bin ich irgendwann einmal einfach dazugekommen?
* Was will ich vermitteln?
* Worauf kommt es mir letztlich an, wenn ich Schule mache?
  (Oder weiß ich nur, worauf es anderen ankommt?)
* Schaffe ich mir genügend Spielraum für das, worauf es mir ankommt?
* Kann ich über das sprechen, was den Kindern unter den Nägeln brennt? (wenn ich nicht darüber sprechen kann, decke ich dann die Kinder mit meinen Informationen zu?)
* Lebe ich das vor, was ich Schülern vermitteln möchte?
* Tue ich meine Arbeit gerne oder sträubt sich etwas in mir?
* Bin ich diesem Sträuben nachgegangen?
* Fühle ich mich in meiner Arbeit mehr gezwungen oder mehr frei?
* Ich weiß, was ich gut und gerne mache. Tue ich es auch?
* Bin ich noch gespannt auf mich selbst?
* Wann war ich das letzte Mal überrascht von mir selbst?
* Wann habe ich zuletzt mit mir gesprochen?
* Spüren Sie, wie es den Kindern in der Schule geht?
* Haben Sie Freude daran, mit schwierigen Kindern umzugehen?
* Sind Sie wachsam gegenüber den Nöten der anderen?
* Nehmen Sie die Probleme und Freuden Ihrer Schüler ernst?
* Können Sie gut zuhören?
* Können Sie einfühlsam mit anderen Menschen umgehen?
* Nehmen Sie sich genügend Zeit für erzieherische Belange der Schule?

* Interessieren Sie sich für das "Leben" ringsherum?
* Sind Sie von der Werthaftigkeit Ihrer Tätigkeit überzeugt?
* Ist das Schulklima an Ihrer Schule für die Schüler, die Eltern und die Kollegen gut?
* Arbeiten Sie gerne mit Eltern zusammen?
* Haben Sie mit Kollegen einen guten Gedankenaustausch?
* Nützen Sie die Möglichkeit für Fallanalysegespräche?

(nach einem Vortrag von G. Funke, Feldkirch, 10.07.1990)

5. SUCHTPRÄVENTIVE AUFGABENFELDER AN DER SCHULE

Die Grundlage für jede weiterführende Unterrichts- und Beratungsarbeit ist der Aufbau einer **positiven Beziehung**.

Darauf aufbauend kann geschehen
im Bereich primärer Prävention:
- Information der Schulleiter und Kollegen zur Weckung des Problembewußtseins an der Schule;
- partnerschaftliche Entwicklung von gesundheitsfördernden ursachenorientierten Ideen und Projekten mit Schülern, Kollegen, Schulleitern, Schulärzten und Eltern, um Formen der sachadäquaten Information zu finden;
- partnerschaftliche Aufarbeitung von Erziehungsfragen mit Eltern(vereinen), z.B.: Durchführung von Elternabenden und Informationsveranstaltungen zu diesem Thema;
- Mitgestaltung an einer "Schule zum Wohlfühlen".
  Ausschaltung (gemeinsam mit Kollegen, Eltern und Schülern) von möglicherweise suchtverstärkenden, gesundheitsmindernden Faktoren der Schule und Wirken in Richtung einer lebendigen Schule "zum Kinde hin" (Kratochwil 1988, S. 63 ff.).

im Bereich sekundärer und tertiärer Prävention:
- Bildung einer ersten Anlaufstelle bei Suchtproblemen für Kollegen, Eltern

und Schüler;
- Beratung der Schulleiter bei Auftreten von ausweichendem Verhalten (Suchtmittelmißbrauch);
- Als Kontaktperson Motivation von Kindern und Jugendlichen mit ausweichenden Verhaltensformen und deren Eltern, (professionelle) Beratung in Anspruch zu nehmen und in der Folge Weiterleitung an adäquate Beratungsstellen;
- Bei Bedarf Einrichtung eines Arbeitskreises an der Schule unter Einbeziehung von Kollegen, Eltern, Schulärzten und eventuell Fachleuten, der sich mit den Folgeproblemen von ausweichendem Verhalten (z.B.: Suchtmittelmißbrauch) auseinandersetzt;
- Zusammenarbeit mit Schulärzten;

Diese Aufzählung soll die Haupttätigkeiten charakterisieren, schließt aber weitergehende Aktivitäten nicht aus, wie zum Beispiel die Erstellung einer "Handbibliothek" unter Zusammentragen von Wissenswertem oder die Unterstützung von suchtprophylaktischen Initiativen außerhalb der Schule.

Auf jeden Fall wird es notwendig sein, (Gesprächs-, Sach- und Sucht-) Kompetenz zu erwerben und den Ratsuchenden gegenüber zu vermitteln.

Grundsätzlich gilt, daß **möglichst frühzeitig**, spätestens jedoch im Falle von manifester Sucht, professionelle Berater beizuziehen sind.

Aus diesem idealisierten "Anforderungsprofil" wird bereits ersichtlich, daß Lehrer für Suchtprävention und Gesundheitsförderung keine Drogen- oder Suchtspezialisten sein müssen, aber auch keine Therapeuten sein können, sondern als **Pädagogen**, d.h. in ihrem eigentlichen **Aufgabengebiet**, als Experten für Menschen, gefordert sind.

Nicht die Ausbildung zum Therapeuten oder die Arbeit eines Hilfspolizisten ist anzustreben.

Wir können sicherlich davon ausgehen, daß jedes ehrliche Engagement eines Menschen für einen anderen auch bei scheinbarer momentaner Erfolglosigkeit nicht voraussehbare Langzeit- und Breitenwirkungen haben kann, auch wenn es oft so aussieht, als bewege man sich eher zurück als vor.

Was wir brauchen, ist

o Bildungsarbeit, in der lebendiges Wissen und Erleben miteinander verbunden sind;

o Pädagogen, die nicht nur "informativ", sondern auch "engagiert" arbeiten, denn Schüler sind sensible Seismographen für fehlende Echtheit und mangelndes inneres Engagement.

6. WELCHE BESONDEREN SCHWIERIGKEITEN ERGEBEN SICH BEI DER SUCHTPRÄVENTIVEN ARBEIT IN DER SCHULE?

Die besonderen pädagogischen, aber auch rechtlichen Schwierigkeiten ergeben sich aus dem Spannungsverhältnis der Unterrichtstätigkeit einerseits und zwischen Gratwanderung der Beratungstätigkeit und Meldepflicht andererseits. Das Spannungsverhältnis zwischen Unterrichts- und Beratungstätigkeit besteht darin, ob Lehrer, die Schüler unterrichten und zensieren, noch eine Vertrauensperson sein können.

Wenn von konventionellem, eher autoritärem Unterricht ausgegangen wird, in dem der Lehrer nicht zur Bezugsperson wird, kann diese Befürchtung zutreffen.

Wenn wir aber von einem anderen Verständnis von Unterricht und Erziehung, einer anderen Auffassung von Schule ausgehen, so muß gegenseitiges Vertrauen nicht ausgeschlossen sein.

Da Vertrauen aber nicht verordnet werden kann - und schon gar nicht einer bestimmten Person zugeordnet werden kann -, ist es auch von diesem Aspekt her sinnvoll, eine möglichst große Zahl von Lehrern in die Suchtprävention einzubinden.

In den Fällen, in denen Schüler sich **keinem** der engagierten Lehrer öffnen können, bleiben immer noch die außerschulischen Beratungsangebote.

Für Schüler, die sich lieber von Personen beraten lassen, die ihnen vertraut sind, sollte es an jeder Schule eine erste Anlaufstelle geben. Deren Aufgabe ist die Weiterweisung an eine qualifizierte Beratung. Zusätzlich sollte sie auch dann aktiv das Gespräch (oder die Konfrontation) suchen, wenn ein offensichtlich gefährdeter Schüler sich zu entziehen versucht.

Eine Schwierigkeit der Beratung in der Schule "liegt in dem Spannungsverhältnis zwischen dem Wunsch des Ratsuchenden nach Vertraulichkeit und den sich aus höherrangigen Regelungen möglicherweise ergebenden Informations- und Berichtspflichten des einzelnen Beratungslehrers" (Bott/Melzer 1991, S. 40).

Die Vertraulichkeit in der Beratungssituation ist oberster Grundsatz. An ihm darf nicht gerüttelt werden, wenn überhaupt Beratung angeboten werden soll.

"LehrerInnen, die in Gesprächen eine erste Hilfe anbieten, können das Recht auf Verschwiegenheit gegenüber **SchulleiterIn,** Schulaufsichts- und Strafverfolgungsbehörde (Polizei) beanspruchen" (Pädagogisches Institut Land und Bund Vorarlberg 1991).

Vertraulichkeit darf aber nicht mit der Schweigepflicht, wie sie Ärzten und Priestern vorbehalten ist, verwechselt werden.

Denn in bestimmten Fällen kann es notwendig sein, andere Personen einzubeziehen. Dies kann im langfristigen Interesse für den betroffenen Schüler, im Interesse der Mitschüler, der Eltern und im eigenen Interesse gelegen sein.

In einem Faltblatt der beiden Pädagogischen Institute des Landes und des Bundes in Vorarlberg (Pädagogisches Institut Land und Bund Vorarlberg 1991) wurden folgende allgemeine Kriterien für die Einbeziehung anderer Personen entwickelt:

"-> Mitteilung an den/die Schulleiter.

Diese sollte erfolgen,

- wenn der Verdacht besteht, daß SchülerInnen und/oder schulfremde Personen mit Drogen im Sinne des Suchtgiftgesetzes handeln.
- wenn die Gefahr der Nachahmung durch andere SchülerInnen bekannt ist.
- wenn der/die Ratsuchende akut gefährdet ist (z.b.: durch Suizid).

Auf alle Fälle sollte durch die Meldung an SchulleiterInnen ein **vergrößertes Angebot an pädagogischen Hilfestellungen** sichergestellt sein, wie z.b. ein gemeinsames, koordiniertes Vorgehen aller LehrerInnen zur Unterstützung der Betroffenen.

-> Kontakt mit den Eltern betroffener SchülerInnen.

Dieser sollte erfolgen, wenn nicht im Einzelfall konkrete Anhaltspunkte dafür gegeben sind, daß dadurch die Gefahr einer weiteren seelischen oder körperlichen Schädigung der Betroffenen möglich ist. Günstig wäre es, wenn der Kontakt zu den Eltern bereits bei den ersten Problemen bzw. Verdachtsmomenten intensiviert würde.

-> Heranziehen professioneller BeraterInnen.

Diese sollten möglichst frühzeitig, spätestens jedoch dann einbezogen werden, wenn nach ersten Beratungsgesprächen an der Schule kein Fortschritt zu erreichen ist.

Dies wird spätestens in der **Phase der Abhängigkeit** der Fall sein, wenn das Symptom Sucht sich bereits verselbständigt hat.

-> Verständigung der Kriminalpolizei.

Dies ist in der Regel nur im äußersten Notfall zu überlegen, wenn schwere oder mehrfache Verstöße gegeben sind, die zum Schutz der anderen Jugendlichen eine genaue Untersuchung notwendig machen.

Dabei ist zu bedenken, daß die Polizei, nachdem sie über strafrechtlich verfolgbare Tatbestände informiert wurde, **verpflichtet** ist, einzugreifen. Sie hat bei Verstößen gegen das Strafrecht keine Möglichkeit, nicht oder nach eigenem Ermessen einzugreifen. An etwaigen Ermittlungen der Polizei sollte sich die Schule **nicht aktiv** beteiligen" (Pädagogisches Institut Land und Bund Vorarlberg 1991).

Grundsätzlich ist es jedoch sehr schwer, allgemeingültige Kriterien zu entwickeln, wann Informationen an andere Personen weiterzuleiten sind. Diese müssen am Einzelfall am besten in einem Team nochmals durchgegangen werden.

Illegale Drogen dürfen auf keinen Fall zu welchen Zwecken auch immer vom Lehrer an sich genommen werden.

Resümee XVII:

Die Aufgaben der Lehrer für Suchtprävention und Gesundheitsförderung sind **selbstreflexive Auseinandersetzung** mit dem Thema und **engagierte pädagogische Arbeit** vor Ort. Aus dieser Aufgabenstellung wird ersichtlich, daß Suchtprävention **nicht** so ohne weiters delegiert werden kann.

XVIII. UMSETZUNG IN DER LEHRERFORTBILDUNG

Probleme ergeben sich oft dadurch, daß Angebote zur Suchtprävention und Gesundheitsförderung, weil sie sofort auf (illegale) Drogen bezogen werden, von vorneherein mit dem Hinweis abgelehnt werden, dies käme an der eigenen Schule nicht vor und eine Fortbildung auf diesem Bereich sei daher nicht notwendig. "Vor diesem Hintergrund ist die vorrangige Aufgabe (der Lehrerfortbildung, Anm. E. W.) darin zu sehen, Betroffenheit der Lehrkräfte einer Schule zu erreichen. Optimal wäre, wenn erkannt werden würde, daß das Suchtproblem alle angeht. Unter dieser Voraussetzung könnten viele Lehrkräfte Suchtprävention als erzieherische Aufgabe betrachten und ihren Beitrag leisten" (Niedersächsisches Landesinstitut für Lehrerfortbildung, Lehrerweiterbildung und Unterrichtsforschung 1990, S. 5).
Betroffenheit der Lehrer kann aber nur zu einem Teil über Nachmittagsvorträge bzw. -seminare erreicht werden. Deswegen sind längerdauernde Fortbildungsveranstaltungen mit Möglichkeit zur eigenen Reflexion sehr wesentlich.
Wer wie der Lehrer hauptsächlich mittels seines ureigensten Mediums, nämlich seiner Person, wirkt, darf nicht aufhören, an der Pflege und Entwicklung seiner Person zu arbeiten. Die Persönlichkeit des Lehrers (Erziehers) ist der Angelpunkt all seiner Bemühungen. Diese ist aber nicht eine Sache des "Habens" bzw. "Machens", sondern des "Seins".

Wesentliche Ziele in der Lehrerfortbildung im Bereich Suchtprävention/Gesundheitsförderung:
- gegenseitiger Meinungs- und Erfahrungsaustausch
- Meinungsbildung
- Reflexion der eigenen pädagogischen Tätigkeit
- Motivation für suchtpräventive /gesundheitsfördernde Tätigkeit
- Erwerb von Grundlagenwissen (siehe Curriculum) und Handlungskompetenz (z.B. in Gesprächsführung, Konfliktbewältigungsstrategien, Kommunikationsfähigkeit,...)

Da die Lehrerfortbildung - wie bereits erwähnt - im wesentlichen freiwillig ist, müssen alle Angebote so gestaltet werden, daß sie den Bedürfnissen der Lehrer entgegenkommen und von ihnen als sinnvoll für ihre Tätigkeit akzeptiert werden können.
Eine curriculare Fortbildung ist unumgänglich, wenn eine gemeinsame Basisinformation gewährleistet sein soll. Ebenfalls wichtig sind weitgehend "geschlossene"

Lerngruppen von maximal 20 Personen, in denen ansatzweise Selbsterfahrung möglich ist.

Von Vorteil ist auch die Gliederung des Seminars in kleinere Intervalle, die auf einen bestimmten Zeitraum verteilt sind. Eine Aufteilung auf ein Jahr macht die Ausbildung leicht überblickbar. Die einzelnen Intervallseminare regen zu Anwendung in der Praxis an. Geglücktes und Mißglücktes, für die Praxis Umsetzbares bzw. nicht Umsetzbares kann beim nächsten Seminar aufgearbeitet werden und führt zu einem ständigen Theorie-Praxis-Austausch. So können die Inhalte in einer rollenden Planung gemeinsam mit den betroffenen Lehrern, deren Bedürfnissen und den Notwendigkeiten der Situation angepaßt werden.

Dies kann der Lehrerfortbildung zu einer neuen Qualität verhelfen. Die Qualität besteht vor allem darin, daß neben der Vermittlung von neuen Erkenntnissen Lehrer ihre Berufserfahrungen und Alltagstheorien einbringen und überdenken können.

Informationen übermitteln darf nicht zu einem Warenverkauf oder gar Warenausverkauf werden. Dies steht im Gegensatz zu einer personalen Pädagogik.

Aktive Mitentscheidung, Mitplanung und Mitarbeit wirken der Verschulung in der Lehrerfortbildung entgegen und ermöglichen eine weitergehende Individualisierung.

Von einer curricularen Ausbildung nicht erfaßt werden jene Lehrer, die sich - aus welchen Gründen auch immer - mit Suchtprävention und Gesundheitsförderung nicht so zeitaufwendig und/oder persönlich auseinandersetzen wollen. Für diese Lehrer müssen nun einzelne punktuelle Fortbildungsangebote erstellt werden, wie z.B.: Sucht in der Kinder- und Jugendliteratur (um die Deutschlehrer anzusprechen), Fernsehen als Droge (um die an Medienerziehung Interessierten zu gewinnen), Sucht-Suizid-Depression (um das Thema zu erweitern),...

Aber auch Angebote, die in verkürzter Form wesentliche Gedanken von Suchtprävention/Gesundheitsförderung aufbereiten, sind wichtig, z.B.: suchtpräventive Unterrichts- und Erziehungsarbeit.

Weiters könnten Projektmessen, Podiumsdiskussionen, Theater/Kunst, Besichtigung von Therapiestationen und Kongresse in das Programm der Lehrerfortbildung aufgenommen werden.

Begleitend zu allen Fortbildungsangeboten zur Suchtprävention/Gesundheitsförderung müssen Möglichkeiten für Fallanalysegespräche, Erfahrungsaustausch und Supervision angeboten werden, welche in Form einer Praxisbegleitung helfen sollen, eine Standortbestimmung der eigenen Tätigkeit zu erhalten, die soziale, kommunikative und kooperative Kompetenz zu verbessern, mit Konflikten und Disziplinschwierigkeiten besser umgehen zu lernen, die eigene Grenze wahrzunehmen, die eigenen Handlungskompetenzen zu erweitern und an der Arbeit und den Projekten anderer zu lernen

Der Auseinandersetzung mit der eigenen Person, also der Psychohygiene, muß gerade im Lehrberuf viel Augenmerk geschenkt werden, denn die eigene Person stellt für den Lehrer sein wichtigstes Medium dar. Viele seelische Erkrankungen entstehen aus einem Lebensstil, der nicht wahrhaftig, echt, authentisch ist. Psychohygiene heißt, sich wieder einmal in Frage stellen (lassen) und herauszufinden, ob man nicht gegen sich selber lebt.

Wenn man anders lebt als es seinem innersten Bedürfnis entspricht, entsteht eine Kluft zwischen Schein und Sein. Oft entsteht aus dieser Kluft eine Krankheit.

Ob die Angebote zur Fortbildung in Suchtprävention/Gesundheitsförderung besser abteilungsübergreifend oder auf Lehrer bestimmter Schularten ausgerichtet sind, läßt sich nicht pauschal beantworten.

Die Zusammenarbeit von Lehrern verschiedener Schultypen vermag sich einerseits als gegenseitig befruchtend auszuwirken, andererseits sind die Probleme und die Möglichkeiten des Umgangs mit ihnen oft so verschieden, daß die gemeinsame Basis sehr schmal ist.

Gerade im Bereich Suchtprävention/Gesundheitsförderung bietet sich daher die schulinterne Lehrerfortbildung in idealer Weise an, da sie
- die Eigenverantwortung für die eigene Fortbildung hebt;
- die Wünsche und Bedürfnisse der Teilnehmer bereits im Vorfeld klärt und in der Folge darauf aufbauen kann;
- die eigene berufliche Praxis im konkreten Umfeld thematisiert;
- daher zu einer hohen Lernmotivation der Teilnehmer führt;
- ganzheitliches, personorientiertes Lernen erleichtert;
- die Kollegen selbst in den Prozeß der Problemlösung einbezieht;
- eine wichtige Basis für Gemeinschaft darstellen kann;
- bei den erzielten Lernfortschritten die Umsetzung an der Schule erleichtert, weil viele Kollegen eingebunden sind;
- die Ergebnisse nicht so leicht unter den Tisch fallen läßt, da sie beim gegenseitigen Gespräch immer wieder aufgefrischt werden (vgl. auch Miller 1990, S. 37).

"Wenn Lehrerinnen und Lehrer
- Merken, daß sie Hilfe und Anregung brauchen,
- zur Beratung und Fortbildung kommen,
- erkennen, daß Suchtprophylaxe ein mühsamer Prozeß ist, der sehr viel mit ihnen selbst zu tun hat,

- ihre eigene Kreativität wiederentdecken,
- Zusammenarbeit mit Kollegen suchen,
- den zeitlichen und inhaltlichen Abstand von ihrer Arbeit während der Fortbildungsseminare auch genießen können,
- ermutigt in ihre Schule zurückgehen,

wären unsere Bemühungen hinsichtlich einer Sensibilisierung für suchtpräventive Maßnahmen in der Schule erfolgreich" (Bartsch/Knigge-Illner 1987, S.271).
Hinzuzufügen bliebe: Die Lehrer sollten Selbstvertrauen und Selbstwertgefühl in den Fortbildungsseminaren getankt haben.
Sehr wichtig wäre auch, Sensibilisierung und Weichenstellung für Suchtprävention bereits in der Lehrerausbildung auf Akademie- und Universitätsebene zu verankern, wie dies an der Pädagogischen Akademie des Bundes in Feldkirch bereits erfolgreich geschieht.

Resümee XVIII:

In der Lehrerfortbildung muß neben der **Vermittlung von Grundlagenwissen die Erhöhung der eigenen psychosozialen Kompetenz** im Vordergrund stehen.

XIX. MENTOREN - EINE NEUE MÖGLICHKEIT?

Fühle mit allem Leid der Welt,
aber richte deine Kräfte nicht dorthin,
wo du machtlos bist,
sondern zum Nächsten,
dem du helfen,
den du lieben und erfreuen kannst.

(Hermann Hesse)

Ausgehend von der Überlegung, daß engagierte Schüler in der Klasse mehr Einfluß haben bzw. glaubwürdiger sein können als Lehrer, wird an mehreren Orten versucht, schulische Suchtprävention über diesen Eckpfeiler zu verstärken. Dies kann geschehen über die Einrichtung von gleichaltrigen "Lotsen" in einer Klasse (Bsp. Nichtraucherlotsen in Tirol). Es kann geschehen über ältere "Mentoren", die eine Art "Patenschaft" für Unterstufenklassen übernehmen (Bsp. Mentorensystem an der Ziehenschule Frankfurt).

Diese dürften aber nicht die Rolle eines "Hilfslehrers" übernehmen und so zum verlängerten Arm der Institution Schule werden oder Lehreraufsicht ersetzen.

Das Ziel ihrer Arbeit könnte darin liegen, "in ein häufig von Konkurrenzdenken und Leistung bestimmtes Schulklima ein wenig mehr Menschlichkeit zu tragen. Daß Schüler sich für jüngere Mitschüler engagieren, ihre Sorgen und Nöte teilen und einen Teil ihrer Schullaufbahn mit ihnen gemeinsam erleben, bedeutet vielleicht so etwas wie 'Schulgemeinschaft'" (Steier 1991). Mentoren als Ansprechpartner können Schülern auf andere Art kameradschaftlich nahe sein als Lehrer, da sie sich vielleicht besser einfühlen können. So können latent gefährdete Schüler wirklich erreicht werden.

Mögliche Aufgabengebiete könnten sein:
- Begleitung "ihrer" Klasse auf Schul- und Klassenfesten, Wandertagen, Schiwochen, Schullandwochen und anderen Schulveranstaltungen.
  (Da diese Arbeit auch einige Schulzeit beansprucht bzw. teilweise den Kompetenzbereich des Klassenlehrers anschneidet, steht und fällt ein solches System mit der Bereitschaft **aller** Lehrer, sich vorbehaltlos darauf einzulassen.)

- Beim Erkennen von Krisen und Problemen als Gesprächspartner bereitzustehen;
- Intensive Zusammenarbeit mit den Klassenlehrern (vgl. Steier 1991);
- Teilnahme an eigenen Fortbildungen (z.B. in Suchtprävention und Gesundheitsförderung).

Ein wichtiger Punkt dieses Systems ist, daß Schüler selbst Verantwortung übernehmen und Engagement entwickeln lernen, was sich für beide Teile positiv auswirkt. "Probleme gibt es dabei meistens mit der Auswahl geeigneter Schüler" (Steier 1991). Zwei bis drei pro Klasse wären wünschenswert. Daher benötigt ein solches System meist einige Jahre Anlaufzeit. Wichtig ist es außerdem, daß eine solche Gruppe von Mentoren von zumindestens einem Lehrer betreut und koordiniert wird, damit sie sich austauschen können und klassenübergreifende Aktivitäten starten können (vgl. Steier 1991).

Wenn es gelingt, ein Mentorennetz aufzubauen, kann die suchtpräventive Arbeit an der Schule eine neue Qualität gewinnen.

Resümee XIX:

Ein **Mentoren**system einzurichten, also ältere Schüler, die sich für jüngere Schüler einsetzen, könnte die Suchtpräventionsarbeit an einer Schule wesentlich **verstärken** helfen.

XX. ELTERNARBEIT

> Wir müssen nicht hinten beginnen
> bei den Regierungsformen und politischen Methoden,
> sondern wir müssen vorn anfangen,
> beim Bau der Persönlichkeit
> wenn wir wieder Geister und Männer haben wollen,
> die unsere Zukunft verbürgen.
>
> (Hermann Hesse)

1. GRUNDSÄTZLICHES

Der Lehrer befindet sich in einer schwierigen Rollensituation zwischen Schülern und Schulhierarchie einerseits und zwischen Eltern und Kollegen andererseits, sodaß er nicht ausschließlich auf Eltern und Schüler ausgerichtet sein kann.

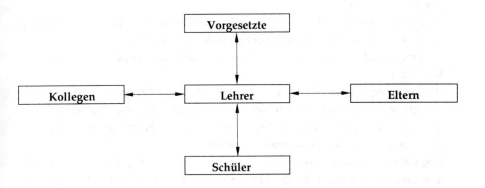

Dazu kommt, daß der Lehrer sich nicht einer uniformen Masse von Eltern mit gleichen Erziehungszielen gegenübersieht, sondern bereits von dieser einen Seite im Kreuzfeuer widersprüchlicher Forderungen steht.

Elternarbeit stellt besonders in bezug auf das Erziehungsgeschehen einen unverzichtbaren Anteil der Lehrertätigkeit dar. Sie ist in Österreich in der 4. Schulunterrichtsgesetz-Novelle zwar gesetzlich festgelegt, aber im einen oder anderen

Fall doch ungeliebtes Kind - und wird manchmal nur im gesetzlich geforderten Ausmaß und mit wenig Motivation erfüllt.

Lehrer sind oft frustriert, in welch geringem Ausmaß ihre Angebote von vielen Eltern angenommen werden, einige Eltern wünschen sich dagegen eine engagiertere Zusammenarbeit. Wie läßt sich dieser Widerspruch erklären?

Eine Erklärungsmöglichkeit ist, daß ein persönlicher, partnerschaftlicher Erfahrungsaustausch (noch) nicht gegeben ist, da die Partner voreinander Angst haben. Die Lehrer haben Angst davor, von den Eltern in ihrer Erziehungs- und Unterrichtstätigkeit oft unobjektiv auf das je eigene Kind bezogen in Frage gestellt zu werden. Die Eltern fürchten die Bewertung ihrer häuslichen Erziehung durch die Lehrer und thematisieren ihre Schwierigkeiten nicht. Außerdem vermeiden Eltern oft Auseinandersetzungen mit dem Lehrer, da sie Angst davor haben, ihr Kind könnte in der Folge (in)direkt darunter leiden. Und (wenn auch nur am Rande) muß erwähnt werden, daß ausweichendem Verhalten von Kindern und Jugendlichen häufig Ursachen zugrunde liegen, die im Elternhaus angesiedelt sind. Um nur **ein** Beispiel zu nennen: Aktuelle Schätzungen gehen davon aus, daß über 50 % der Konsumentinnen illegaler Drogen (v.a. Heroin und Kokain) zumindest einmal sexuellen Übergriffen ausgesetzt waren, wobei der Täter fast immer im engen Familiensystem zu finden ist.

Gegenseitige Vorwürfe des Versagens und die Befürchtung des Verlusts der eigenen Autorität erschweren die Situation noch zusätzlich. Bislang gibt es fast ausschließlich ein pragmatisches Arrangement auf beiden Seiten, aber keine wirklich positive Beziehung.

Da die Begegnung mit Eltern eine neue Qualität von Begegnungsfähigkeit voraussetzt und auf konventionellen Wegen wie Elternabenden und Elternsprechtagen offenbar nur ausnahmsweise gelingt, stellt sich die Frage, ob nicht weniger ausgetretene neue Pfade beschritten werden sollten.

Möglichkeiten wären persönliche Gespräche, Hausbesuche, Elternhefte, Unterrichtsbesuche, Unterricht durch Eltern in der Klasse, Eltern-Stammtische, Elternbriefe, gemeinsame Projekte, Exkursionen, Wanderungen, Ausstellungen, Feste,...,Elternbefragung mittels Fragebogen als Grundlage einer Diskussion, Elternbeschwerdebriefkasten.

Gegenseitiges Kennenlernen ist aber nach wie vor die Basis für jede weitere Zusammenarbeit und kann Vertrauen erst entstehen lassen.

2. GRUNDPRINZIPIEN EFFEKTIVER ELTERNARBEIT:

- Eltern sollten möglichst bereits in die Planung von Veranstaltungen einbezogen werden, damit diejenigen Themen und Aktionen ausgewählt werden können, die Eltern auch wirklich ansprechen.
- Einladungen sollen in attraktiver Form und rechtzeitig angekündigt werden.
- In einer Atmosphäre der Offenheit sollten Eltern konkrete Hilfen und Anregungen bekommen.

Wenn Elternarbeit im Bereich Suchtprävention gemacht wird, muß grundsätzlich im Vorfeld genau abgeklärt werden, ob eine Veranstaltung, die den illegalen Suchtmittelkonsum, also die "Drogen" zum Mittelpunkt hat, überhaupt sinnvoll ist.

Zum einen wird dabei oft vom wesentlich umfassenderen Thema "Sucht" abgelenkt und Drogenkunde betrieben, da es sich viel sensationeller darstellen läßt, was dazu führen kann, daß sich viele Eltern nicht betroffen fühlen, weil sie das Problem auf die (relativ) wenigen illegal Drogensüchtigen abschieben und damit verdrängen können.

Zum anderen glänzen bei solchen Themen bestimmte Elterngruppen durch Abwesenheit: diejenigen, die glauben, so etwas könnte ihnen in ihrer Familie nie passieren, und diejenigen, die befürchten, ihr Interesse an dieser Sache käme einem Eingeständnis von mangelhafter Erziehung gleich.

Auch tun sich manche Schulleiter bei diesem Thema schwer. Wittern die Eltern nicht gleich Drogenprobleme an der Schule, wenn es einen Elternabend zu diesem Thema gibt? Und welche Schule und welcher Schulleiter gibt so etwas schon gerne zu?

Wie auch immer: Illegale Drogen sind nur **ein** mögliches Thema.

3. MÖGLICHE THEMEN IN DER ELTERNARBEIT

Elternarbeit im Bereich Gesundheitsförderung stellt sich auf den verschiedensten Schulstufen ganz unterschiedlich dar.

a) Unterstufe (1.-4. Schulstufe)

In der Grundschule spielen die illegalen Drogen praktisch noch keine Rolle. Themen, die angesprochen werden könnten (vgl. auch Projekte, S. 155 und Seite 248):

Medikamente

Ein ganz wesentlicher Bereich, der in der Lehrer-, aber vorwiegend auch in der Elternarbeit vorrangig angegangen werden könnte, ist die Frage des Medikamentengebrauchs bzw. -mißbrauchs.

Die Bereitschaft von Eltern, Lehrern, Erziehern, Psychologen und Ärzten, Verhaltensauffälligkeiten und Schulschwierigkeiten von Kindern und Jugendlichen mit Medikamenten, insbesondere auch Psychopharmaka zu "therapieren", steigt an. Betroffen sind vor allem konzentrationsschwache und unruhige zappelige Kinder. Aber auch bei Schlafstörungen, Angstzuständen und Bettnässen geschieht der Griff zur Medikamentenlade meist recht schnell.

"Den Konflikt einfach weglutschen, charakterisiert eine Entwicklung, die sich in allen Schulstufen nachweisen läßt" (Bartsch/Knigge-Illner 1987, S. 104).

"In Hamburg haben von 790 Schulanfängern im Alter von 5-7 Jahre 17,3 % ein- oder mehrmals Psychopharmaka erhalten" (Dittmann u.a. 1981). Nach einer Untersuchung der Bundeszentrale für gesundheitliche Aufklärung (1982) sind 36 % der Eltern in der BRD bereit, Schulprobleme mit Medikamenten zu bekämpfen. 1978 waren es noch 18 %" (Bartsch/Knigge-Illner 1987, S. 102). Es ist anzunehmen, daß die Zahlen mittlerweile gestiegen sind.

"Dabei soll in keiner Weise bestritten werden, daß es in der Auseinandersetzung mit auffälligen Verhaltensweisen person- und situationsbedingte Fälle gibt, in denen als ultima ratio und für einen begrenzten Zeitraum Medikamente verabreicht werden sollten. Natürlich ist jeder Mediziner zu verstehen, der einem Kind, das aufgrund seines Verhaltens mit dazu beiträgt, von seinem Vater mißhandelt zu werden, Medikamente verabreicht. Doch was tun wir zur allgemeinen Veränderung der psychodynamischen Struktur, der ökonomischen Bedingungen, der allgemeinen Lebensverhältnisse dieser Familie (vgl. Guggenheimer/Ottomeyer 1980)? Bei der allergrößten Zahl von Abweichungen im Lern-, Verhaltens- und Entwicklungsbereich ist eine Medikation prinzipiell unverantwortlich und in keiner Weise zu rechtfertigen" (Bartsch/Knigge-Illner 1987, S. 103).

Dazu kommt noch die meist beruhigende Medikation vor Schularbeiten und Prüfungen, die langfristig bedeutende negative gesundheitliche aber auch Suchtverhalten manifestierende Auswirkungen haben kann.

Unsere Gesellschaft neigt ohnehin zu kurzfristigen und oft auch kurzschlüssigen Lösungen. Darauf deutet auch die Medikation bei vergleichsweise geringfügigen **Krankheiten** hin. Wie schnell werden medikamentöse Elefanten auf spatzenhafte Erkrankungen geschossen?

Wer wählt noch die Alternative der Wadenwickel und Essigschuhe, wenn es gut und schnell wirksame fiebersenkende Medikamente in Hülle und Fülle gibt? (Daß damit nur das Symptom aber nicht die Krankheit bekämpft wird, ist nochmals eine Erörterung wert) Wer denkt noch an die verschiedensten Inhalationsmöglichkeiten, wenn schleimhautabschwellende Nasensprays und -salben angeboten werden (auch im Sinne der Symptomunterdrückung)? Warum sollen bei Hauterkrankungen Kräuterbäder eingesetzt werden, wenn Cortisonsalben (scheinbar) so schnell zu helfen vermögen (ebenfalls eine Symptombekämpfung)? Diese Aufzählung ließe sich lange fortsetzen, vor allem, wenn noch der Frage nachgegangen würde, wie oft an sich sinnvolle und nützliche medizinische Errungenschaften (z.B. die Antibiotikabehandlung) unnötigerweise eingesetzt werden.

Dazu kommt, daß Kindern noch zusätzlich eine Menge von Stärkungs- und Vitaminpillen und -säften verabreicht werden, damit sie - nach der Meinung der Erwachsenen - nach ihrer Lebensaufgabe gewachsen sind.

Auch dieses im Einzelfall durchaus sinnvolle Verhalten kann problematisch werden, wenn Kindern vermittelt wird, daß sie ihr Leben und ihre Lebensaufgaben ohne diese Helfer nicht oder nur schlechter zu bewältigen vermögen.

Wenn wir bedenken, welche Botschaften wir damit und vielleicht durch eigenes, wenig vorbildliches Verhalten im Gesundheits/Krankheitsbereich vermitteln, so ist gerade auch hier noch sehr viel Aufklärungsarbeit notwendig.

"Im Schatten einer auf harten Drogen, Alkohol und Nikotin fixierten Öffentlichkeit wächst eine junge Generation heran, die in einem noch weit stärkeren Maße als ihre Eltern von der Tablette die Lösung all ihrer Probleme erwartet. Dabei spielt die Selbstmedikation eine besondere Rolle" (Bartsch/Knigge-Illner 1987, S. 104).

Die Beschaffung von Medikamenten ist meist völlig problemlos. Besorgte Eltern, uninformierte Ärzte und gute Freunde sind Einführungshelfer und Bezugsquelle für die Flucht vor der Realität. Wenn der gesellschaftliche Hintergrund auf Konkurrenz und Leistung und weniger auf die wirklichen Bedürfnisse der Kinder ausgerichtet ist, wird die Gefahr erhöht.

Auch der Medikamentenmißbrauch ist ein mißglückter Problemlöseversuch. Anstatt die Verhaltensausweichungen von Kindern und Jugendlichen als Hilferufe zu deuten, werden sie häufig still und einfach wegtherapiert - bis die Wirkung des Medikaments aufhört und die Dosis erhöht werden muß, um dieselbe Wirkung zu erzielen.

Weitere Themen, die angesprochen werden könnten (vgl. auch Projekte, S. 155 und S. 248 f.):

Eßstörungen (zuviel oder zuwenig essen, übermäßiger Süßigkeitskonsum -> Naschen, Frühstück)

Fernsehen, Video, Computerspiele
Nikotin, Alkohol, evtl. "Schnüffeln"
Aggression, Depression, Angst
Schulleistungsstörungen: Wie gehe ich damit um?
Konsumorientierung/Konsumismus
Wie kann die Kommunikation zu Hause erhöht werden?
Wie können wir lernen, mit Konflikten umzugehen?
Illegale Drogen spielen praktisch noch keine Rolle.

b) **Mittelstufe (5.-8. Schulstufe)** (vgl. auch Projekte S. 155 und S. 248 f.)

Zu den Themen der Unterstufe kommen noch folgende hinzu:
- **Illegale Drogen**
- **Manipulation und Werbung**
- **Streßabbau:** Wie ist das möglich?
- **Wie begleite ich mein Kind durch die schwierigen Jahre der Pubertät?**
- **Sexualität, Sexuelle Übergriffe**

c) **Oberstufe (9.-12. Schulstufe)** (vgl. auch Projekte S. 155 und S. 248 f.)

Zu den Themen der vorhergegangenen Stufen kommen noch folgende hinzu:
- **Verschiedene Werte**
- **Suizid**
- **Sinnfindung**

Resümee XX:

Der **partnerschaftlichen Vernetzung** von schulischem und häuslichem Bemühen zur Suchtprävention kommt eine große Bedeutung zu.

XXI. ZUSAMMENFASSUNG:

Resümee I:

Der Zusammenhang von **Sucht, Suche** und **Flucht** scheint offensichtlich. Um dem Anspruch eines breiten Aspektes von Prävention gerecht werden zu können, werden sowohl Suchtmittel als auch süchtiges Verhalten einbezogen und Sucht als eine mögliche **Verhaltensausweichung** angesehen. (Seite 26)

Resümee II:

Die Ursachen für ausweichendes Verhalten können in **drei Bündel** zusammengefaßt werden, die der Persönlichkeit, der Gesellschaft und der Suchtmittel. Dabei stehen diese Bündel nicht für sich allein, sondern interferieren je nach Gegebenheiten in einem eigenständigen Mischungsverhältnis. Jede Verhaltensausweichung ist **multifaktoriell** bedingt. Entscheidend ist immer die Gesamtmenge der Belastung im Zusammenhang mit der Belastungsfähigkeit des einzelnen. (Seite 59)

Resümee III:

Wesentliche Hinweise für Gefährdung durch ausweichendes Verhalten liegen in **individuellen Spannungen, akuten Konflikten oder Ängsten** und einer, **geringen Fähigkeit, mit sich selbst umzugehen,** besonders, wenn **Sinnlosigkeitsgefühle** hinzukommen. (Seite 61)

Resümee IV:

Je nach dem Zeitpunkt des Eingreifens wird zwischen primärer, sekundärer und tertiärer Prävention unterschieden. Die Prophylaxe, die realistischerweise in der Schule hauptsächlich stattfinden kann, sind **Primär- und Sekundärprävention.** (Seite 66)

Resümee V:

Die präventiven Maßnahmen in der Schule sollten **alle** drei Zielrichtungen umfassen:

- individuelle,
- zielgruppenorientierte,
- generalpräventive. (Seite 68)

Resümee VI:

In der Schule liegt der realistische Schwerpunkt der Suchtprävention zum einen hauptsächlich im auf eine **Person** bezogenen ursachenorientierten Feld. Prävention besteht dabei nicht in der Hauptsache in einer Informationsweitergabe, sondern in einer Veränderung von Verhaltensweisen.
Zum anderen geht es darum, **Schule** so zu gestalten, daß sie nicht zum suchtauslösenden Faktor wird. (Seite 73)

Resümee VII:

Suchtprävention ist **eine** Aufgabe der Schule. Sie läßt sich aus ihrem Erziehungsauftrag herleiten. (Seite 77)

Resümee VIII:

Die ursachenorientierte Prävention steht in der Schule an erster Stelle und wendet sich an **alle** Schüler mit dem Ziel des verantwortlichen Umgangs mit legalen Suchtmitteln und der Abstinenz von illegalen Suchtmitteln.. Daneben wird es im Sinne der sekundären und tertiären Prävention notwendig sein, ausweichende Verhaltensformen möglichst frühzeitig zu erkennen und an professionelle Stellen weiterzuvermitteln. (Seite 86)

Resümee IX:

Information über Sucht und Suchtmittel ist ein wichtiger, aber nicht hinreichender Teil der schulischen Prävention. Der Stärkung der psychosozialen Kompetenz der Schüler in einem Klima zum Wohlfühlen ist mindestens ebenso großes Augenmerk zu schenken. Daher geht es darum, Schule so zu gestalten, daß sie nicht zum suchtauslösenden Faktor wird.

Schule sollte nicht vorwiegend Wissensschule, sondern auch Lebensschule sein.
(Seite 92)

Resümee X:

Gesundheit bedeutet ein umfassendes Wohlfühlen in einem dynamischen, vernetzten Prozeß der Entwicklung des eigenen Lebens mit dem Leben anderer. Gesundheitsförderung in der Schule läuft auf die **aktive verantwortliche Beteiligung der Jugendlichen an der eigenen Gesundheit** hinaus mit dem Ziel, sich dieser Herausforderung zu stellen und in deren Bewältigung Freude zu entwickeln. (Seite 99)

Resümee XI:

Obwohl die Bedeutung von Präventionsprogrammen zunimmt, besteht mit ihnen doch die Gefahr, daß **Verantwortung** vom einzelnen in die Gesellschaft **ausgelagert** wird. (Seite 106)

Resümee XII:

Die Entwicklung der letzten Jahre im Bereich der Prävention ging von einer vorwiegend abschreckenden **spezifischen** Drogenkunde in den **unspezifischen** Bereich der Gesundheitsförderung über. (Seite 110)

Resümee XIII:

- **Suchtmittelspezifische Prävention** sollte **alle** Suchtmittel umfassen (substanzgebundene und nichtsubstanzgebundene). Trotzdem darf es nicht zu einer undifferenzierten Vermischung in **eine** Gefährlichkeitskategorie kommen.
- **Ziel** der suchtmittelspezifischen Prävention müßte sein, eine kritische Haltung zu Mißbrauch, Sucht, Konsum, Werbung, Verführungssituationen und Abhängigkeiten aufzubauen (Arbeitskreis für Vorsorge und Sozialmedizin o.J., S. 6) und eine Verhaltensänderung zu bewirken.
- Bei der **suchtmittelunspezifischen Prävention** muß die Förderung der Persönlichkeit der Schüler - losgelöst von den Themen Sucht und Suchtmittel - in

einem **langfristigen, kontinuierlichen Erziehungsprozeß** erfolgen. Von diesem Ansatz her sind für die Suchtprävention keine "Suchtspezialisten"nötig, sondern "Pädagogen". (Seite 123)

Resümee XIV:

Da Medien in ihrer Wirkung auf Jugendliche kaum eingeschätzt werden können, sind eher solche mit **suchtmittelunspezifischen** Themen vorzuziehen. (Seite 126)

Resümee XV:

Wenn das Auftreten von ausweichendem Verhalten vor allem auf eine gestörte Identitätsentwicklung zurückzuführen ist (Jürgen vom Scheidt nennt es "Der falsche Weg zum Selbst", 1984), so wird daraus deren Bedeutung ersichtlich. Wenn es stimmt, was Ronald D. Laing in "Das Selbst und die Anderen" (1984, S. 9) schreibt, daß nämlich jeder zur Erfüllung oder Zerstörung des anderen beiträgt, so ergeben sich aus dem **persönlichkeitszentrierten Ansatz** viele Rückwirkungen auf die Person und damit auf die Gesellschaft.
Der von Produktion, Konsum, Technik und Medien bestimmte Lebensrhythmus erstickt die **Entfaltung der Gemeinschaft.** Man spricht nicht mehr miteinander, sondern unterhält einander (vgl. Postman 1986, S. 116).
Die **Sinnfrage** ist verknüpft mit gesellschaftlichen und kulturellen Fragen und mit der Einstellung zur Natur. Sie kann nicht von der Suchtproblematik entkoppelt werden. Unsere eigene Sinnorientierung wirkt (ausgesprochen oder unausgesprochen) tiefgreifend hinein in unseren Umgang mit Kindern. (Seite 148)

Resümee XVI:

Konkrete Suchtprobleme auf den verschiedenen Schulstufen können Eßstörungen, Alkohol-, Nikotin-, Lösungsmittel-, Medikamente- und illegaler Drogenmißbrauch sein. (Seite 156)

Resümee XVII:

Die Aufgaben der Lehrer für Suchtprävention und Gesundheitsförderung sind **selbstreflexive Auseinandersetzung** mit dem Thema und **engagierte pädagogische Arbeit** vor Ort. Aus dieser Aufgabenstellung wird ersichtlich, daß Suchtprävention

nicht so ohne weiters delegiert werden kann. (Seite 170)

Resümee XVIII:

In der Lehrerfortbildung muß neben der **Vermittlung von Grundlagenwissen** die **Erhöhung der eigenen psychosozialen Kompetenz** im Vordergrund stehen. (Seite 174)

Resümee XIX:

Ein **Mentor**ensystem einzurichten, also ältere Schüler, die sich für jüngere Schüler einsetzen, könnte die Suchtpräventionsarbeit an einer Schule wesentlich **verstärken** helfen. (Seite 176)

Resümee XX:

Der **partnerschaftlichen Vernetzung** von schulischem und häuslichem Bemühen zur Suchtprävention kommt eine große Bedeutung zu. (Seite 182)

XXII. SCHLUSSGEDANKEN

Suchtprävention/Gesundheitsförderung in der Schule läuft letztendlich auf eine "innere" Schulreform hinaus.

Auch wenn in der vorliegenden Arbeit einige Ansatzpunkte zur (schulischen) Suchtprävention zusammengetragen wurden, so muß doch nochmals ausdrücklich klargestellt werden, daß die Schule nur **einen** Ansatzpunkt aller möglichen Präventionsbemühungen darstellt.

Auch wenn es gelingt, beispielsweise durch verstärkte Öffentlichkeitsarbeit oder vermehrte Elternarbeit über die Schule hinaus zu wirken, so sind z.b. auch in der Erwachsenenbildung und Elternarbeit, in Öffentlichkeit und Politik, in Architektur und Kunst, in Kirche und Bundesheer in Zukunft verstärkte Bemühungen im Bereich primärer Prävention nötig. Denn nur durch weitreichende koordinierte Bemühungen werden Erfolge gegeben sein. "Suchtprävention muß in Familie und Elternkreise, in Vereine und informelle Gruppierungen, in Unternehmen und Betriebe, in Kirche und Gewerkschaften, in Kindergärten und Schulen, in Jugend- und Frauenorganisationen, zu Bundesheerangehörigen und Zivildienstleistenden, in politische Parteien, kurzum, in das gesamte Spektrum gesellschaftlichen Lebens, hineingetragen werden. Suchtprävention ist eine Gemeinschaftsaufgabe aller Bürger und Gruppierungen unserer Gesellschaft, Intensivierung der öffentlichen Information und Kooperation zwischen allen Beteiligten sind unabdingbar" (N.N. 1991, S. 27).

Die Erfolge werden jedoch - abgesehen davon, daß sie jeweils nur schwer aufzeig- und meßbar sind - nie hundertprozentig sein können: Zum einen scheint es illusorisch zu sein, den weltweiten finanziell äußerst lukrativen illegalen Drogen- handel, an dessen Basis die Ärmsten der Armen ausgebeutet werden, einzudämmen oder gar zu zerschlagen, die Pharma-, Tabak- und Alkoholindustrie und besonders deren oft aggressive Werbung zu Einschränkungen zu bewegen und alle Mittel, die süchtiges Verhalten begünstigen, auszuschalten. Zum anderen kann dem Menschen seine letzte Verantwortung sich selbst gegenüber von anderen nicht abgenommen werden..

XXIII. LITERATURVERZEICHNIS:

Aktion Jugendschutz, Katholische Landesarbeitsstelle Rheinland-Pfalz e.V. (Hg.),
Bevor Jugendliche süchtig werden, Pirmasens 1981 (VORD-Druck)

Aktion Jugendschutz, Katholische Landesarbeitsstelle Rheinland-Pfalz (Hg.),
Bausteine zur Suchtprävention, Landau 1983-1 (Vertrieb: Aktion Jugendschutz,
Katholische Landesarbeitsstelle Rheinland-Pfalz, Am Wassertum 11, 6780
Pirmasens)

Aktion Jugendschutz Baden-Württemberg, Landesbildstelle Baden, Landesbildstelle
Württemberg (Hg.), Drogen-Filme-AV-Medien zur Suchtprävention,
Stuttgart 1983-2 (Bezugsadresse: Aktion Jugendschutz Baden -Württemberg,
Stafflenbergstr. 44, 7000 STUTTGART 1)

Aktion Jugendschutz Baden-Württemberg, Caritasverband für Württemberg, Stadt-
bücherei Stuttgart, Klaus D. Schneider, Herbert Schlotter, Monika Pfisterer,
Gundel Busch-Schneider (Hg.), Drogen und Sucht in Romanen und Jugendbü-
chern, Stuttgart 1988

Anonym, Fragt mal Alice, München 1979

Arbeitskreis für Vorsorge und Sozialmedizin, Gerald Koller (Hg.), Konzept zur
Drogenprävention und Suchtprophylaxe, Bregenz o.J.

Assessorat für Sozial- und Gesundheitswesen, Amt für Familien- und Jugend-
betreuung, Südtirol, Bericht der Projektgruppe Vorsorge gegen Suchtverhalten und Sozialdevianz, Teilbereich: Schule, o.O. 1984)

Bamm Peter, Adam und der Affe, München-Zürich 1979

Bartsch/Knigge-Illner (Hg.), Sucht und Erziehung, Bd. 1., Weinheim und Basel 1987

Bastian Johannes, Plantiko Götz, Zwischen Konsum und Protest, in:
Westermanns Pädagogische Beiträge 5/1981

Baumann Andreas, Vontobel Jacques, Wyssling Heinz, Eine Wegleitung für den
Lehrer im Umgang mit Drogen- und Suchtproblemen, Zürich 1989

Baumann Andreas, Fata Morgana oder die Suche nach der verlorenen Gesundheit,
Zürich 1989

Bärsch Walter, Bandlow Ute, Becker Werner, Frick Reinhard, Beratung bei Rausch-
mittelproblemen, Fernstudium: Ausbildung zum Beratungslehrer, Tübingen
1982 (Studienbrief 9 des Deutschen Instituts für Fernstudien an der Universität
Tübingen)

Bäuerle Dietrich, Drogenberatung in der Schule, Stuttgart 1981

Beilage zum Verordnungsblatt des Landesschulrates für Vorarlberg 1/1987.

Berger, Reuband, Widlitzek, Wege in die Heroinabhängigkeit, München 1980

Bericht über das 1.Friedrich Forum 1984, in: Sonderheft 1984 von "Arbeiten und Lernen", o.O.

Bott Wolfgang, Melzer Bernd, Aufgaben und Funktion des "Drogenberatungslehrers", In: schulmanagement (22. Jg.) H. 3/91

Bundeskanzleramt, Sektion Volksgesundheit in Zusammenarbeit mit dem Bundesministerium für Unterricht, Kunst und Sport (Hg.), Smoke off. Materialien zum Thema Rauchen. Für den Unterricht ab der 8. Schulstufe, Wien 1990

Bundesministerium für Gesundheit, Sport und Konsumentenschutz in Zusammenarbeit mit dem Bundesministerium für Unterricht und Kunst, Autoren: Erlacher Ingried, Weiglhofer Hubert (Hg.) Drogen, Sucht, Ursachen, Wirkungen, o.O. 1991

Bundesverband der Elternkreise drogengefährdeter und drogenabhängiger Jugendlicher (Hg.), Bericht über das Symposion "Die Familie im Drogenproblem" in Brunn am Gebirge, 1987 (Bezugsadresse: Paracelsusstraße 23/17, 5020 Salzburg)

Bundeszentrale für gesundheitliche Aufklärung, Köln (Hg.), Curriculum Alkohol, Rauchen, Selbstmedikation, Werbung und Gesundheit, Stuttgart 1975

Bundeszentrale für gesundheitliche Aufklärung (Hg.), Alkohol und Gesundheit, Stuttgart 1977

Bundeszentrale für gesundheitliche Aufklärung (Hg.), Gesundheitserziehung und Schule, Unterrichtswerk zu Drogenproblemen, Stuttgart 1980

Bundeszentrale für gesundheitliche Aufklärung (Hg.), Unsere Kinder frei von Drogen? Grundlinien einer Konzeption zur Vorbeugung und Verhütung von Mißbrauchsverhalten, Köln 1984

Bundeszentrale für gesundheitliche Aufklärung, Köln (Hg.), Thema: Naschen, Stuttgart 1990-1

Bundeszentrale für gesundheitliche Aufklärung, Köln (Hg.), Thema: Nichtrauchen, Stuttgart 1990-2

Bundeszentrale für gesundheitliche Aufklärung (Hg.), Drogen: Materialien zu den Themenbereichen Rauchen, Alkohol, Opiate für den Biologieunterricht der gymnasialen Oberstufe (11.-13. Klasse), Stuttgart 1990-3

Canziani Willy (Hg.), Hilfe - unser Kind nimmt Drogen, Vorbeugung, Beratung, Behandlung, Selbsthilfe, Zürich 1983

Capra Fritjof, Wendezeit, Bern-München-Wien, 1983, 6.A.

Coleman J.S., Die asymmetrische Gesellschaft, Weinheim & Basel 1986

Dietz Linus, Sexualität und Medien - ein Beitrag zur Medienerziehung in der

Schule, in: Lehrer Journal 6/88, Hauptschulmagazin, o.O;

Egger Hildegard, Kurzbericht über die Werkstattwoche Lüsen, o.O. 1984-1

Egger Hildegard in: Land Vorarlberg, im Auftrag der Kommission IV - Gesundeitswesen und Familienpolitik - der Arbeitsgemeinschaft Alpen-länder (Hg.), Fachtagung über aktuelle Suchtprobleme am 28./29. September 1984-2, Lochau, o.J.

Elternkreise Bonn und Salzburg (Hg.), Sinn-volle Prävention, 2. überarbeitete Fassung, unveröffentlichtes Manuskript, o.J., o.O.

Erdheim Mario, Die gesellschaftliche Produktion von Unbewußtheit, Frankfurt 1984

Frankl Viktor E., ...trotzdem Ja zum Leben sagen, München 1986-1

Frankl Viktor E., Der Mensch vor der Frage nach dem Sinn, München 1986-2

Frankl Viktor E., Ärztliche Seelsorge, Frankfurt am Main 1987

Frankl Viktor E., Das Leiden am sinnlosen Leben, Freiburg-Basel-Wien 1989

Frankl Viktor E., Der leidende Mensch, München-Bern 1990

Frankl Viktor E., Der Wille zum Sinn, München 1991

Fritschi Werner, Jugend - Mobil, Studie erstellt im Auftrag der Regierung des Fürstentums Liechtenstein, o.O., o.J.

Fromm Erich, Die Kunst des Liebens, Frankfurt-Berlin 1979

Fromm Erich, Wege aus einer kranken Gesellschaft, Berlin 1981

Fromm Erich, Haben oder Sein, München 1987, 16. Auflage

Fröhlingsdorf Rudolf, Pädagogisches Institut der Landeshauptstadt Düsseldorf (Hg.), Drogenmißbrauch bei Kindern und Jugendlichen, Düsseldorf 1981

Funke Günter, Die Sorge als Wille zur Wahrnehmung, In: Österreichisches Jugendrotkreuz, Landesleitung Tirol (Hg.), Schule SUCHT Gesundheit, Innsbruck 1991-1

Funke Günter, Wider die Tyrannei der Werte - Menschliches Leben in der Spannung von Selbstwert und Fremdwert, In: Wurst, Rothbucher, Donneberg (Hg.), Wofür lohnt es sich zu leben? Salzburg 1991-2

Gordon Thomas, Familienkonferenz, Hamburg 1972

Gossmann Benno, Jost Kathrin, u.a., Suchtprophylaxe in Theorie und Praxis, Lausanne 1988

Gross Werner, Hinter jeder Sucht ist eine Sehnsucht, Freiburg i.Br. 1987

Grossmann Ralph, Wimmer Rudolf, Schule und Politische Bildung I, Kärntner Druck- und Verlagsanstalt m.b.H., Klagenfurt 1980

Guggenberger Bernd, Das Menschenrecht auf Irrtum, München 1987

Haller Reinhard, Lingg Albert, Selbstmord, Salzburg (Druckhaus Nonntal), o.J.

Hallmann H.J., Kapp die Kippe, Dokumentation über ein Projekt zur Förderung des Nichtrauchers in Mühlheim/Ruhr, Bielefeld 1990 (erhältlich bei: Koordinationsstelle der Suchtprophylaxe in NW-ginko-, Kaiserstr. 90, 4330 Mühlheim a.d. Ruhr 1)

Herder Verlag (Hg.), Der Neue Herder, Freiburg im Breisgau, 1967

Hielscher Hans, Sucht bei Kindern, Jugendlichen und Erwachsenen, gruppe & spiel, Fachzeitschrift für soziales Lernen, Gruppenpsychologie, Integrationspädagogik, Wiesbaden 2/1986

Hildebrandt Helmut, Abenteuerliche Gesundheit, in: Westermanns Pädagogische Beiträge 12/1985

Hildebrandt Helmut, Lust am Leben, Gesundheitsförderung mit Jugendlichen, Frankfurt 1987

Illich Ivan, Die Nemesis der Medizin, Reinbek 1981

Jugendrotkreuz im DRK-Landesverband Baden-Württemberg (Hg.) Probier's mal ohne Alkohol, Druckerei Palmer GmbH, 7052 Schwaikheim, 1985 (Bezugsadresse: JRK im DRK-Landesverband Baden-Württemberg, Badstraße 41, 7000 Stuttgart 50)

Jugendamt Basel-Stadt, Prophylaxestelle - Drogenberatung (Hg.), Informationen über Drogen, Basel 1990

JRK Tirol (Hg.), Drogenberatung, Konzept für die Drogenvertrauenslehrer Tirols, Innsbruck o.J.

Kaiser Arnim, Kaiser Ruth, Studienbuch Pädagogik, Königstein 1985

Keller Josef A., Novak Felix, Kleines Pädagogisches Wörterbuch, Freiburg im Breisgau, 5. Auflage 1986

Kindermann Walter, Drogen, Abhängigkeit, Mißbrauch, Therapie, München 1991

Klien Edwin, Schulische Drogenaufklärung, in: Pädagogische Beilage zum Verordnungsblatt des Landesschulrates für Tirol VI/1983

Knapp Rudolf, Gesundheit und Prophylaxe in der Erziehung in: schulmanagement (22.Jg.) 3/91

Köberl I., Einige Überlegungen zur Drogenprävention und -prophylaxe, in: Wiener Zeitschrift für Suchtforschung, Jg. 4, Nr. 1., 1981

Koller Gerald, Pfeifer Klaus, Materialien zur Suchtprophylaxe, Feldkirch 1990 (Eigenvervielfältigung) (Bezugsadresse: Prof. Klaus Pfeifer, Postfach 42, 6807 Feldkirch)

König Eckard, Technologische Probleme der Erziehungswissenschaft am Beispiel der Beratung, in: Symposion zur Technologischen Funktion der Erziehungswissenschaft, Schloß Hofen, o.J.

Körner Heinz (Hg.), Heroin, Die süchtige Gesellschaft, Fellbach 1985, 9. A.

Krappmann Lothar, Soziologische Dimensionen der Identität, Stuttgart
1982

Kratochwil Leopold, Ausgewählte Innovationen und Animationen zur Weiterentwicklung der Grundschule - unter besonderer Berücksichtigung der Pädagogik Maria Montessoris, Forum Pädagogik, Baltmannsweiler 2/1988

Kreitmeier Hermann Josef, Die Macht der Medien, in: Regierung von Mittelfranken (Hg.) 1986

Kultusministerium Nordrhein-Westfalen (Hg.), Unterrichtshilfen Drogen, Sonderdruck o.O. 1981

Ladewig Dieter, Hobi Viktor, Kleiner Dietrich, Dubacher Heinrich, Faust Volker, Drogen unter uns, Basel 1983

Laing Ronald D., Das Selbst und die Anderen, Reinbek bei Hamburg 1984

Landesjugendreferat der Vorarlberger Landesregierung (Hg.), Wenn's zuviel wird, Texte aus der Ideenwerkstatt "Alltag - Was hat das mit Sucht zu tun?" o.O. 1988,

Land Vorarlberg (Hg.), Drogenkonzept des Landes Vorarlberg, Bregenz o.J.

Längle Alfried, Viktor Frankl, Logotherapie und Existenzanalyse, In: Psychologie in Österreich, Nr. 2-3, 6. Jg. (1986)

Längle Alfried, Leben heißt antworten, Existenzanalyse als Sinnerhaltung, In: Rothbucher H., Wurst F. (Hg.), Wovon wir leben - woran wir sterben, Salzburg 1988

Längle Alfried, Sinnvoll leben, St. Pölten-Wien 1989

Lehrplan der Hauptschule (Hg. Benedikt, Burger, Burgstaller, Dobart, Hasenmayer, Leitner, Satzke, Schneider, Sretenovic, Wolf), Wien 1985

Lehrplan der Volksschule (Hg. Egger, Gruber, Joksch, Leitner Friedrich, Leitner Leo, Margreiter, Rieder, Satzke, Thaler, Stockhammer, Wolf, Zehethofer), Wien 1986

Liga der Rot-Kreuz und Roten-Halbmond-Gesellschaften (Hg.), Drafting Paper anläßlich des 7. Treffens der Experten des Roten Kreuzes über Drogenmißbrauch bei Jugendlichen, Klingenthal, Strasbourg, 21. - 23. März 1988 (Bezugsadresse: 17, chemin des Crets, Petit-Saconnex, Geneva)

Lorenz Konrad, Die acht Todsünden der zivilisierten Menschheit, München, 1973, 14.A.

Meyer Else u.a., Das Anti Drogen ABC, Berlin (Synanon-Verlag) 1991

Miller Alice, Am Anfang war Erziehung, Frankfurt 1983

Miller Reinhold, Schilf-Wanderung, Weinheim und Basel 1990

Ministerium für Arbeit, Gesundes und Soziales des Landes Nordrhein-Westfalen
(Hg.), Von der Drogen- zur Suchtprävention, Herford 1990

Mitscherlich Alexander, Krankheit als Konflikt, Studien zur
psychosomatischen Medizin 2, Frankfurt 1968

Müller Manfred, Die Rolle des Drogenberatungslehrers, Vortrag in St. Arbogast,
12.12.1987

N.N., Entwurf zum Vorarlberger Drogenkonzept 1991, o.O.

Niedersächsisches Landesinstitut für Lehrerfortbildung, Lehrerweiterbildung und
Unterrichtsforschung (Hg.), Hilfen für die schulische Erziehung im Bereich
Suchtprävention und Drogenproblematik für den Sekundarbereich I, Klassen
7-10, Hildesheim 1990)

Nowak Manfred, Nutzen und Unzulänglichkeiten bisheriger Theorien zur Suchtentstehung und ihre Folgen, in: Aktion Jugendschutz, Stuttgart 1981

Nowak Manfred, Die Veränderung des Abhängigen in der Therapie, in:
"Wegbegleiter", Mitteilungen für und von Eltern aus den österreichischen El-
ternkreisen, 2/1988; (Hg.: Bundesverband der Elternkreise
drogengefährdeter und drogenabhängiger Jugendlicher, Paracelsusstraße
23/17, 5020 Salzburg)

Nöcker Guido, Auf der Suche nach neuen Wegen in der schulischen Suchtprävention, In: Österreichisches Jugendrotkreuz, Landesleitung Tirol (Hg.)
Schule SUCHT Gesundheit, Innsbruck 1991

Otto Gunter, Didaktik auf der Suche nach dem Schüler, Über die Konstruktion des
Schülers und die Verdrängung der Gegenwart aus der Schule, in: Bericht
über das 1. Friedrich Forum, 1984, in: Sonderheft 1984 von "Arbeiten und
Lernen", o.O.

Pädagogisches Institut des Landes Vorarlberg, Arbeitsgemeinschaft Schwererzieh-
barkeit und Unterricht (Hg.), Das verhaltensgestörte Kind, o.O. 1983

Pädagogisches Institut Land und Bund Vorarlberg (Hg.), Suchtmittelmißbrauch
durch Schüler und Schülerinnen - Was tun...?, Dornbirn 1991 (Bezugsadresse:
Pädagogisches Institut des Landes Vorarlberg, Schloß Hofen, 6911 Lochau)

Pernhaupt Günter, Die Familie als Verursacherin der Sucht, in: Bundesverband
der Elternkreise drogengefährdeter und drogenabhängiger Jugendlicher, 1987

Pervin Lawrence, Persönlichkeitspsychologie in: Kontroversen, Wien-München 1981

Pfeifer Klaus, Durig Walter, Fragebogenuntersuchung am Polytechnischen Lehrgang
Rankweil, November 1987

PLUS Fachstelle für Sucht- und Gesundheitsfragen des Kantons Bern u.a. (Hg.),
Lausanne, o.J. (Vertrieb: SFA, Schweizerische Fachstelle für Alkoholprobleme,

Postfach 870, 10001 Lausanne)

Postman Neil, Wir amüsieren uns zu Tode, Frankfurt 1985

Prisching Manfred, Gesellschaftliche Verflechtung und Soziale Kontrolle, Eine Theorie der Steuerungs- und Orientierungskrisen im Zivilisationsprozeß, in: Conceptus XVIII (1984), Nr. 45

Regierung von Mittelfranken (Hg.), Suchtprävention, Bericht zum Modellseminar Bad Windsheim 1986

Rexilius Günter, Grubitzsch Siegfried (Hg.), Handbuch psychologischer Grundbegriffe, Mensch und Gesellschaft in der Psychologie, Reinbek bei Hamburg, 1981

Rieder Walter, Vortrag anläßlich des Festaktes zum 20-Jahr-Jubiläum der Pädagogischen Akademie des Bundes in Feldkirch am 19. November 1988 (persönliche Aufzeichnungen)

Riedl Johannes, Freiraum Schule: Freiraum nützen, in: Erziehung und Unterricht", Österreichische Pädagogische Zeitschrift, Wien 8/88

Ringel Erwin, Eine neue Erziehung, Vortrag im ORF-Landesstudio Vorarlberg, Mai 1985 (nachzulesen in der 3. Ausgabe der Studienhefte des ORF-Landesstudios Vorarlberg)

Rogers Carl, Lernen in Freiheit, München 1974

Rost Wolf-Detlef, Psychoanalyse des Alkoholismus, Stuttgart 1987

Rothbucher/Wurst, In die Zukunft begleiten, Internationale Pädagogische Werktagung, Salzburg 1985

Sahihi Tschangis, Arman, Zum Thema: Designer-Drogen in: ajs-informationen, Mitteilungsblatt der Aktion Jugendschutz Baden-Württemberg, 3/91, 27. Jahrgang, Stuttgart

Sailer Alex, Gemeinsamkeiten im Leben drogenabhängiger Jugendlicher, in: Canziani 1983

Saint-Exupéry Antoine, Der Kleine Prinz, Düsseldorf 1987

Schenk Josef, Droge und Gesellschaft, Berlin 1975

Scherer Günter, Didaktische Grundlegung eines drogenbezogenen Unterrichts, in: Pädagogisches Institut der Landeshauptstadt Düsseldorf,

Schlömer Hermann, Abschied von der Drogenkunde, in: Westermanns Pädagogische Beiträge 5/1981

Schmid Peter, Verhaltensstörungen aus anthropologischer Sicht, Bern-Stuttgart 1987

Schmidbauer Wolfgang, Weniger ist manchmal mehr, Hamburg 1986

Schneider Siegfried, Die Drogenproblematik als Auftrag für den Lehrer, in:

Pädagogische Beilage zum Verordnungsblatt des Landesschulrates für
Vorarlberg 3/1983

Schneider Wilmar, Gesundheitserziehung - Die Steiermark geht neue Wege,
in: Pädagogische Beilage zum Verordnungsblatt des Landesschulrates
für Vorarlberg 4/1984

Scholl-Schaaf Margret, Hornung Rainer, Drogenkonsum im sozialen Umfeld der
Gleichaltrigen, in: Canziani 1983

Schratz Michael, Grenzen des wissenschaftlichen Lehrens und Lernens, in:
Zeitschrift für Hochschuldidaktik, Jg. 8/1985, Sonderheft 11

Schulinspektorat des Kantons Schaffhausen (Hg.), Suchtprophylaxe, Schaffhausen
(1986) (Kantonaler Lehrmittelverlag)

Schweizerische Fachstelle für Alkoholprobleme SFA/SPA (Hg.)
Ich und die anderen, Bausteine des Lehrerverhaltens, Lausanne 1983
(Imprimerie Ruckstuhl)

Schweizerische Fachstelle für Alkoholprobleme SFA/SPA (Hg.), Ich und die
anderen, eine Unterrichtseinheit zur Gesundheitserziehung im Bereich Drogen,
Alkohol und Tabak auf der Mittelstufe, Lausanne 1986, 3. Auflage

Schweizerische Fachstelle für Alkoholprobleme, Université de Lausanne/DEEP-HEC
im Auftrag des Bundesamtes für Gesundheitswesen (Hg.), Soziale und
präventive Aspekte des Drogenproblems unter besonderer Berücksichtigung
der Schweiz, Lausanne, August 1990

Schweizerische Fachstelle für Alkoholprobleme SFA (Hg.), Wer SUCHT der findet...,
Zürich 1991

Smyrka Michael, Gesund werden gesund bleiben, in: Westermanns Pädagogische
Beiträge 12/1985

Spender Dale, Frauen kommen nicht vor, Frankfurt 1985

Standing Bear Luther, in: Weißt du, daß die Bäume reden, Weisheit der Indianer,
ausgewählt und übertragen von Käthe Recheis und Georg Bydlinski; mit Be-
gleittexten von Lene Mayer-Skumanz, Wien-Freiburg-Basel 1983

Stark Wolfgang, Prävention in: Ansanger Roland, Wenninger Gerd (Hg.), Hand-
wörterbuch der Psychologie, München-Weinheim 1988

Steier Stephan, Das Mentorensystem an der Ziehenschule Frankfurt, Brief vom
09.11.1991

Stöger Peter, Personalisation bei Igor Caruso, Die Psychoanalyse als Instrument der
Befreiung, Wien-Freiburg-Basel 1987

Suchtpräventionsstelle der Stadt Zürich - eine Einrichtung des Sozial- und
Schulamtes, Margrith Frei, Eveline Winnewisser (Hg.), Leben hat viele

Gesichter, Sucht hat viele Ursachen, Treten wir ihnen entgegen! St. Gallen 1989

Teegen Frauke, Ganzheitliche Gesundheit, Reinbek bei Hamburg 1990

Vereinte Nationen (Hg.), Die Vereinten Nationen und die Bekämpfung des Drogenmißbrauches, New York 1987

Vester Fréderic, Ballungsgebiete in der Krise, München 1983

Voigt-Rubio Annette, Suchtvorbeugung in der Schule - mal ganz anders. Erlebnisorientierte Übungen ab 12, Lichtenau 1990 (AOL - Hosen-Taschen Buch)

vom Scheidt Jürgen, Der falsche Weg zum Selbst, Die Drogenkarriere als gescheiterter Versuch der Selbstheilung, Frankfurt 1984

Vontobel Jacques/Baumann Andreas, Auch mein Kind...? Zürich 1989-1

Vontobel Jacques, Muß es sofort kommen? Zu den Ursachen von Sucht und Drogenabhängigkeit und zu den Möglichkeiten der schulischen Prävention, Zürich 1989-2

Vorarlberger Landesregierung (Hg.), Vorarlberger Jugendstudie '90, Dornbirn, 1990

Wäger Harald, (unveröffentlichte) Untersuchung über die Rauchgewohnheiten an der HLW Rankweil 1988

Waibel Eva Maria, Möglichkeiten der Drogenprävention durch die Schule, in: Pädagogische Beilage zum Verordnungsblatt des Landesschulrates für Vorarlberg 1/1988 (1988-1)

Waibel Eva Maria, Grundsätzliche Überlegungen zur Jugendarbeit, Arbeitsblätter des Österreichischen Jugendrotkreuzes, 2/1988/89, Jahrgang 42 (1988-2)

Waibel Eva Maria, Ansatzpunkte und Aspekte der Gesundheitsförderung, in: Landesschulrat für Vorarlberg 1991, Sondernummer 1/10/91, Bregenz

Wellendorf Franz, Schulische Sozialisation und Identität, Weinheim & Basel 1973

Weltgesundheitsorganisation Regionalbüro für Europa, Kopenhagen (Hg), Europa nikotinfrei!, Bd. 7, o.J., o.O

Werner Horst, Prävention, Materialien und Aufzeichnungen zum 1. Südtiroler Beratungslehrerkurs in Nals vom 4. - 8. Oktober 1982 und Brixen vom 13. - 17. Dezember 1982, Salzburg 1983

Wicki Beda, Die Existenzanalyse von Viktor E. Frankl als Beitrag zu einer anthropologisch fundierten Pädagogik, Bern-Stuttgart 1991

Willmann Institut München (Hg.), Wörterbuch für Pädagogik, Freiburg im Breisgau 1977

Winklhofer Wasiliki, Logotherapie und Existenzanalyse in der Schule, in: Längle Alfried (Hg.), Das Kind als Person, Tagungsbericht der GLE, Wien 1990

Winn Marie, Die Droge im Wohnzimmer, Reinbek 1986

Zimmer Gerhard (Hg.), Persönlichkeitsentwicklung und Gesundheit im Schulalter, Gefährdungen und Prävention, Frankfurt 1980

ANHANG

A. DAS KONZEPT DER LEHRER FÜR SUCHTPRÄVENTION UND
GESUNDHEITSFÖRDERUNG IN VORARLBERG

> Wenn du ein Schiff bauen willst,
> so trommle nicht Männer zusammen,
> um Holz zu beschaffen,
> Werkzeuge vorzubereiten,
> Aufgaben zu vergeben
> und die Arbeit einzuteilen,
> sondern lehre die Männer
> die Sehnsucht nach dem weiten, endlosen Meer.
>
> (Antoine de Saint-Exupéry)

1. GRUNDSÄTZLICHES

Das Drogenberatungslehrer-(DBL-)Konzept, das 1985 von Tirol übernommen und in Vorarlberg eingeführt wurde, sieht vor, daß an allen Schulen Vorarlbergs möglichst viele Lehrer mindestens jedoch ein Schulteam suchtpräventiv tätig werden bzw. wird. Ihre Ausbildung erfolgt an den Pädagogischen Instituten des Landes und des Bundes in Vorarlberg. Ihre Arbeit ist vor allem ursachenorientiert (primärpräventiv) auf die schulische Wirklichkeit ausgerichtet.

Die Einrichtung des DBL-Konzepts steht in Einklang mit dem Drogenkonzept des Landes Vorarlberg, das ausdrücklich Lehrer in der Suchtprävention vorsieht (N.N., Entwurf zum Vorarlberger Drogenkonzept 1991, o.O.).

2. ENTWICKLUNG DES KONZEPTS

Das Vorarlberger Konzept zur Suchtprävention/Gesundheitsförderung entwickelte sich über mehrere Stufen:
Da dieses Konzept - wie erwähnt - von Tirol übernommen wurde, wo es 1980 zur Einführung von "Drogenvertrauenslehrern" kam, lehnten wir uns sowohl inhaltlich

als auch von der Namensgebung her an die dort entwickelten Vorstellungen an.
Zuerst gingen wir davon aus, daß mindestens ein Lehrer, wünschenswerterweise
jedoch zwei bzw. mehr Lehrer, pro Schule zu sogenannten "Drogenberatungslehrern" ausgebildet werden sollten. Vor der Bezeichnung "Drogenvertrauenslehrer" hatten uns unsere Tiroler Nachbarn abgeraten. Bei ihnen wurde
dieser Name vor allem deshalb kritisiert, weil nicht nur dem Drogenvertrauenslehrer Vertrauen zustünde, sondern jedem Lehrer. So entstand in
sprachlicher Annäherung der "Drogenberatungslehrer". Dieser Name war auch
deshalb konsequent, weil wir in unserem Konzept - in Anlehnung an die Tiroler -
zunächst stärker an illegalen Drogen orientiert waren.

Da dieses Konzept in Vorarlberg wie in Tirol vom Österreichischen Jugendrotkreuz
getragen wurde, wurde zuerst lange darüber debattiert, ob die in den Schulen
tätigen JRK-Referenten dieses Amt übernehmen sollten oder ob andere Lehrer
angesprochen werden sollten. Man einigte sich schließlich darauf, JRK-Referenten
nur dann mit dieser zusätzlichen Aufgabe zu betrauen, wenn sie dies selber
wünschten. Im einen oder anderen Fall kam es aber doch dazu, daß die JRK-
Referenten zu diesem neuen Arbeitsfeld mehr oder weniger überredet wurden.

Die Ausbildung der "Drogenberatungslehrer" (DBL) erfolgte in Vorarlberg von
Anfang an über die Pädagogischen Institute.

Im Laufe des Schuljahres wurden zuerst zwischen vier und sechs Fortbildungsveranstaltungen zur Suchtprävention bzw. Gesundheitsförderung pro
Bezirk durch beide Pädagogischen Institute angeboten. Diese wurden entweder
regional oder **zentral** organisiert und betrafen Lehrer **aller** Schultypen.

Der Besuch der Veranstaltungen war für die DBL nicht verpflichtend, und ist es bis
heute noch nicht. Freiwilligkeit ist ja ein wesentliches Merkmal der Lehrerfortbildung.

Die Lehrer wählten demnach aus dem vorhandenen Angebot die ihnen zusagenden
Seminare aus. Daher trachteten die Pädagogischen Institute danach, möglichst den
Bedürfnissen der Lehrer entgegenkommende Veranstaltungen anzubieten.

Dazu gehörte neben einem didaktisch und methodisch möglichst breit gefächerten
und auf die verschiedensten Interessen zielenden Angebot die Einbindung und gute
Zusammenarbeit möglichst aller mit Sucht und Gesundheitsförderung befaßten
Personen und Stellen in Vorarlberg.

Da im Vorarlberger DBL-Konzept von Anfang an Lehrer aller Schularten eingebunden waren, mußten die entsprechenden Ausschreibungen und Anmeldungen
über beide Pädagogischen Institute administriert werden. Trotz dieser Er-
schwernisse, die auch in der örtlichen Distanz der beiden Institute liegen, klappte

die Kommunikation und Kooperation sehr gut. Gerade für die DBL erwies sich das Zusammenspannen von Pflichtschullehrern und AHS/B(M)HS-Lehrern als gegenseitig befruchtend, weil vorwiegend nicht das Fachinteresse, sondern der pädagogische Auftrag der Schule im Vordergrund stand. Von Anfang an wurde eine Lehrerin mit der administrativen und schließlich inhaltlichen Betreuung dieses Konzepts betraut. Dies geschah im ersten Jahr ehrenamtlich und in den folgenden vier Jahren im Rahmen einer halben Planstelle am Pädagogischen Institut. Seit dem Schuljahr 1990/91, also nach 5 Jahren Aufbauarbeit, wurde diese Stelle hauptamtlich besetzt. Bis zum Schuljahr 1988/89 gab es zusätzlich "Regionalleiter" in den 4 Bezirken des Landes, Bregenz, Dornbirn, Feldkirch und Bludenz. Zusammen mit den Regionalleitern wurde die Jahresplanung erstellt. Jetzt werden Veränderungswünsche und Anregungen im direkten Kontakt durch die Rückmeldung mit den in Ausbildung stehenden Lehrern vorgenommen. Statt der regelmäßigen Regionalleitertreffen gibt es Arbeitsgruppen mit ganz bestimmten Aufgabenstellungen (die sich z.B. mit der Erstellung eines Plakats, mit der Konzeption eines Films zur Suchtprävention... befassen).

Die Mitarbeiterin des Pädagogischen Instituts stand neben der Organisation und Durchführung von Veranstaltungen allen DBL und Interessierten als Kontaktperson für Anfragen, Wünsche und Beschwerden zur Verfügung.

Nach einigen Jahren wurde festgestellt, daß der Wissensstand der Lehrer bei den verschiedensten Veranstaltungen der Pädagogischen Institute durch eine große Fluktuation sehr unterschiedlich war. So begannen wir schließlich im Schuljahr 1988/89 mit einer curricularen Ausbildung aller interessierten Lehrer ab der 5. Schulstufe. Einerseits wollten wir in diesem zuerst dreieinhalbtägigen Curriculum eine gemeinsame **Basisinformation** sicherstellen und andererseits wollten wir **alle interessierten** Lehrer ansprechen, nicht nur die offiziell ernannten. Diese Veranstaltungen wurden so gut angenommen, daß wir ein Jahr später, dem Schuljahr 1989/90, eine curriculare Ausbildung für Volksschullehrer anboten.

Die Inhalte der beiden Curricula kurz zusammengefaßt:

Suchtprävention/Gesundheitsförderung-Curriculum für Volksschulen

1   Seminar I: Bereich primärer Prävention

	-	Was ist ausweichendes Verhalten?
1Einheit:	-	Theorien zur Entstehung von ausweichendem Verhalten
	-	Hilfsmittel zur Verhaltensausweichung
	-	Ursachen für ausweichendes Verhalten
1Einheit	-	Arten der Prävention
	-	Hauptstrategien und Konzepte der Gesundheitsförderung
	-	Formen des ausweichenden Verhaltens
1Einheit	-	Mit ausweichendem Verhalten befaßte Institutionen in Vorarlberg
1Einheit	-	Gesundheitsförderung in der Schule

2   Seminar II: Bereich sekundäre Prävention

1Einheit	-	Möglichkeiten und Probleme der Früherkennung von ausweichenden Verhaltensformen
1Einheit	-	Ausweichende Verhaltensweisen und pädagogische Ansatzpunkte
	-	Ausweichende Verhaltensweisen: Elterninformation und
1Einheit		Elternberatung
	-	Durchführung von Elternabenden zu diesem Themenkreis
1Einheit	-	Kommunikationsstrukturen in der Schule (Schulklima, Unterrichtsstil, Erziehungsstil,...)

3   Seminar III: Bereich tertiäre Prävention

1Einheit	-	Besuch einer Einrichtung zur Beratung bzw. Therapie ausweichenden Verhaltens (Heilpädagogisches Zentrum Carina, Schulpsychologie, Institut für Sozialdienste,...)

1 Einheit	-	Therapieansätze
1 Einheit	-	Projekte, Medien und andere Unterrichtshilfen zur Gesundheitsförderung
1 Einheit	-	Was tun bei ausweichendem Verhalten?

Dieses Curriculum wird in 3 Semestern absolviert.

Suchtprävention/Gesundheitsförderung-Curriculum für Lehrer ab der 5. Schulstufe:

1   Seminar I: Bereich primäre Prävention

	-	Was ist Sucht?
	-	Theorien zur Suchtentstehung
1 Einheit	-	Suchtmittel (erweiterter Suchtbegriff)
	-	Ursachen für ausweichendes Verhalten
	-	Arten der Prävention
	-	Zielgruppenorientierung, Hauptstrategien und Konzepte der Prävention
	-	Motivation für Jugendliche zum illegalen Drogenkonsum
1 Einheit	-	Drogensituation Vorarlberg/Österreich/benachbartes Ausland und prognostizierte Entwicklung
	-	Legale und illegale Drogen: Wirkweise, Arten des Konsums, Formen des Vertriebs, Preisentwicklung
	-	Mit Sucht befaßte Institutionen in Vorarlberg
1 Einheit	-	Suchtprävention in der Schule
1 Einheit	-	Medieneinsatz zur Suchtprävention

2   Seminar II: Bereich sekundäre Prävention

	-	Ausweichende Verhaltensweisen und pädagogische Ansatzpunkte
1 Einheit	-	Möglichkeiten und Probleme der Früherkennung von Suchtverhalten
	-	Gesprächsführung

1Einheit	-	Sucht aus der Sicht der Eltern
1Einheit	-	Durchführung von Elternabenden zu diesem Themenkreis
1Einheit	-	Kommunikationsstrukturen in der Schule
		(Schulklima, Unterrichtsstil, Erziehungsstil,...)

3 Seminar III: Bereich tertiäre Prävention

	-	Besuch einer Einrichtung für Suchtkranke/Suchtgefährdete
1Einheit		(Drogenberatungsstelle Treff, Drogenstation Carina,
		Suchtkrankenhaus Maria Ebene,...)
	-	Persönlichkeitsstrukturen von Suchtkranken
	-	Therapieansätze
1Einheit	-	Verlauf von "Suchtkarrieren"
1Einheit	-	Projekte, Medien und andere Unterrichtshilfen zur Bewältigung des Drogenproblems
1Einheit	-	Drogenfreigabe, Methadon

Dieses Curriculum wurde in 3 Semestern absolviert.

Erweitertes Curriculum für Suchtprävention und Gesundheitsförderung für Lehrer ab der 5. Schulstufe

Ab dem Schuljahr 1991/92 wurde das Curriculum auf Wunsch der betroffenen Lehrer auf sechseinhalb Tage verlängert, die zu je zwei Tagen auf ein Schuljahr aufgeteilt sind, um eine intensivere Aufarbeitung der einzelnen Themenbereiche zu gewährleisten. Es wurden dabei nicht wesentlich neue Inhalte aufgenommen, sondern die Möglichkeit geboten, sich mit den vorhandenen Inhalten umfassender auseinanderzusetzen. Dieses Curriculum gilt momentan allerdings nur für Lehrer ab der 5. Schulstufe. AHS-Lehrer und Pflichtschullehrer werden versuchsweise bei dem sechseinhalb Tage dauernden Kurs getrennt, um besser auf die unterschiedlichen Voraussetzungen und Interessen eingehen zu können.

205

Inhalte:

Bereich primäre Prävention: 2 Tage

- Formen der Gefährdung bzw. von ausweichendem Verhalten
- Ursachen für ausweichendes Verhalten und pädagogische Ansatzpunkte
- gefährdeter Personenkreis
- Arten, Zielgruppenorientierung, Hauptstrategien und Konzepte der Prävention
- Aufgaben der Schule im Bereich Suchtprävention und Gesundheitsförderung
- Aufgabengebiete der LehrerInnen für Suchtprävention und Gesundheitsförderung
- Projekte, Medien und andere Unterrichtshilfen zur Bewältigung des Suchtproblems, Medieneinsatz
- Elternarbeit
- Konflikt- und Kommunikationstraining

Bereich sekundäre Prävention: 2 Tage

- Gesprächsführung in schwierigen Situationen
- Fallanalysen, Supervision und Erfahrungsaustausch jeweils besonders im Hinblick auf die Schulpraxis

Bereich tertiäre Prävention: 2 Tage

- Was ist Sucht?
- Theorien zur Suchtentstehung
- Suchtmittel
- Drogensituation in Vorarlberg/Österreich/Ausland und prognostizierte Entwicklung
- Illegale Drogen: Gebrauch, Formen des Vertriebs, Preisentwicklung, Entkriminalisierung, Liberalisierung
- Mit Sucht befaßte Beratungs- und Behandlungsstellen in Vorarlberg
- Sucht aus der Sicht der Eltern (Einblick in die Arbeit des Elternkreises für drogengefährdete und drogenabhängige Kinder und Jugendliche)

- Beratung in der Schule

Daneben werden weiterhin vereinzelte Veranstaltungen mit aktuellen Themen angeboten.
Solche Zusatzangebote bestehen in "Erweiterter Gesprächsführung in Beratungssituationen", "Möglichkeit zur Selbstreflexion", "Konfliktlösung" und "Kommunikationsförderung".
Die Dauer des Curriculums beträgt 3x2 Tage plus einem Halbtag mit einer Exkursion auf ein Jahr verteilt.
Nach Absolvierung des Curriculums besteht die Möglichkeit zu Fallanalysen, Supervision und Erfahrungsaustausch.

3. **ÜBERSICHT ÜBER DIE BISHERIGEN VERANSTALTUNGEN FÜR LEHRER FÜR SUCHTPRÄVENTION UND GESUNDHEITSFÖRDERUNG**

   der Pädagogischen Institute des Landes und des Bundes in Zusammenarbeit mit dem Österreichischen Jugendrotkreuz, Landesleitung Vorarlberg

a) **Schuljahr 1985/86**

1. Einführungsseminar für Drogenberatungslehrer (6./7. November 1985)
   Teilnehmer: 45

   Anschließend:
   Treffen der Regionalgruppen:
   Jeweilige Ziele: - Ausformung der Arbeitsgebiete der Drogenberatungs-
                       lehrer
                     - Aufgaben in nächster Zukunft
                     - Erstellung eines Fortbildungsprogrammes auf Bezirks-
                       ebene

2. Erstes Treffen der Regionalgruppe Feldkirch (12. Dezember 1985)
   Teilnehmer: 16

3. Erstes Treffen der Regionalgruppe Dornbirn (13. Dezember 1986)
   Teilnehmer: 15

4. Erstes Treffen der Regionalgruppe Bludenz (8. Jänner 1986)
    Teilnehmer: 14

5. Erstes Treffen der Regionalgruppe Bregenz (28. Jänner 1986)
    Teilnehmer: 19

6. Zweites Treffen der Regionalgruppe Feldkirch (6. März 1986)
    Programm:
    o   Video-Programm des Schweizer Schulfernsehens über die Drogen-
        problematik
    o   Bericht der eingesetzten Arbeitsgruppe über folgende Lehrbehelfe:
        -   Bausteine zur Suchtprävention, Praxisbeispiele für die Schule
        -   Suchtprophylaxe und Behandlung des Drogenproblems in
            der Schule
        -   Bevor Jugendliche süchtig werden
    o   Diskussion über die Unterlagen der Drogenberatungslehrer des
        Tiroler Jugendrotkreuzes

    Teilnehmer: 10

7. Regionalgruppe Feldkirch: Drogenmißbrauch bei Jugendlichen (10. April 1986)
    Teilnehmer: 12

8. Regionalgruppe Dornbirn: Einführung in das Beratungsgespräch (14.   April
    1986, 28. April 1986, 5. Mai 1986)
    Teilnehmer: 19

9. Regionalgruppe Bludenz: Drogenmißbrauch bei Jugendlichen (16. April 1986)
    Teilnehmer: 17

10. Regionalgruppe Dornbirn: Drogenmißbrauch bei Jugendlichen (18. April 1986)
    Teilnehmer: 16

11. Regionalgruppe Bregenz: Drogenmißbrauch bei Jugendlichen (23. April 1986)
    Teilnehmer: 14

12. Regionalgruppe Bregenz: Kontakttreffen mit Eltern des Elternkreises für drogengefährdete und drogenabhängige Jugendliche (12. Juni 1986)
Teilnehmer: 9

13. Regionalgruppe Dornbirn: Die Drogensituation in Vorarlberg (13. Juni 1986)
Teilnehmer: 13

14. Regionalgruppe Bludenz: Alkoholismus bei Jugendlichen (17. Juni 1986)
Teilnehmer: 15

15. Regionalgruppe Feldkirch: Information der Kollegen an unseren Schulen (18. Juni 1986)
Teilnehmer: 7

Zahl der insgesamt durchgeführten Veranstaltungen im Schuljahr 1985/86: 15
Gesamtteilnehmerzahl: 241
durchschnittliche Teilnehmerzahl pro Veranstaltung: 16,06

Alle Veranstaltungen (außer der ersten) waren Regionalveranstaltungen mit teilweise unterschiedlichen Inhalten.

b) Schuljahr 1986/87

1. Teilnahme an der Fachtagung: Suchtkrankheiten - Vorbeugung, Betreuung und Behandlung, die anläßlich des 10jährigen Bestehens des Suchtkrankenhauses Maria Ebene durchgeführt wurde (1. Oktober 1986)
Teilnehmer: 30 (bei Teilnahmebeschränkung)

2. Regionalgruppe Bludenz: Aufbau eines Teams um den Drogenberatungslehrer an einer Schule - Welche Formen der Zusammenarbeit unter den Kollegen sind sinnvoll? (24. November 1986)
Teilnehmer: 11

3. Regionalgruppe Feldkirch: Aufbau eines Teams um den Drogenberatungslehrer an einer Schule - Welche Formen der Zusammenarbeit unter den Kollegen sind sinnvoll? (25. November 1986)

Teilnehmer: 5

4. Regionalgruppe Feldkirch: Aufbau eines Teams um den Drogenbe
ratungslehrer an einer Schule - Welche Formen der Zusammenarbeit
unter den Kollegen sind sinnvoll? (27. November 1986)
Teilnehmer: 13

5. Regionalgruppe Bregenz: Wie informiere ich die Eltern über unsere An-
liegen? - Gestaltung von Elternabenden zur Suchtprävention (1.
Dezember 1986)
Teilnehmer: 11

6. Regionalgruppe Dornbirn: Wie informiere ich die Eltern über unsere An-
liegen? - Gestaltung von Elternabenden zur Suchtprävention (1.
Dezember 1986)
Teilnehmer: 17

7. Regionalgruppe Feldkirch: Wie informiere ich die Eltern über unsere An-
liegen? - Gestaltung von Elternabenden zur Suchtprävention (2.
Dezember 1986)
Teilnehmer: 7

8. Regionalgruppe Bludenz: Wie informiere ich die Eltern über unsere An-
liegen? - Gestaltung von Elternabenden zur Suchtprävention (2.
Dezember 1986)
Teilnehmer: 15

9. Podiumsdiskussion: Jugend in Vorarlberg: Formen der Gefährdung (12.
Februar 1987)
Teilnehmer: 41

10. Das Problem AIDS aus schulmedizinischer Sicht
für die Bezirke Bregenz und Dornbirn (1. April 1987)
Teilnehmer: 77

11. Das Problem AIDS aus schulmedizinischer Sicht
für die Bezirke Feldkirch und Bludenz (8. April 1987)

Teilnehmer: 30

12. Besichtigung der Therapiestationen
    Krankenhaus Maria Ebene und Drogenstation Carina (29. Mai 1987)
    Teilnehmer: 47

13. Besichtigung mit Erfahrungsaustausch der Drogenberatungsstelle Treff
    Bludenz (19. Juni 1987)
    Teilnehmer: 5

14. Besichtigung mit Erfahrungsaustausch der Drogenberatungsstelle Treff
    Bregenz (26. Juni 1987)
    Teilnehmer: 12

Zahl der durchgeführten Veranstaltungen im Schuljahr 1986/87: 14
Gesamtteilnehmerzahl: 321
durchschnittliche Teilnehmerzahl pro Veranstaltung: 22,92

Neben den Regionalveranstaltungen gab es zwei Seminare für je zwei Bezirke und drei Veranstaltungen für das ganze Land, bei gleichen Inhalten.

c) Schuljahr 1987/88

1. Drogenarbeit an Schulen - Hintergründe und Wurzeln der Sucht (14. Oktober 1987)
   Teilnehmer: 44

2. Erziehungs- und Unterrichtsmodelle zur Suchtprävention
   Arbeitskreis: Bezirke Feldkirch und Bludenz (APS)
   (23. Oktober 1987)
   Teilnehmer: 14

3. Erziehungs- und Unterrichtsmodelle zur Suchtprävention
   Arbeitskreis: Bezirke Dornbirn und Bregenz (APS)
   (23. Oktober 1987)
   Teilnehmer: 9

4. Erziehungs- und Unterrichtsmodelle zur Suchtprävention
   Arbeitskreis: ganzes Land (für AHS, BM(H)S)
   Teilnehmer: 6

5. Drogenworkshop "Sucht und Schule" im Bildungshaus Batschuns
   (11.-13.Dezember 1987)
   Teilnehmer: 29

6. Begegnungsseminar für schulische und außerschulische Jugendarbeit:
   "Drogen-All-Tag"in der Propstei St. Gerold, in Zusammenarbeit mit dem
   Landesjugendreferat (29.-31. Jänner 1988)
   Teilnehmer: 20

7. Medienmarkt zum Thema Drogen (26. Februar 1988)
   Teilnehmer: 29

8. Erkennen von Persönlichkeitsentwicklungsstörungen bei Kindern und
   Jugendlichen (11. März 1988) unter Einbeziehung der Kindergärtnerin-
   nen
   Teilnehmer: 152

9. Erfahrungsaustausch zum Begegnungsseminar in St. Gerold (2. Mai 1988)
   Teilnehmer: 8

10. Sucht - Suizid - Depression (30. Mai 1988)
    Teilnehmer: 117

Zahl der Veranstaltungen im Schuljahr 1987/88: 10
Gesamtteilnehmerzahl: 428
durchschnittliche Teilnehmerzahl pro Veranstaltung: 42,80

Außer drei Arbeitskreisen wurden alle Veranstaltungen zentral organisiert und
durchgeführt.
Das Thema AIDS wurde in einer eigenen Veranstaltungsserie angeboten und scheint
hier nicht mehr auf. Ebenfalls nicht aufgeführt sind eigens für Kindergärtnerinnen
durchgeführte Veranstaltungen.

d) Schuljahr 1988/89

1. Von der Prävention ausweichenden Verhaltens zur Gesundheitsförderung (22. Oktober 1988)
   Teilnehmer: 58

2. Fernsehen ist nicht Nahsehen (20. Jänner 1989)
   Teilnehmer: 21

3. Was zuviel ist, ist zuviel (23. Jänner 1989)
   Teilnehmer: 44 (einschließlich Kindergärtnerinnen)

4. Podiumsdiskussion: Freigabe von Haschisch - Ja oder Nein? (21. Februar 1989)
   Teilnehmer: 39

5. Sinn-volle Prävention (19. Mai 1989)
   Teilnehmer: 21

6. Aufführung des Theaterstückes "Stellwerk" mit anschließender Diskussion: Ein neuer Weg in der Suchtprävention? (13. Juni 1989)
   Teilnehmer: 6

7. Regionale Arbeitskreise von Drogenberatungslehrern zur pädagogischen Aufarbeitung der Inhalte für die Praxis
   Zahl der Treffen der 4 regionalen Arbeitskreise: 20

Zahl der insgesamt durchgeführten Veranstaltungen im Schuljahr 1988/89: 7
Gesamtteilnehmerzahl: 189
durchschnittliche Teilnehmerzahl pro Veranstaltung: 27,0

e) Schuljahr 1989/90

1. LehrerInnen für Suchtprävention und Gesundheitsförderung - Herbsttagung: Abhängigkeiten (25. Oktober 1989)
   Teilnehmer: 36
2. Gesundheitsförderung: Unterrichtsprinzip "Gesundheitserziehung", Ge-

213

sundheit wozu? woher? wohin? (24.Jänner 1990)
Teilnehmer: 34

3. Diskussion: Wie gefährlich ist Haschisch wirklich? - Ist Haschisch wirklich gefährlich? (9. März 1990)
Teilnehmer: 40

4. Ausbildungscurriculum für LehrerInnen für Suchtprävention und Gesundheitsförderung
für die Bezirke Bludenz und Feldkirch (21. März 1990)
Teilnehmer: 35

5. Ausbildungscurriculum für die Bezirke Bregenz und Dornbirn (4. April 1990)
Teilnehmer: 42

6. Ausbildungscurriculum für AHS/BHS und BerufsschullehrerInnen (3. April 1990)
Teilnehmer: 27

7. Teilnahme an der Tagung des Landesbildungszentrums "Neue Wege der Drogenpolitik und Drogenprophylaxe"
Teilnehmer: 17

8. Ideen und Anregungen zur Elternarbeit im Bereich der Suchtprävention (11. Mai 1990)
Teilnehmer: 27

9. Persönlichkeitsentwicklung und Gesundheitsförderung (10. Juli 1990)
Teilnehmer: 24

Die Treffen der Arbeitsgruppen sind nicht mehr aufgelistet.

Zahl der insgesamt durchgeführten Veranstaltungen im Schuljahr 1989/90: 9
Gesamtteilnehmerzahl: 282
durchschnittliche Teilnehmerzahl pro Veranstaltung: 31,33

f) Schuljahr 1990/91

Die Lehrerfortbildung in diesem Schuljahr war bestimmt durch die nun voll angelaufene curriculare Ausbildung.

Curriculare Ausbildung/Einzelveranstaltungen

1. Curriculum I (für VolksschullehrerInnen) am 6. November 1990
   Teilnehmer: 15

2. Curriculum II (für PflichtschullehrerInnen) am 7. November 1990
   Teilnehmer: 12

3. Curriculum II (für AHS/BHS und BS-LehrerInnen) am 8. November 1990
   Teilnehmer: 15

4. Curriculum II (für PflichtschullehrerInnen) am 9. November 1990
   Teilnehmer: 17

5. Curriculum II (für PflichtschullehrerInnen) am 28. November 1990
   Teilnehmer: 13

6. Curriculum II (für PflichtschullehrerInnen) am 29. November 1990
   Teilnehmer: 20

7. Curriculum II (für PflichtschullehrerInnen und AHS/BHS und BS-LehrerInnen) am 30. November 1990
   Teilnehmer: 21

8. Curriculum II (für AHS/BHS und BS-LehrerInnen) am 13. März 1991
   Teilnehmer: 16

9. Curriculum II (für VolksschullehrerInnen) am 15. März 1991
   Teilnehmer: 13

10. Curriculum III (für PflichtschullehrerInnen und AHS/BHS und BS-LehrerInnen) am 8. April 1991

Teilnehmer: 28

11. Curriculum III (für PflichtschullehrerInnen) am 9. April 1991
Teilnehmer: 23

12. Curriculum I (für AHS/BHS und BS-LehrerInnen) am 18. April 1991
Teilnehmer: 23

13. Besuch der Drogenstation Carina (für alle LehrerInnen aller Schultypen) am 17. April 1991
Teilnehmer: 29

14. Besuch der Drogenstation Carina (für alle LehrerInnen aller Schultypen) am 19. April 1991
Teilnehmer: 33

Zusatzangebot:

15. Schwierige Gesprächssituationen im Berufsfeld von LehrerInnen am 15./16. Februar 1991
Teilnehmer: 18

Zahl der insgesamt durchgeführten Veranstaltungen im Schuljahr 1990/91: 15
Gesamtteilnehmerzahl: 296
durchschnittliche Teilnehmerzahl pro Veranstaltung: 19,80

g) Zusammenfassung:

VERANSTALTUNGEN ZUR SUCHTPRÄVENTION FÜR LEHRER/INNEN IM RÜCKBLICK

o   Nov. 1985: Einführung des Tiroler Konzeptes zur Suchtprävention in Vorarlberg

o   1985/86:   11 Veranstaltungen mit 221 teilnehmenden LehrerInnen der beiden Pädagogischen Institute des Landes und des Bundes

o   1986/87:   14 Veranstaltungen mit 321 teilnehmenden LehrerInnen

o   1987/88:   12 Veranstaltungen mit 507 teilnehmenden LehrerInnen

o   1988/89:   6 Veranstaltungen mit 189 teilnehmenden LehrerInnen

o   1989/90:   Einführung einer lehrplanmäßigen Ausbildung für LehrerInnen an HS, ASO, PL, AHS, B(M)HS,

9 Veranstaltungen mit 282 teilnehmenden LehrerInnen

o   1990/91:   Einführung einer lehrplanmäßigen Ausbildung für LehrerInnen an VS

14 Veranstaltungen mit 278 teilnehmenden LehrerInnen

Zahl der Veranstaltungen: 67

Bei allen Veranstaltungen erfaßte LehrerInnen: 1795
In lehrplanmäßiger Ausbildung befinden bzw befanden sich: 194 LehrerInnen

4.   ORGANISATION

In Vorarlberg existieren zwei voneinander unabhängig arbeitende Pädagogische Institute in Lochau und Feldkirch, die ca. 40 km auseinanderliegen.

Die Veranstaltungen zur Suchtprävention werden von beiden Pädagogischen Instituten des Landes und des Bundes getragen, sodaß alle Lehrer aller Schultypen und fallweise Kindergärtnerinnen erfaßt werden.

Die Mitarbeiterin im Pädagogischen Institut des Landes, die mit der Umsetzung des Konzepts zur Suchtprävention befaßt ist, koordiniert auch die Interessen und die Administration der beiden Pädagogischen Institute.

Von ihr werden die Veranstaltungen in Eigenverantwortung geplant, ausgeschrieben, geleitet und nachbetreut. Teile der Curricula werden von ihr auch inhaltlich vermittelt.

Durch den ständigen Gedanken- und Erfahrungsaustausch in Kontakt mit den Lehrern für Suchtprävention und Gesundheitsförderung wird das vorliegende Konzept ständig in offener Planung weiterentwickelt.

5. ZUKUNFTSPLÄNE

Ein Ziel der zukünftigen Arbeit ist es, wegen der breit angelegten und damit alle Altersstufen betreffenden Thematik, verstärkt die Kindergärtnerinnen, Volksschullehrer und Erzieher einzubeziehen. Erste Ansätze in diese Richtung gab es bereits.

Weitere Schwerpunkte:

o   Verstärkte Betonung des Aspektes der Gesundheitsförderung
    ->   positiver Gedanke.

o   Verstärkte Primärprophylaxe, um möglichst vielen ausweichenden Verhaltensformen (Suizid, Depression, Delinquenz, Ausweichen in Sekten ...) vorzubeugen
    ->   breiter primärpräventiver ursachenorientierter Ansatz.

o   Verstärkte Angebote in Richtung Identitätswerkstatt für die konkrete Umsetzung dieser Thematik in Erziehung und Unterricht
    ->   Erstellung von Lehr- und Lernmaterialien, Serviceleistung

o   Verstärkte Auseinandersetzung mit der "pädagogischen Fragestellung" der Schule, mit einer "Pädagogik zum Kinde" hin.
    ->   Einbettung ins Grundsätzliche, Metaebene.

o   Verstärkte Angebote einer persönlichkeitszentrierten, kommunikativen, selbstgesteuerten Lehrerfortbildung
    ->   Übereinstimmung von Vermittlung und vermittelten Inhalten.

o   Verstärkte Zusammenarbeit mit den Eltern
    ->   Elternabende ....

o   Verstärkung der persönlichen Kontakte und Auseinandersetzung der Lehrer für Suchtprävention und Gesundheitsförderung untereinander durch Meinungs- und Erfahrungsaustausch. Verstärkung der Zusammenarbeit
    ->   Aufbau nicht nur einer Inhalts- sondern auch einer Beziehungsebene.

o   Einbeziehen von allen mit Suchtprävention befaßten Personen und Institutionen.

->   interdisziplinäre Zusammenarbeit.

o   Verstärkte Zusammenarbeit mit Kollegen der Schule, Nachbarschulen und im Bezirk.

->   regionale Zusammenarbeit.

6.   **MIT SUCHTPROPHYLAXE BEFASSTE INSTITUTIONEN IN VORARLBERG**

Mit Sucht**prophylaxe** beschäftigen sich im wesentlichen folgende Institutionen:

o   Die Beratungsstelle "Clean" in Feldkirch für LehrerInnen und Schüler, die eine erste institutionelle Anlauf- und Beratungsstelle darstellt.

o   Das **Institut für Sozialdienste** wird vor allem im Rahmen der Jugendberatung mit dem Präventionsgedanken konfrontiert. Beratungsstellen bestehen in den Städten Bregenz, Dornbirn, Feldkirch, Bludenz (eine eigene Jugendberatungsstelle "Mühletor" in Feldkirch).

o   Der **Arbeitskreis für Vorsorge und Sozialmedizin** unterhält Jugend- und Drogenberatungsstellen in Bregenz, Dornbirn, Feldkirch und Bludenz unter dem Namen "Treff".

o   Die **Lehrer für Suchtprävention und Gesundheitsförderung,** die Bildungsberater und in der Folge **viele** engagierte Lehrer widmen sich zusehends verstärkt der Primär- und Sekundärprävention.

o   Die **Elternvereinigungen** an den Schulen nehmen sich der suchtmittelspezifischen und suchtmittelunspezifischen Thematik bei Elternabenden und Elternversammlungen an.

o   **Die Schulärzte** wenden sich in jüngster Zeit vermehrt diesem Themenkreis zu.

o   **Der Elternkreis für drogengefährdete und drogenabhängige Kinder und Jugendliche** berät und unterstützt Eltern, die mit dem Suchtproblem konfrontiert sind.

o   An der **Pädagogischen Akademie** und an der **Akademie für Sozialarbeit** fließen diese Anliegen in den Unterricht ein. An der Pädagogischen Akademie wird ab dem Sommersemester 1992 ein eigener Lehrgang zur Suchtprävention angeboten.

o   Verschiedene **Jugendhäuser** und **Jugendorganisationen** sind im Rahmen ihrer Jugendarbeit in der Prävention tätig.

o   Das **Jugendreferat der Arbeiterkammer** und zunehmend die ganze Arbeiterkammer nehmen sich der (Berufstätigen) Jugendlichen an.

o   Die frei praktizierenden **Nervenärzte** sind im Rahmen ihrer ärztlichen Tätigkeit ebenfalls mit Suchtprophylaxe konfrontiert.

o   Das **Landes-Gendarmeriekommando** ist auch in der Suchtprophylaxe, insbesondere bei der Öffentlichkeitsarbeit engagiert. (vgl. auch Land Vorarlberg 1980, S.4 ff.).

B. ANSATZPUNKTE IN DEN ÖSTERREICHISCHEN LEHRPLÄNEN

"...denn nicht in den Zweigen, in den Wurzeln steckt des Baumes Kraft..."

(Gertrud von le Fort)

Die österreichischen Lehrpläne für die Volks- und Hauptschule bieten eine Fülle von Möglichkeiten und Freiräume für Lehrer, die vielfach unbenützt bleiben.

Die Lehrpläne engen inhaltlich und methodisch nicht ein, denn "in der Gewichtung, Strukturierung und Anordnung der in den Lehrplänen vorgeschriebenen Lerninhalte ist viel Gestaltungsraum gegeben" (Lehrplan der Hauptschule 1985, S. 25).

Sie enthalten in einem ausgewogenen Verhältnis kognitive und affektive Lernbereiche. Ich stehe da in Gegensatz zu Ralph Grossmann und Rudolf Wimmer, die der Meinung sind, daß affektive Lernziele im Lehrplan nicht formuliert sind (1980 S. 28).

Vielleicht mag dies auf die alten Lehrpläne noch eher zutreffen.

"Wer ist so frei, wie der Lehrer in seinem Unterricht? Nicht ein Schritt wird vorgegeben!" (Riedl 1988, S. 507).

Dies gilt für den Fall, daß er tatsächlich den Lehrplan zur Grundlage seines Handelns nimmt.

Stützt er sich hingegen hauptsächlich auf die beinahe unüberblickbaren Lernmaterialien und Schulbücher (die heimlichen Lehrpläne), so werden zugunsten der kognitiven die affektiven Lernbereiche untergewichtet, denn dort ist vor allem der kognitiv abprüfbare Wissensstoff des Lehrplanes verarbeitet. Dort wird außerdem der Lehrer in seiner methodischen Freiheit eingeengt.

Die Fülle möglicher "gesundheitsfördernder", persönlichkeitsbildender Lernziele in den beiden Lehrplänen der Volks- und Hauptschule ist hingegen dermaßen groß, daß es den Rahmen dieser Arbeit bei weitem sprengen würde, auch nur einen Überblick der diesbezüglichen Lerninhalte aller Schulstufen zu geben, auch wenn sämtliche Allenfalls- und Erweiterungsstoffe nicht berücksichtigt und nur Pflichtfächer herangezogen würden. Es war für mich jedenfalls überraschend, wie **viele** identitätsfördernde Anregungen im Lehrplan enthalten sind. Ein Nützen dieser Möglichkeiten könnte dem "Verkopfen" des Unterrichts weitgehend entgegenwirken.

Im Lehrplan der Neuen Hauptschule werden im zweiten Teil folgende Bildungsziele postuliert:

"Die Hauptschule soll eine Bildung anstreben, die den ganzen Menschen umfaßt, seine intellektuellen und musischen Fähigkeiten ebenso wie seine Gefühlskräfte und körperlichen Anlagen einschließlich einer ethischen Bildung, wobei sie an der Vermittlung von sittlichen, religiösen und sozialen Werten und an der Entwicklung der gesamten Persönlichkeit mitwirkt."

Daher

"... soll eine Bildung angestrebt werden, die den Schüler befähigt

- zur Mündigkeit und zu Verantwortungsbewußtsein sich selbst gegenüber;
- zu Verantwortungsbewußtsein gegenüber Mitwelt und Umwelt sowie gegenüber der Nachwelt;

(...) soll der Schüler insbesondere hingeführt werden

- zu einer fundierten Auseinandersetzung mit den Grundfragen nach Sinn, Aufgaben und Verantwortung der menschlichen Existenz;
- zu einer persönlichen Werthaltung;
- zu seiner Persönlichkeits- und Sinnfindung" (Lehrplan der Hauptschule Allg. Teil, S. 22 f.).

Im Lehrplan der Hauptschule sind die Inhalte der einzelnen Fächer, was die persönlichkeitsbildenden, "gesundheitsfördernden" Ziele anlangt, von durchaus unterschiedlicher Qualität, was aus der verschiedenen Zusammensetzung der einzelnen Lehrplankommissionen verständlich erscheint.

Sehr breit und vernetzt angelegt sind m.E. nach die Fachbereiche Katholische Religion, Deutsch, Geschichte und Sozialkunde, Geographie und Wirtschaftskunde und Biologie und Umweltkunde.

In Englisch und Mathematik lassen sich deutlich weniger "gesundheitsfördernde" Ansätze finden, was vielleicht nicht nur fachspezifisch bedingt ist.

In Physik/Chemie finden sich zwar, fachlich bedingt, ebenfalls weniger persönlichkeitsbezogene Ziele, aber doch einige Ansätze. Von den sogenannten "musischen" Fächern, die von ihrem Anspruch her persönlichkeitsbildend sein wollen, haben mich persönlich die Inhalte zur Musikerziehung in dieser Hinsicht am meisten enttäuscht, während im Lehrplan zur Bildnerischen Erziehung/Schreiben viele gute Ansätze zur Persönlichkeitsbildung liegen. Als Schwerpunktfächer für **Identitätsförderung** kristallisieren sich somit aufgrund ihrer verschiedenen Gewichtung von identitätsfördernden Inhalten Religion, Deutsch, Biologie und Umweltkunde und Bildnerische Erziehung/Schreiben heraus.

Zu den Themen **Sinnfindung** und **Mitwelt** kann - nach den Möglichkeiten, die im Lehrplan liegen - Religion in erster Linie beitragen, gefolgt von Deutsch, Biologie und Umweltkunde und den "musischen" Fächern.

Zu den Themen **Gesellschaft, Kultur, Natur** können vor allem neben den musischen Fächern, Deutsch, Geschichte und Sozialkunde, Geographie und Wirtschaftskunde, Biologie und Umweltkunde und Physik/ Chemie   vermittelnd wirken.

Konkrete Beispiele gesundheitsfördernder Lehrplaninhalte finden sich im Anhang.

C. BEISPIELE FÜR GESUNDHEITSFÖRDERUNG UND SUCHT-
PROPHYLAXE AUS DEM ÖSTERREICHISCHEN LEHRPLAN DER
VOLKSSCHULE, AM BEISPIEL DER GRUNDSTUFE I

Die Beispiele sind so zu lesen, daß die fettgedruckten Stellen direkte Zitate aus
demLehrplan sind, die in Klammer eingefügten (konkreten) Vorschläge von mir
stammen.

1. SACHUNTERRICHT

BILDUNGS- UND LEHRAUFGABE:

**"Der Sachunterricht soll den Schüler befähigen, seine unmittelbare und
mittelbare Lebenswirklichkeit zu erschließen. In diesem Sinne hat der
Sachunterricht die Aufgabe, an entsprechenden Beispielen die vielseitige
Betrachtungsweise der Wirklichkeit sowie die Stellung des Menschen -
insbesondere die des Schülers - in dieser Wirklichkeit bewußtzumachen"**
(Lehrplan der Volksschule 1986, S. 132).

GEMEINSCHAFT

Bildungs- und Lehraufgabe:

**"In diesem Teilbereich ist anzustreben, daß sich die Schüler zunehmend
selbst besser kennenlernen und ihre soziale Handlungsfähigkeit erweitern"**
(Lehrplan der Volksschule 1982, S. 133).

- **Regeln für das Zusammenleben finden, anerkennen und einhalten**
(z.B.: Klassenordnung, Gesprächsregeln ...)
  - **Einige Beiträge für das Zusammenleben leisten**
  - **An der Gestaltung von Festen und Feiern zu verschiedenen Anlässen
mitwirken** (Bedeutung von Festen und Feiern)
  - **Die Familie als Lebensgemeinschaft**
  - **verschiedene Funktionen und Rollen der Familienmitglieder besprechen**

- Liebe und Partnerschaft in der Familie
- besondere Ereignisse in der Familie aufgreifen
- unterschiedliche Formen von Familien besprechen
- Über die Erfahrungen in anderen Gemeinschaften sprechen
  (z.B.: Gruppendruck im Freundeskreis -> Wie stelle ICH mich dazu?)
- Eigenes Verhalten und die eigene Rolle gegenüber anderen beobachten, sich selbst beschreiben, andere darstellen
  (z.b.: Wer bin ich? Wie sehe ich mich? Wie sehen mich die anderen? evtl. Bildercollage dazu)
  Weitere Möglichkeiten:
  Erstellen eines Persönlichkeitsporträts
  Erfahren der Persönlichkeitsdaten (Geburtsdatum, Größe, Gewicht...),
  Selbst-Bewußtwerden führt zu Selbst-Bewußtsein (Bewußtsein der eigenen Person)
- Gefühle und Stimmungen in bestimmten Situationen beschreiben, Wirkungen von Gefühlen bei sich und anderen erkennen
  (Beispiel: Gefühlskonflikt) (z.B.: Gefühle und Stimmungen auf die verschiedenste Art ausdrücken -> die anderen raten)
- Spiele zur Verbesserung der Kommunikation
- Das Anderssein der Mitmenschen wahrnehmen, sich damit auseinandersetzen, akzeptieren.
  (Beispiel: Wahrnehmungskonflikt)
- Über Versuche zur Bewältigung von Schwierigkeiten, die sich im Zusammenleben mit anderen ergeben, sprechen
  (Beispiel: Beziehungskonflikt)
- Richtiges Verhalten gegenüber möglicher Verführung und Gewalt

NATUR

Bildungs- und Lehraufgabe:

"Die Arbeit im Erfahrungs- und Lernbereich Natur geht von der Begegnung des Schülers mit der Natur und den Erfahrungen mit dem eigenen Körper aus" (Lehrplan der Volksschule 1986, S. 133) (...).
"Die Unterrichtsarbeit muß über das Gewinnen von Grundkenntnissen zum Erlernen fachspezifischer Arbeitsweisen und schließlich zu verant-

wortungsbewußtem Verhalten gegenüber der Natur und dem eigenen Körper führen" (Lehrplan der Volksschule 1986, S. 134).

- **Umweltbewußtes Handeln**
  (z.B.: im Dienste der eigenen Gesundheit)
- **Voraussetzungen einer gesunden Lebensführung kennenlernen**
  (z.B.: Ernährung: Zuckerkonsum!)
- **Verhalten bei Krankheiten und Unfällen**
  (z.B.: Anwendung von Hausmitteln bei Krankheiten,   Medikamenten-mißbrauch)
- **Information über die menschliche Sexualität gewinnen**

RAUM

- **nähere Umgebung kennenlernen**
  (z.B.: Schüler(un)freundliche Architektur des Schulhauses, der Klasse, kennenlernen; Umgebung   erkunden und in das Schulleben einbeziehen; Raum erfahren und gestalten, in dem wir leben; wie beeinflußt uns dieser Raum? Welche Wechselbeziehungen? -> Schulhausphantasien)

ZEIT

- **Erinnerungen und Erfahrungen anderer Personen aus der Umwelt des Kindes erfragen und darüber berichten**
  (z.B.: Kindheit früher und heute)
  (z.B.: Meine Geschichte: Vom Säugling zum selbständigen Ich)
- **alte Gebäude, Kulturdenkmäler in unmittelbarer Umgebung der Kinder als Zeugnisse der Vergangenheit aufsuchen, nach den Interessen des Kindes besprechen und einfachste historische Bedingungen erfahren.**
  (z.B.: die Wurzeln unserer Kultur und Zivilisation in einfachster Form erfahren)

WIRTSCHAFT

Bildungs- und Lehraufgaben:

"Es sind solche Themenbereiche vorzugsweise heranzuziehen, die bereichs-
und fachübergreifendes Lernen zulassen. Darüber hinaus sind Voraussetzungen für ein kritisches, überlegtes Konsumverhalten zu entwickeln"
(Lehrplan der Volksschule 1986, S. 135).

-   Elementare Einsichten über Dinge gewinnen, die wir zum täglichen
    Leben brauchen
    (z.b.: Nahrung, Kleidung, Wohnen)
    (z.B.: notwendiger Bedarf -> Konsum -> Luxus)

TECHNIK

-   Einige stoffliche Eigenschaften bewußt wahrnehmen (z.B.: Tasten,
    Riechen)
    (z.B.: Erhöhung der Wahrnehmungssensibilität und Wahrnehmungs-
    qualität)
-   Die Gefährlichkeit bestimmter Stoffe (Medikamente, Reinigungs-
    mittel, Schädlingsbekämpfungsmittel) kennen und richtiges Verhal-
    ten besprechen.

2. DEUTSCH

SPRECHEN

-   in verschiedenartigen Situationen sprachlich angemessen handeln
-   sich in verschiedenen Gesprächsformen beim Sprechen, Hören und
    Verstehen einander zuwenden
-   eigene Gefühle und Empfindungen äußern sowie die anderer wahr-
    nehmen und verstehen
    (z.B.: Artikulieren von Gefühlen)
    (z.B.: Vertrauen, Sehnsucht, Hoffnungen, Wünsche ...)
    (z.B.: Freizeitgestaltung: eigenbestimmt - fremdbestimmt)

o   Rollenspiel: Ich habe etwas angestellt.

o   Die Kinder beschreiben sich gegenseitig. Schließlich macht jedes
Kind eine Beschreibung von sich   (Integration Selbstbild-Fremd-
bild)

3.   MUSIKERZIEHUNG

soll die kognitiven, emotionalen, psychomotorischen, kreativen und
sozialen Fähigkeiten fördern

-   Erziehung zu bewußtem Hören
    (z.B.: gezielter versus dauerndem Musikkonsum)
-   Bewegen zur Musik
    (z.B.: Körper erfahren)
-   kreatives musikalisches Gestalten
-   Förderung der Erlebnis- und Ausdrucksfähigkeit durch gezielten
    Einsatz von Stimme, Instrumenten und Bewegung
-   Wahrnehmungs- und Konzentrationsfähigkeit steigern durch
    akustisch-musikalische Eindrücke
    (z.B.: Geräusche aus der Umwelt von den Kindern mit Tonband
    aufnehmen und die anderen raten lassen.)
-   Fähigkeit zur Rücksichtnahme auf einzelne und die Gruppe bei
    gemeinsamen musikalischen Aktivitäten

4.   BILDNERISCHE ERZIEHUNG

-   Sie soll die Wahrnehmungsfähigkeit / Sensibilität, Vorstellungskraft,
    Kombinationsfähigkeit und Erfindungsgabe des Schülers stärken und
    kreatives Verhalten ermöglichen und fördern.
    (z.B.: Einmaligkeit der eigenen Fingerabdrücke erkennen: ein Zei-
    chenblatt mit Fingerabdrücken gestalten -> Fingerfarben; die eigenen
    Hände umfahren und bemalen -> auf die Individualität des je einzelnen
    hinweisen)
-   Sie soll den Schüler befähigen, sich mit visuell und/oder mit dem
    Tastsinn erfahrbaren Objekten, Erscheinungen und Vorgängen seiner

Umwelt möglichst vorurteilsfrei und kritisch auseinanderzusetzen.
-   Sie soll den Schüler die eigene Wandlungsfähigkeit und die Verän-
    derbarkeit der Umwelt erfahren lassen, und ihm Möglichkeiten
    demokratischen Handelns eröffnen (insbesondere in den Bereichen
    soziales Verhalten, Friedenserziehung, Umweltschutz, Mediener-
    ziehung, Konsumverhalten)
-   Darstellen emotionaler oder sachlicher Beziehungen
-   Herstellen färbiger Mitteilungen über Gefühle, Erlebnisse, Phantasie-
    und Erinnerungsvorstellungen
    (z.B.: Die Schüler machen ihre "Lieblingszeichnung" oder/und "Wie
    ich mir meine Zukunft vorstelle", "Unser Haus - Unsere Wohnung")
-   Lustbetontes Umgehen mit Sand, Ton, Schnee ...
-   Oberflächenqualitäten erkunden
    (z.B.: Wahrnehmungsqualität und Sensibilität steigern)
-   Mit den Mitschülern, mit Sesseln ... z.B. Wände, Gassen, Plätze bilden,
    Räume ausschreiten, in etwas hineinkriechen
-   Verbalisieren von Raumerfahrungen (z.B.: zu wenig Platz haben, sich
    verloren vorkommen, sich geborgen fühlen ...)
-   Fotografie und Film/Video
    vor allem solche mit persönlichem Inhalt, z.B.
    "Als ich noch klein war",
    "Mein Lieblingstier",
    "Wirklichkeit - Abbild"
-   Besprechen von Inhalten und Absichten fotografischer, filmischer,
    videografischer Darstellungen
    Erinnerungsfotos, Werbefotos, Lehrfilm, Kinderfilm,
    Werbefilm (z.B. Fernsehkonsum!)
-   Spiel und Aktion
    Schaffen spielfördernder Bedingungen
    (z.B.: Bedeutung von Spiel und Spielzeug)
    Sensibilisierung der Wahrnehmung: Sinnesschulung
    (vorwiegend Seh- und Tastspiele)
    Mimik, Gestik: ... Schmerz, Freude, Wut, Zärtlichkeit
    Pantomime (z.B.: Personentypen)
    Feste und Umzüge im Jahreskreis

5. WERKERZIEHUNG

- erste Einsichten in die wechselseitigen Bedingtheiten von Technik, Wirtschaft und Gesellschaft anbahnen
- entdeckendes und forschendes Lernen soll die Ausbildung des produktiv-schöpferischen Denkens fördern
- der Unterricht soll das Einordnen in die Gemeinschaft unterstützen ...
- Unfallverhütung

6. LEIBESERZIEHUNG

soll durch einen vielfältigen und bewegungsintensiven Unterricht zu umfassender Persönlichkeitsentfaltung beitragen, Schäden vorbeugen, vorhandene Schwächen abbauen

- Steigerung der Kooperationsbereitschaft und Interaktionsfähigkeit
- Steigerung der Ausdrucks- und Gestaltungsfähigkeit (Kreativität) (z.B.: freies Bewegen zu Musik, z.B.: "Puppet on a string" .... o.ä.)
- Steigerung der Gefühlsansprechbarkeit (Emotionalität)
- Hinführen zum elementaren Erleben der Bewegung und des Körpers (Körperbewußtsein)
- Anregen, sich durch Bewegungen auszudrücken und Bewegungen zu gestalten
- Anregen zu gesundheits- und sicherheitsbewußtem Verhalten und zu sinnvoller Freizeitgestaltung
- Rhythmische Übungen

7. VERKEHRSERZIEHUNG

D. BEISPIELE FÜR GESUNDHEITSFÖRDERUNG UND SUCHT-PROPHYLAXE AUS DEM ÖSTERREICHISCHEN LEHRPLAN DER HAUPTSCHULE, AM BEISPIEL DER 4. KLASSE (8. Schulstufe)

1. KATHOLISCHE RELIGION

- sich mitteilen und aussprechen in Spiel, Bewegung, Musik und bildnerischer Erziehung
- Mit Konflikten umgehen und Frieden stiften
- Wege, dem anderen einfühlsamer zu begegnen
- Wesentliche Aspekte der Freundschaft (Lebenshilfe, Sinnfindung, Glück ...)
- Gruppennormen beeinflussen das Leben
- Verantwortung füreinander
- Gemeinschaft im Tun: Miteinander feiern - gemeinsame Aktionen
- das moderne Weltbild der Naturwissenschaft
- Umwelttechnik aus christlicher Sicht
- Leistung als Herausforderung: Entfaltung oder Versklavung der Menschen?
- Freisein - unser Leben sei ein Fest
- Verschiedene Freizeitangebote Erholung von Aktivsein - Besinnung - Unterhaltung - Betäubung/Sucht
- Kreativität - Gestaltungsprinzip menschlichen Lebens
- verschiedene Lebensstile

2. DEUTSCH

SPRECHEN

- Überblick über Problembereiche von allgemeiner Bedeutung gewinnen
- Problembewußtsein entwickeln durch Darstellen; Vergleichen und Beurteilen von Sachverhalten anhand von Themen, wie z.B.: ... Vorurteile, Medien, Werbung, ..., Ernährung und Gesundheit, Beziehungen zwischen den Geschlechtern, Partnerschaft
Zum Thema Vorurteile - Außenseiter (Behinderte, Gastarbeiter, Zigeuner,

Sandler, Drogenabhängige, Ausländer, Sonderschüler, HIV-Positive, ...)
könnte an Ort und Stelle (bei den Betroffenen) Information eingeholt werden,
Institutionen und Therapeuten befragt und nach Verbesserungsmöglichkeiten
gesucht werden. Ein weiteres Thema wäre auch die Außenseiterproblematik in
der eigenen Klasse.

- **Interessen aussprechen und Klarheit über verschiedene Interessenslagen
  erlangen, Interessen vergleichen, gewichten, bewerten und vertreten**
- **Interessensausgleich anstreben: Konflikte zwischen verschiedenen Gesprächspartnern (z.B.: Erwachsene - Jugendliche ..., Produzenten -
  Konsumenten), Alternativen und Lösungen suchen.**
  (z.B.: Einsatz von entsprechenden Rollenspielen)
- **Informieren, erzählen und unterhalten**
  **z.B.: Sachverhalte darstellen, über die Schüler im Unterricht und außerhalb
  des Unterrichts Erfahrungen gesammelt und Kenntnisse gewonnen haben
  ...; von Erlebnissen und Problemen erzählen, die sich in Lern- und Arbeitssituationen ergeben. Interviews vorbereiten, durchführen und auswerten.**
- **Auseinandersetzungen sachlich führen**
- **Manipulation für sich und andere durchschaubar machen**

SCHREIBEN

- **Schreiben für sich**
  (sich reflektierend selbst kennenlernen)
- **Mit Sprache spielen**
  **assoziatives Schreiben nach optischen und musikalischen
  Impulsen**
- **Fragenkatalog für Meinungsumfragen und Interviews ausarbeiten**
  (Befragungen auch durchführen)
- **Begründen und Bewerten**
  (z.B.: Probleme aus dem Erfahrungsbereich der Schüler darstellen)

LESEN UND TEXTVERARBEITUNG

- **Dichterische Texte erleben, erschließen**
  z.B.:
  Franz Kafka als Meister der Mitteilung von Ängsten, die von Gleichgültigkeit
  gegenüber persönlichem Gefühl,

Unsicherheit und Bedrohtsein herrühren.

- **Jugendliteratur zum Thema**
z.B.:

Banscherus Jürgen:	Asphaltroulette
Bauer Claudia:	Liebe Eltern 1000 Dank, doch Eure Welt, die macht mich krank
Bayer Ingeborg:	Trip ins Ungewisse
Betke Lotte:	Lampen am Kanal
Bittner Wolfgang:	Abhauen
Blobel Brigitte:	Meine schöne Schwester
Boßmann Dieter, Tasso Hardy:	Ich möcht´ mal auf ´ner Wolke fliegen
Boßmann Dieter, Tasso Hardy:	Jeder Tag ein neuer Versuch
Böseke Harry (Hg):	Wer ist denn hier im Abseits?
Brattström Inger:	Lächle ein wenig
Brück Hilde:	Der goldene Käfig - Das Rätsel der Magersucht
Cammens Heide Marie:	Okkultismus zwischen Suche und Sucht
Doderer Klaus:	Ein Stückchen neuer Mensch
Eikenbusch Gerhard:	Und jeden Tag ein Stück weniger von mir
Ende Michael:	Die unendliche Geschichte (Sie läßt sich im übertragenen Sinne als eine Drogenkarriere lesen. Die Bezahlung von Sofortbefriedigung der Wünsche mit Erinnerungen, der Selbstverlust durch den Verlust von Zeit und Grenzen, zeigen Parallelen)
Fabel:	Fuchs und Ziegenbock
Feid Anatol:	Lauf nicht weg, Christina!
	Die Spur des Fixers
	Im Namen des Volkes
	Trotzdem hab ich meine Träume
	Hinter der Fassade
	Ahmed M. im Bahnhofsviertel
Fox Paula:	Der Schattentänzer
Fuchs Ursula:	Wiebke und Paul
Gabel Wolfgang:	Fix und fertig

Graf Andrea:	Die Suppenkasperin
Hartig Monika:	Paules Schwur
Havenkamp Katharina:	... und Liebe eimerweise
Holenstein Peter:	Zum Beispiel Stefan. Aufzeichnung einer tödlichen Sucht
Holland Isabelle:	Ihr gewinnt und ich verliere
Hüttner Doralies:	Der falsche Freund
Kekulé Dagmar:	Ich bin eine Wolke
Kleberger Ilse:	Die Nachtstimme
Klement Robert:	Hilfe! Fernseh-Vampire
Kordon Klaus:	Die Wartehalle
	Die Einbahnstraße
Korhammer Eva:	Ich gehöre dazu
Korschunow Irina:	Die Sache mit Christoph
Ladiges Ann:	Hau ab, du Flasche!
Lützenbürger Hanni:	Schließfach Nr. 36
Margolis Karen:	Die Knochen zeigen. Über die Sucht zu hungern
Moeckl Gottfried:	Flucht nach irgendwo
Muts Sybille:	Du bist zu dick, Isabella
Noack Hans-Georg:	Rolltreppe abwärts
	Trip
Nöstlinger Christine:	Gretchen Sackmeier
Nygaard Gunvar A.:	Inger oder Jede Mahlzeit ist ein Krieg
Pressler Mirjam:	Bitterschokolade
Sachs Marilyn:	Keine Pizza mehr für Ellen
Schröder Margot:	Das kannst du laut sagen, Hannes
Seck-Agthe Monika:	Morella
Seiffert Dietrich:	Verlier nicht dein Gesicht
Steiger Otto:	Ein abgekartetes Spiel
St. Exupéry Antoine de:	Der kleine Prinz (viele Ansätze zu "Teufelskreisen" und "Abhängigkeiten")
Weissenberg Wawa:	Dicke Didi - fetter Felix
Welsh Renate:	... und schicke ihn hinaus in die Wüste
Wochele Rainer:	Absprung
	Heißhunger
	Das war Hörbie Hoffman
Wölfel Ursula:	Die grauen und die grünen Felder (Das

	Meiststück)
Zanger Jan de:	Wer war Ben?

(Anregungen zum Teil aus: Aktion Jugendschutz, Baden-Württemberg 1988 und von Frau Nina Schindler, Bremen).

- **Medienerziehung**
  FS/HF/Film: Sendungen besprechen und den Bereichen der Unterhaltung, Information und Bildung zuordnen.

  Medienkonsum besprechen

  Merkmale und Wirkungen von Sendungen untersuchen

  Einige Mittel der Filmgestaltung besprechen

SPRACHBETRACHTUNG UND SPRACHÜBUNG

- **Rolle und Sprachgebrauch**
  Auswirkungen der Kommunikationssituation
- **Inhalts- und Beziehungsaspekt unterscheiden**
- **Sprachliche Besonderheiten, die für bestimmte Gruppen kennzeichnend sind, besprechen.**

3. ENGLISCH

SPRECHEN

- **Wünsche, Meinungen, Absichten und Bedürfnisse erfragen und äußern**
- **emotionale Haltungen (Freude, Furcht, Vorliebe und Abneigung usw.) erfragen und ausdrücken**
- **Spielszenen kreativ gestalten**

SCHREIBEN

Themen: der einzelne in der Gemeinschaft (z.B.: Freundschaften, Beziehungen,

Erwachsenwerden, Rollenverhalten, Konsumverhalten, Werbung, Freizeit ...)

WEITERE BEISPIELE:

- Drogenjargon (-terminologie) -> Entzauberung der Geheimsprache
  (Aufdecken der Untertreibung von Begriffen und
  Sachverhalten)
- Lesen von Texten der UNO
- ausländische Zeitungen
- Buchtip: Kathleen Clay "Flight 201 to Madrid", Klett Verlag

4. GESCHICHTE UND SOZIALKUNDE

Wirtschaftliche und politische Krisen in der Zwischenkriegszeit

Lernziele:

- Gewinnen von Einblicken in die geänderten wirtschaftlichen, gesellschaftlichen, kulturellen und politischen Verhältnisse.
- Erkennen des Zusammenhangs zwischen den geänderten Verhältnissen und den sich daraus ergebenden Krisen
- Erkennen von Kräften und Vorgängen, durch welche demokratische Systeme gefährdet werden können

Lerninhalte:

- Veränderungen in Gesellschaft und Arbeitswelt
- Gefahren für das demokratische System

Diktatorische Systeme

Lernziele:

- Erkennen der Unterschiede zwischen demokratischen und diktatorischen

Systemen
- Erfassen der Stellung der Menschen in einem totalitären Staat
- Erkennen verschiedener Möglichkeiten und Formen der Manipulation und Indoktrination

Lerninhalte:

- Wirtschaftliche Probleme und soziale Folgen
- Jugendbewegung - Wirkung und Mißbrauch

Der Zweite Weltkrieg

Lernziele:

- Erkennen von Entwicklungen, die zum Krieg führen
- Erkennen der moralischen Verpflichtungen für den einzelnen, an der Lösung von Konflikten aktiv und verantwortungsbewußt mitzuwirken

Lernziele:

... Jugenderziehung ... im Dienste der Kriegsvorbereitung
Wirtschaftliche und gesellschaftliche Probleme der Gegenwart

Lernziele:

- Entwickeln der Bereitschaft, Problemen und Herausforderungen der Zeit in verantwortungsbewußter und humaner Weise zu begegnen
- Erkennen der Auswirkungen der wirtschaftlichen und gesellschaftlichen Veränderungen auf den einzelnen und die Familie

Lerninhalte:

- Der einzelne und die Gemeinschaft: Konflikt und Einordnung
  (z.B.: Droge und Gesellschaft)
- Neue Formen politischer Mitbestimmung
- Diskriminierung und Schutz von Minderheiten
- (z.B.: Außenseiter aller Art, Sandler, Drogenabhängige ...)

- Bildungsgesellschaft und Mobilität
- Wechselwirkungen zwischen Wirtschaftswachstum, Erhaltung gesunder Lebensgrundlagen und sozialer Sicherheit
- Emanzipation und Veränderungen von Rollenbildern in Familie und Arbeitswelt
- Freizeit: Selbstgestaltung - Fremdbestimmung - Freizeitindustrie
- Jugend einst und heute
  (Geschichte der Kindheit, Probleme einst und heute)

5. GEOGRAPHIE UND WIRTSCHAFTSKUNDE

- Auseinandersetzung mit grundlegenden Gegenwartsfragen Österreichs, Europas und der Erde sowie möglicher Zukunftsperspektiven
- Wechselbeziehungen zwischen der sozioökonomischen und der technischen Entwicklung erfassen
- Gesellschaftsstrukturen
  (z.B.: die Konsumgesellschaft fördert Süchte)
- Erkennen, daß der in Raum und Wirtschaft tätige Mensch unter dem Einfluß unterschiedlicher Werthaltungen handelt
- Erfassen, daß dieses Handeln Raum und Wirtschaft verändert, zukunftswirksam ist und oft unerwünschte Folgen nach sich zieht
- Einsehen, daß der Mensch für seine Handlungen in Raum und Wirtschaft Verantwortung trägt

6. MATHEMATIK

STATISTIK

- Sachsituationen anhand von Datenmaterial mit Methoden der beschreibenden Statistik untersuchen (Bevölkerungsentwicklung, Konsum von Suchtmitteln, Krankheitsstatistiken ...)

BEARBEITEN VON SACHTHEMEN MIT MATHEMATISCHEN METHODEN

- besonders Unterrichtsprinzipien

z.B.: Wirtschaftserziehung einschließlich Sparerziehung und
Konsumentenerziehung (-> Einkommen, Konsum, Sparen)
- z.B.: Umweltschutz - ein internationales Problem, Abfallbeseitigung, Abfall-
verwertung -> Berechnung der Müllberge,
Kosten für Verpackungsmaterial, Kosten für Entsorgung

7. BIOLOGIE UND UMWELTKUNDE

DIDAKTISCHE GRUNDSÄTZE

- Die Zusammenhänge zwischen Arbeitssituation und Gesundheit bzw.
Krankheit erkennen
- Hinweis, daß mögliche Störungen der Organsysteme nicht immer nur durch
Medikamente behoben werden können, sondern daß dazu auch
Umweltverbesserungen und Verhaltensänderungen (z.B.: Eßgewohnheiten,
Freizeitgestaltung, Fehlhaltungen) beitragen
- Anleitung zu Krankenpflege und Unfallverhütung
- Hinweise auf gesunde Lebensführung

ENTWICKLUNG DER ERDE UND DER LEBEWESEN

Lernziele:

- altersgemäßer Überblick über die Entwicklungsgeschichte der Erde und
ihrer Lebewesen
- Vererbungsvorgänge und ihre Gesetzmäßigkeit

Lerninhalte:

- Vom Menschen beeinflußte Entwicklungsprozesse
- Zusammenhänge zwischen Umweltbedingungen und Entwicklungen der
Lebewesen

- Veränderungen der körperlichen Eignung, Anpassung, Auslese, Evolution

UMWELT UND MENSCH

Lernziele:

- Erkennen, daß Menschen die Umwelt verändert haben und daß diese Veränderungen nicht unbegrenzt fortgesetzt werden dürfen
- Entwicklung der Bereitschaft zum umweltgerechten Verhalten
- Wissen über Einflüsse der Umwelt und der Lebensweise auf Gesundheit und Wohlbefinden
  (z.B.: Blick ins Gehirn -> Die Wirkungen von Drogen, gesundheitliche Auswirkungen von Nikotin und Alkohol)
- altersgemäßer Überblick über die Organsysteme des Menschen, deren Zusammenspiel und deren Schädigungsmöglichkeiten
- Erkennen der körperlichen und psychischen Probleme, die sich in der Pubertät ergeben, Phänomene der menschlichen Sexualität vorurteilslos betrachten und verstehen
- Ethisch positive Werthaltungen für Partnerschaftsbeziehungen entwickeln und Methoden der Empfängnisregelung kennenlernen
- Wissen um verschiedene Abschnitte der Entwicklung eines Menschen

Lernziele:

- Krankheiten und Krankheitsursachen
  (z.B.: Krankheitserreger und -überträger, tierische Schmarotzer, Umwelteinflüsse, Medikamenten-, Drogen-, Genußmittelmißbrauch, Fehlernährung, Fehlverhalten)
- Prophylaxe: Erste Hilfe
- Fortpflanzung und Entwicklung (körperlich und geistig)

VERHALTEN DES MENSCHEN

Lernziele:

- Erkennen, daß das Verhalten des Menschen (...) durch Einsicht und Lernen veränderbar ist, Bereitschaft zur Korrektur aus Verantwortung gegenüber sich selbst, den anderen Menschen gegenüber oder der Umwelt gegenüber.

Lerninhalte:

- Typische Verhaltensweisen verschiedener Altersstufen
- Zusammenhänge zwischen einsichtigem Handeln, der Sonderstellung des Menschen und der Fähigkeit, veantwortliche Entscheidungen zu treffen

BIOLOGIE UND GESELLSCHAFT

Lernziele:

- Aufbauend auf die Lernziele aller bisherigen Schulstufen, altersgemäß die vielfältigen Verknüpfungen zwischen Umwelt und Menschheit erfassen
- Begreifen, daß die Existenz des Menschen in ein vielfach vernetztes System biologischer Vorgänge eingebunden ist
- Erkennen des Verantwortungsbewußtseins des Menschens

Lerninhalte:

- Situation der Menschheit in der gegebenen Umwelt
- Verantwortlichkeit des einzelnen gegenüber Mitmenschen und Umwelt

8. PHYSIK/CHEMIE

- SICHERHEIT IM UMGANG MIT ELEKTROGERÄTEN
  Gefahren des elektrischen Stromes
  Sicherheitsvorkehrungen und Verhaltensregeln

- ÜBERTRAGUNG, VERARBEITUNG UND SPEICHERUNG VON INFORMATIONEN
  Praxisbezug: Einfluß der elektronischen Medien auf Beruf und Freizeit, Automatisierung, Neue Technologien

- CHEMIE - DIE WELT DER STOFFE
  Praxisbezug: Ernährung, Bekleidung, Kosmetik, Medizin

- CHEMIKALIEN IM TÄGLICHEN LEBEN - AUF DIE DOSIS KOMMT ES AN
Die Dosis als Kriterium für die Schädlichkeit von Stoffen.
Gefahrensymbole für Chemikalien - Aufbewahrungsrichtlinien für Haushaltschemikalien

- SÄUREN UND BASEN IM ALLTAG
Nachweis von sauren basischen Stoffen in wäßrigen Lösungen
Praxisbezug: saure und basische Niederschläge in der Umwelt.
Getränke, Natronlauge, gelöschter Kalk, Ammoniak
Typische Eigenschaften - Gefahr von Verätzung
Praxisbezug: Abflußreiniger, Baumaterialien

- DER LEBENSRAUM LUFT
Schadstoffe in der Luft durch Verbrennungsvorgänge
Kohlendioxid, Kohlenmonoxid, Schwefeldioxid, Stickoxide, Saure Niederschläge

- ALKOHOLE UND CARBONSÄUREN
Alkoholgärung, Strukturmerkmale von Alkohol
Vergleich zwischen Alkohol und Base
Praxisbezug: Alkoholische Getränke, Frostschutzmittel,
Kosmetische Produkte, Medizin

- LEBENSMITTEL - NÄHRSTOFFE
Tierische und pflanzliche Fette
Vergleich der Eigenschaften, Bedeutung für Ernährung
Kohlenhydrate
Proteine
Nährstoffgehalt wichtiger Lebensmittel

- STOFFE FÜR REINIGUNG UND HYGIENE
Waschmittel: Hartes und weiches Wasser

- SCHADSTOFFE IN WASSER UND BODEN UND IHRE VERMINDERUNG
Praxisbezug: Nahrungsketten, Müll, Gewässerverschmutzung,
Abwasserreinigung, Salzstreuung, Pflanzenschutz

9. MUSIKERZIEHUNG

- Bewegungserziehung mit besonderem Schwerpunkt auf Verbindung von Tanz und Musik
- Eine kritische Haltung im Bereich des Musikkonsums ist zu entwickeln

Konzentrationssteigerung:
a) Hören auf die Stille, auf verschiedene Geräusche
b) Hören von Mehrstimmigkeit (Musikstück)
c) "Filtern" von Geräuschen
d) Gespräch über Musikkonsum, dessen Annehmlichkeit gerade darin besteht, ihm keine Aufmerksamkeit schenken zu müssen

Meditation mit Musik (evtl. mit selbsterfundenen Musikinstrumenten)
- in sich hineinhören
- auf andere hören

Wo und wie entsteht die Stimme und wie setze ich sie ein, wenn ich spreche, singe?

Mit welchen Vorstellungen ist bei mir das Singen verbunden?
- Welche Impulse bringen mich zum Singen, welche werden durch Singen wach?
- Durch Entspannung, durch Atem- und Bewegungsübungen, sowie durch Experimentieren, können wir spielerisch weitere Bereiche der Stimme und des Ausdrucks erforschen.
- Popmusik als Einstiegsdroge (geheime Botschaften)
- Versuche mit Herzschlagtakt und verschiedenen Musikstücken
  Wie fühle ich mich dabei? Was stelle ich mir dabei vor?

10. BILDNERISCHE ERZIEHUNG, SCHREIBEN

GRAFIK

- Bereichern der individuellen Ausdrucksfähigkeit durch Experimentieren mit grafischen Verfahren
  (Bsp.: sinnestäuschende Grafiken)
- Auseinandersetzung mit Werturteilen

MALEREI

- Farbe zur Steigerung des individuellen Ausdrucks- und Mitteilungvermögens in Schule und Alltag

VISUELLE MEDIEN

- Kennenlernen und versuchsweises Anwenden von Mitteln der Werbung mit besonderer Berücksichtigung des bildnerischen Anteils.
- Erkennen von Manipulationsmöglichkeiten, Klischeevorstellungen, verschlüsselten Aussagen u.a.
- Klären und Verwenden von Fachbegriffen, z.b.: visuelle Medien, Massenmedien, Werbung, Plakat, Collage, Montage, Manipulation
  Entwurf von Werbeplakaten für Nichtraucher, Nichttrinker, ...

11. TECHNISCHES WERKEN

BILDUNGS- UND LEHRAUFGABE

- Fähigkeiten zum technischen Denken, zum Erfinden, zum planenden Organisieren und kritischen Konsumverhalten
- Beiträge zur Persönlichkeitsbildung und zur technischen Bildung und zur Berufsorientierung
- Der Schüler soll befähigt werden, sich mit Problemen der Umweltgestaltung und der technisierten Welt auseinanderzusetzen und versuchen, einen Beitrag zu ihrer Humanisierung zu leisten.
- Erziehung zu ... Ausdauer, ... Hilfsbereitschaft ... bei der praktischen Arbeit
- Bei der praktischen Arbeit Unfallverhütung

BAUEN - WOHNEN - UMWELTGESTALTUNG

- emotionaler Anteil des Spiels als wesentliches Motivationsmerkmal bei Planung und Werkbetrachtung
- Planen von Wohnungen
- Kritische Auseinandersetzung mit Wohnungseinrichtungen
- Artikulation von Wohnbedürfnissen

- Erschließen des Verständnisses für Umweltschutz

PRODUKTGESTALTUNG

- Entwickeln eines Problembewußtseins für ein konsumkritisches Verhalten gegenüber dem Gebrauchsgut
- Auseinandersetzung mit Funktionswert, persönlichem Gebrauchswert und der Kosten-Nutzen-Relation sowie dem Problem Mensch-Maschine-Industrie-Wirtschaft-Umwelt

12. TEXTILES WERKEN

BILDUNGS- UND LEHRAUFGABE:

- Freude am selbständigen Schaffen soll geweckt, Fertigkeiten gesteigert und kreatives Verhalten gefördert werden
- Vermitteln elementarer Einsichten in Wohnprobleme
- Durch Auseinandersetzung mit Problemen der Umwelt soll positives Verhalten gefördert und künftige Initiativen angeregt werden
- Fähigkeiten zum selbständigen Planen, rationellen Arbeiten und zum kritischen Konsumverhalten sind zu entwickeln
- Durch praktische und theoretische Auseinandersetzung in den Bereichen Kleidung, Mode, Wohnen sowie Produktgestaltung sollen Beiträge zur Persönlichkeitsbildung, Berufsorientierung und Freizeitbewältigung geleistet werden.
- Der Schüler soll materielle Werte, die er durch seine Arbeit schafft, abschätzen können, aber auch ideelle Werte erfassen lernen.
- Erziehung zu Genauigkeit, Ausdauer (...) Hilfsbereitschaft
- Kooperatives Arbeiten soll ermöglicht werden

KLEIDUNG - MODE - WOHNEN - PRODUKTGESTALTUNG

- Planen unterschiedlicher Wohnmöglichkeiten
- Bewußtseinsbildung zu konsumkritischem Verhalten
- Der Schüler als Konsument
- Zeigen von Wohnmodellen zum Erkennen von Wohnungsmerkmalen und

Wohnungsqualitäten (Wohnraumbedarf, Raumgröße, Proportionierung, Raumordung, Funktionswege, Einrichtung, Raumerlebnis), Wohnwert und Wohnkosten
- Anbahnen des Verständnisses für Umweltgestaltung und Umweltschutz

13. HAUSWIRTSCHAFT

BILDUNGS- UND LEHRAUFGABE

- Marktpolitische Orientierung soll zu selbstkritischer Einstellung und Einschätzung, zu positivem Konsumverhalten und zu verantwortungsvollem Handeln gegenüber der Volkswirtschaft führen
- Kenntnisse und Zusammensetzung und Auswertung der Nahrungsmittel und Hygienemaßnahmen im Zusammenhang mit der Nahrungszubereitung
- Wechselbeziehung zwischen Ernährung und Gesundheit
  (Über-, Unterernährung) (Herstellen von antialkoholischen Drinks -> vgl. Jugendrotkreuz im Deutschen Roten Kreuz -Landesverband Baden-Württemberg 1985)
- Sinnvolle Nutzung der Energie als weltwirtschaftliche Notwendigkeit
- auf Unfallmöglichkeiten im Haushalt soll hingewiesen werden,
  Erste Hilfe-Leistung

WIRTSCHAFTEN

- kritisches, verantwortungsbewußtes Kauf- und Konsumverhalten
- Einblicke in grundlegende Marktinformationen gewinnen

ERNÄHREN

- Zusammensetzung der Nahrung kennenlernen (im Hinblick auf Lebensalter und berufliche Anforderungen)

HAUSHALTEN

- Verständnis für Energiesparmaßnahmen

- Inhalt einer Hausapotheke besprechen

14. LEIBESÜBUNGEN

MOTORISCHE GRUNDLAGEN

- Haltungs- und koordinationsfördernde Übungen
- Erfahrungen zur gesundheitlichen und freizeitbezogenen Bedeutung der Leibesübungen
- Vorbeugen vor durch wachstumsschubbedingten koordinativen Leistungseinbußen
- Vermittlung reicher Bewegungserfahrungen und Selbständigkeit im Lösen von Bewegungsaufgaben
- Verbessern der schöpferischen Eigentätigkeit (Kreativität) im Variieren, Kombinieren und Erfinden von Bewegungen
- Verbessern der Fähigkeit, Erlebnisse, Stimmungen und Gefühle in der Bewegung zum Ausdruck zu bringen
  (z.B.: eigene Bewegung statt Konsum von Sport)
- Kenntnisse über grundlegende Maßnahmen der Leisungsverbesserung/des Trainings, Ernährung, Ermüdung, Hygiene, Ursachen und Prophylaxe von Haltungsschwächen
  (z.B.: Fragen des Dopings, Rauchen, Alkohol und Kondition, Übergewicht)
- Spontanes und kreatives Spielen
  im Hinblick auf
  o   soziale Erfahrungen (Vertrauensspiele, Kooperationsspiele)
  o   personale Erfahrungen (Körpererfahrungen, Sinneserfahrungen)
- Sachgerechtes Sichern und Helfen; auch Wecken des Verantwortungsgefühls für die Mitschüler und des Verständnisses für unterschiedliche Leistungsfähigkeit
- Erweitern der Kenntnisse über Helfen und Sichern, elementare Kenntnisse der Ersten Hilfe sowie über spezifische Unfallgefahren
- Rettungsschwimmen
- Gefahren bei Springen und Tauchen
- Wecken des Interesses an der Bewegungsqualität
- Erfahren von Zeit, Dynamik und Raum
- Wissen über die Zusammenhänge von körpergerechtem Bewegen, richtiger

Haltung und Gesundheit

- Stürzen lernen (z.B. beim Schifahren)
- Kennen und Einhalten der Pistenregeln
- Verantwortliches Verhalten gegenüber anderen Schiläufern und Umwelt
- Richtiges Verhalten bei Schiunfällen
- Wissen um den gesundheitlichen Wert des Schilanglaufs und des Schiwanderns
- Sicheres Verhalten im Gelände; Wissen um alpine Gefahren;
- richtiges Verhalten bei Schiunfällen
- Formen des Orientierungslaufes

E. WEITERE THEMENVORSCHLÄGE ZUR GESUNDHEITSFÖRDERUNG/ SUCHTPRÄVENTION IM RAHMEN DES FACHÜBERGREIFENDEN UNTERRICHTSPRINZIPS "GESUNDHEITSERZIEHUNG"

Viele weitere hier nicht explizit genannte Themenbereiche können in den fachübergreifenden Unterrichtsprinzipien (vor allem "Gesundheitserziehung"), im Gelegenheitsunterricht, im schulischen und außerschulischen Projektunterricht oder einfach im alltäglichen Unterrichts- und Erziehungsgeschehen bei Schulveranstaltungen (Klassenfahrten, Schullandwochen, Einkehrtagen, Schiwochen ...) und schulbezogenen Veranstaltungen eingeplant werden.

Exemplarisch sollen einige Aspekte genannt werden, die in den Lehrplänen in dieser Form nicht angesprochen werden. Sie erheben keinen Anspruch auf Vollständigkeit und thematische Ordnung.

- Das Gesundheitswesen in Österreich
- Soziale Institutionen in Österreich
- Gesundheitsvorsorge kontra Tabakmonopol des Staates
- Gesundheitsvorsorge kontra Weinanbau
- Werbung und Nikotin/Alkohol
- Aktion Schulfrühstück

  evtl. Umfrage, evtl. gemeinsames (gesundes) Schulfrühstück mit Frühstücksbuffet gestalten
- Adventjause
- autogenes Training, Entspannungstechniken
- Meditation (Schulgebet ...) (rituelle Gestaltung von Wochenanfang und Wochenende)
- Kurzgymnastik
- Feste feiern, ohne Alkohol und Nikotin -> Vitaminparty
- Geburtstagsfeiern in der Schule

  z.B. jedes Kind schenkt dem Geburtstagskind einen kleinen Brief, in dem etwas Nettes drinnen steht
- Verfassen von Briefen an die Eltern (z.B. Weihnachten, Muttertag ... mit persönlichen Worten des Dankeschöns!)
- Kummerkasten in der Schule (auf Wunsch anonym)
- Kreativkurse (z.B. des Vorarlberger Jugendrotkreuzes)
- Auflockernde Spiele unter folgenden Aspekten:
  o Erhöhung der Sensibilität und Wahrnehmung gegenüber sich selbst

(seinen Gefühlen und Wünschen) und gegenüber anderen

o Besseres Kennenlernen von sich selbst und anderen

o Verbesserung der Kommunikation

o Befähigung zur Konfliktbewältigung

- Erziehungsverhalten der Eltern reflektieren,
  überlegen, wie man selber handeln würde

- Hygiene in der Schule

  o Klappt Durchlüftung des Klassenraumes?

  o Sind Schulstühle und Sitzhöhen passend?

  o Lichtverhältnisse

  o Pause: wozu wollen wir sie nützen?

- Gründung einer Arbeitsgemeinschaft zur Gesundheitsförderung (Projekt)

  o Schwerpunktthema festlegen

  o Themen zusammentragen

  o Arbeitsweise festlegen

- Selbst-Bewußtwerden führt zu Selbst-Bewußtsein
  (Bewußtmachen der eigenen Person)

- Rollen

- Kommunikation (Einfühlungsvermögen -> Interesse zeigen -> aktives Zuhören)

- (Erkennen der Macht der) Gewohnheit

- Streß(abbau)

- Konzentration

- Umgang mit Gefühlen wie **Einsamkeit, Enttäuschung, Stolz, Angst, Überforderung, Neid, Geiz ...)**

- Leben(sziele)

- Freizeitgestaltung

- Konflikte (Konfliktfähigkeit - Konfliktbewältigung)

- Vorurteile - Außenseiter

- Konsumismus - Materialismus

- Abhängigkeit versus Freiheit

- Ausweichendes Verhalten: Reflexion des eigenen Verhaltens

- Manipulation - Werbung

- Kriterienkatalog zur Beurteilung von Fernseh- und Radiosendungen sowie schriftlicher Publikationen zusammenstellen

ERZIEHUNGSKONZEPTIONEN UND PRAXIS

Herausgeber: Gerd-Bodo Reinert

Krista Stosberg

Sozialisation und Drogen
Entstehung, Fortdauer und Rückfall des Drogenverhaltens

Frankfurt/M., Berlin, Bern, New York, Paris, Wien, 1993.
VII, 130 S., zahlr. Abb. u. Tab.
Beiträge zur Gesellschaftsforschung.
Herausgegeben von Günter Büschges und Hansjürgen Daheim. Bd. 12
ISBN 3-631-45945-9   br. DM 45.--*

Zu den besonderen Problemen unserer Zeit gehört das Drogenproblem. Die vorliegende Arbeit eröffnet einen Zugang zu diesem Problembereich, indem sie von einem medizinsoziologischen Modell der Sozialisationsdefizite zur Erklärung des Drogenverhaltens ausgeht. Entstehung, Fortdauer und Rückfall von Drogenabhängigkeit nach Therapie werden im Rahmen dieses hier entwickelten theoretischen Konzepts analysiert und seine Annahmen durch empirische Untersuchungen zu belegen versucht. Die Befragung von Drogenkonsumenten und ehemaligen Patienten von Fachkliniken erbrachte das Ergebnis, daß Mängel während des Sozialisationsprozesses im Elternhaus, in Schule und peergroup, des weiteren Versäumnisse sowie Störungen bei der sozialen und beruflichen Wiedereingliederung das Drogenverhalten nachhaltig beeinflussen.

Aus dem Inhalt: Medizinsoziologisches Erklärungsmodell für Drogenverhalten · Formen von Sozialisationsstörungen und die Entstehung von Drogenkonsum · Besonderheiten der Drogenkarriere und Versäumnisse in der Drogentherapie und Resozialisation · Fortgesetzter Drogenmißbrauch und Drogenrückfall nach Therapie · Empirische Evidenz

Peter Lang GmbH   **Europäischer Verlag der Wissenschaften**
Frankfurt a.M. • Berlin • Bern • New York • Paris • Wien
Auslieferung: Verlag Peter Lang AG, Jupiterstr. 15, CH-3000 Bern 15
Telefon (004131) 9411122, Telefax (004131) 9411131
- Preisänderungen vorbehalten - *exklusive Umsatzsteuer